如何提升医院感染预防与控制能力

主　　编　李六亿　吴安华　胡必杰

副 主 编　宗志勇　侯铁英　张秀月　刘运喜　李卫光　文建国

主　　审　郭燕红　李洪山

顾　　问　刘玉村　巩玉秀

编委名单 （按姓氏汉语拼音排序）

程莉莉　中国医科大学盛京医院　　　　　孟　莉　国家卫生和计划生育委员会

段菊屏　中南大学湘雅医院　　　　　　　乔　甫　四川大学华西医院

樊　静　国家卫生和计划生育委员会　　　任军红　北京大学第一医院

冯　丽　中南大学湘雅医院　　　　　　　文建国　郑州大学第一附属医院

高晓东　复旦大学附属中山医院　　　　　吴安华　中南大学湘雅医院

侯铁英　广东省人民医院　　　　　　　　徐英春　北京协和医院

黄　勋　中南大学湘雅医院　　　　　　　闫中强　解放军总医院

胡必杰　复旦大学附属中山医院　　　　　杨　怀　贵州省人民医院

贾会学　北京大学第一医院　　　　　　　杨　芸　山西医学科学院山西大医院

姜亦虹　南京大学医学院附属鼓楼医院　　姚　希　北京大学第一医院

李春辉　中南大学湘雅医院　　　　　　　曾　翠　中南大学湘雅医院

李六亿　北京大学第一医院　　　　　　　张　慧　四川大学华西医院

李卫光　山东省立医院　　　　　　　　　张　玉　广东省人民医院

刘思娣　中南大学湘雅医院　　　　　　　张秀月　中国医科大学盛京医院

刘运喜　解放军总医院　　　　　　　　　宗志勇　四川大学华西医院

陆　群　浙江大学医学院附属第二医院

编写秘书　贾会学

北京大学医学出版社

RUHE TISHENG YIYUAN GANRAN YUFANG YU KONGZHI NENGLI

图书在版编目（CIP）数据

如何提升医院感染预防与控制能力 / 李六亿，吴安华，胡必杰主编.
—北京：北京大学医学出版社，2015. 11（2016.7重印）
　ISBN 978-7-5659-1253-5

　Ⅰ．①如⋯　Ⅱ．①李⋯ ②吴⋯ ③胡⋯　Ⅲ．①医院-
感染-控制　Ⅳ．① R197.323

　中国版本图书馆CIP数据核字（2015）第242239号

如何提升医院感染预防与控制能力

主　　编：李六亿　吴安华　胡必杰
出版发行：北京大学医学出版社
地　　址：（100191）北京市海淀区学院路38号　北京大学医学部院内
电　　话：发行部 010-82802230；图书邮购 010-82802495
网　　址：http://www.pumpress.com.cn
E-mail：booksale@bjmu.edu.cn
印　　刷：北京瑞达方舟印务有限公司
经　　销：新华书店
责任编辑：靳新强　　责任校对：金彤文　　责任印制：李　啸
开　　本：787mm×1092mm　1/16　印张：15　字数：390千字
版　　次：2015年11月第1版　2016年7月第2次印刷
书　　号：ISBN 978-7-5659-1253-5
定　　价：55.00元

序　言

　　医院感染的预防与控制是当今医疗机构面临的重大挑战，关系到医疗质量和患者的安全，已成为全球关注的突出公共卫生课题。从 20 世纪 80 年代中期我国开始起步推进医院感染管理事业，近 30 年来，我国在医院感染管理方面发生了翻天覆地的变化，取得了丰硕的成果，这在医院感染管理法律、法规、标准等建立方面有充分的体现。但目前在医院感染防控方面仍存在一些问题，如相关法律、法规等文件的具体落实、各项防控措施的执行力度等仍需加强。因此，进一步加强我国医院感染预防与控制工作，加大医院感染防控措施的落实，提升医院感染管理工作水平，为患者提供安全的就医环境，是卫生行政部门、医院管理者和广大医务人员的共同目标。

　　医院感染防控的最终目标是切实降低医院感染率，而医院感染率的降低需有效推进各类感染预防与控制措施，这需要对我国国家发布的感控有关法规、标准、管理文件如《中华人民共和国传染病防治法》《医院感染管理办法》《外科手术部位感染预防和控制技术指南（试行）》《多重耐药菌医院感染预防与控制技术指南》《医务人员手卫生规范》等以及国际权威机构发布的相关预防与控制措施进行整理分析，提出适合我国国情的综合干预措施，优化关键操作流程，并对依从性进行监测，探讨有效推进措施的模式与相关感染风险因素，促使临床医务人员养成良好的诊疗习惯，培养建立规范的诊疗、监测、防控思维模式与行为模式，最终取得预期的效果。

　　2012 年 5 月，在国家卫生和计划生育委员会医政医管局的指导下，中国医院协会启动了"医院感染预防与控制能力建设"合作项目。旨在通过"微观管理和宏观政策相统一，理论与实践相转化"，推动我国医院感染防控工作。该项目由中国医院协会医院感染管理专业委员会负责具体实施，"BD 中国"为项目实施提供了支持。该项目在全国 13 个省市选取了开展医院感染管理工作有良好基础的 52 所医院，以全面推进这些医院在医院感染监测、控制与管理能力的提升，尤其是在主要医院感染部位包括呼吸机相关肺炎、中心导管相关血流感染、导尿管相关尿路感染、手术部位感染、高风险感染部门包括重症监护室、新生儿病房或新生儿重症监护室、血液透析中心（室）和重要病原体如多重耐药菌感染的防控，能全面推进国家有关院感染防控法规、规范和标准等的落实。通过该项目这些医院能起到示范作用，带动周边其他医院的参与及规范化，而且获得了大样本医院感染的流行病学特点如感染率、感染部位、感染病原体、危险因素等，对指导如何进行医院感染的预防与控制很有意义；另外还了解了各项防控措施的实施对降低感染率的影响，从而证实本项目实施各项措施的有效性，这样我们便掌握了我们自己国家的数据和循证依据，对今后医院感染防控政策的制定提供了科学依据。

　　本书在上述项目实施的基础上，通过综述国内外进展，结合项目实施的经验，整理了目前热点及难点问题的防控模式，形成了具有科学性、操作性强的实用手册，对提升医院感染预防与控制能力意义重大。

我们相信该书的出版，对提高医院感染管理专业人员的医院感染管理理论知识和实践技能，提高医务人员的医院感染防控意识与知识，将起到重要作用，对推动我国医院感染管理事业的发展将起到积极的促进作用。

郭燕红　李洪山

二零一五年八月十八日

前 言

　　医院感染直接影响医疗质量和患者安全，既是现代医院管理的难题和面临的重要挑战；也是重要的公共卫生问题，已引起卫生行政部门、医疗机构和医务人员的高度重视和社会公众的广泛关注，国家下发了一系列医院感染管理的相关法律、法规、行业标准等，医疗机构在落实相关规范过程中进行了不懈的努力。但如何提升医院感染防控工作的效率，如何加大医院感染防控措施的落实力度，提高医院感染管理工作的水平，是我们目前面临的重要问题，而解决该问题的关键是提升医院感染预防与控制能力。

　　本书在阐述提升医院感染预防与控制能力理论的基础上，以科学、符合我国医院院情的大样本实际案例，分别阐述了医院感染防控特别关注的领域如器械相关感染（呼吸机相关肺炎、中心导管相关血流感染、泌尿道插管相关尿路感染）、操作相关感染（手术部位感染）、重点病原体医院感染（多重耐药菌感染）、重点部门医院感染（新生儿病房或新生儿重症监护室、血液透析室）的监测及防控。案例不仅包括详细的监测及防控方法，还包括国际相关监测及防控进展，使我们在开展实际工作的同时，还能了解国际动态，具有较强的先进性、可操作性和借鉴作用。

　　本书的另一重要特点是提供了防控措施依从性的监测案例，这在其他书籍中未曾涉及，也是近年来国际上逐渐关注的问题。因过程监测与结果监测同等重要，正确的过程才会有良好的结果。

　　本书的特色是将医院感染管理理论与实际案例相结合，对提升医疗机构的医院感染防控能力具有重要的指导意义；同时体现相关医院感染防控领域的最新进展，因此，本书可作为从事医院感染管理的专（兼）职人员、关注医院感染管理工作的医院管理者和临床医务人员较好的参考用书。

　　本书的大样本案例主要来自于中国医院协会"医院感染防控能力建设"项目，在此对参与该"项目"的领导、专家、项目医院的领导和相关工作人员、项目支持单位等所付出的辛勤劳动和做出的贡献，表示衷心的感谢。

　　本书在编写过程中得到北京大学医学出版社的大力支持，在此表示衷心的感谢。

　　由于时间仓促，以及限于编著人员的经验与水平，缺点和不足在所难免，希望大家在应用过程中批评指正。

李六亿　吴安华　胡必杰
二零一五年八月十日

目　录

第一章 医院感染预防与控制能力

有医院就有医院感染，医院感染的预防与控制是当今医疗机构面临的重大挑战，关系到医疗质量、患者和医务人员的安全，是医院管理的重要组成部分，已成为全球关注的突出公共卫生课题。要做好医院感染防控工作，最关键的因素是我们要具备相应的能力，并不断提升该种能力，这样才能顺畅、高效地完成医院感染防控工作，才能有力推进相关防控措施的落实，切实降低医院感染发生率。本章主要阐述能力的基本概念、能力的分类、如何提升能力、医院感染预防与控制能力概述及如何提升医院感染预防与控制能力等，并阐述医院感染预防与控制能力建设的实例。

一、能力概述

（一）定义

能力（competency）：是完成一项目标或者任务所体现出来的素质，是指顺利完成某一活动所具备的条件和水平，能力是直接影响活动效率，并使活动顺利完成的个性心理特征。

能力总是和人完成一定的实践相联系在一起的，离开了具体实践既不能表现人的能力，也不能发展人的能力。

（二）能力分类

1. 按能力所表现的特性划分：一般能力和特殊能力

（1）一般能力：指在进行各种活动中必须具备的基本能力。它保证人们有效地认识世界，也称智力。智力包括个体在认识活动中所必须具备的各种能力，如感知能力（观察力）、记忆力、想象力、思维能力、注意力等，其中抽象思维能力是核心，因为抽象思维能力支配着智力的诸多因素，并制约着能力发展的水平。

（2）特殊能力：又称专门能力，是顺利完成某种专门活动所必备的能力，如音乐能力、绘画能力、数学能力、运动能力等。

一般能力和特殊能力相互关联。一方面，一般能力在某种特殊活动领域得到特别发展时，就可能成为特殊能力的重要组成部分；另一方面，在特殊能力发展的同时，也发展了一般能力。人在完成某种活动时，常需要一般能力和特殊能力的共同参与。总之，一般能力的发展为特殊能力的发展提供了更好的内部条件，特殊能力的发展也会积极地促进一般能力的发展。

2. 按活动中能力创造性的大小划分：再造能力和创造能力

（1）再造能力：指在活动中顺利地掌握前人所积累的知识、技能，并按现成的模式进行活动的能力。这种能力有利于学习活动的要求。人们在学习活动中的认知、记忆、操作与熟练能力多属于再造能力。

（2）创造能力：指在活动中创造出独特的、新颖的、有社会价值的产品的能力。它具有独特性、变通性、流畅性的特点。

再造能力和创造能力是互相联系的。再造能力是创造能力的基础，任何创造活动都不可能凭空产生。因此，为了发展创造能力，首先就应虚心地学习、模仿、再造。在实际活动中，这两种能力是相互渗透的。

3．按活动认知对象的维度划分：认知能力和元认知能力

（1）认知能力：指个体接受信息、加工信息和运用信息的能力，它表现在人对客观世界的认识活动之中。

（2）元认知能力：指个体对自己的认识过程进行的认知和控制能力，它表现为人对内心正在发生的认知活动的认识、体验和监控。

认知能力活动对象是认知信息，元认知能力活动对象是认知活动本身，它包括个人怎样评价自己的认知活动，怎样从已知的可能性中选择解决问题的确切方法，怎样集中注意力，怎样及时决定停止做一件困难的工作，怎样判断目标是否与自己的能力一致等。

（三）管理者能力

1．自我管理能力　世界管理大师彼得德鲁克（Peter Druker）说"卓有成效的管理者正在成为社会的一项极为重要的资源，能够成为卓有成效的管理者已经成了个人获取成功的主要标志。而卓有成效的基础在于管理者的自我管理。"

也就是说，作为企业和团队的主心骨与领导者，要想管理好别人，必须首先管理好自己；要想领导好别人，必须首先领导好自己。

一般而言，作为一个主管，在自我管理方面应该具备九项自我管理的能力，你可以结合自己的实际情况，有目的地去锻炼提升自己：

（1）角色定位能力——认清自我价值，清晰职业定位；

（2）目标管理能力——把握处世原则，明确奋斗目标；

（3）时间管理能力——学会管理时间，做到关键掌控；

（4）高效沟通能力——掌握沟通技巧，实现左右逢源；

（5）情商管理能力——提升情绪智商，和谐人际关系；

（6）生涯管理能力——理清职业路径，强化生涯管理；

（7）人脉经营能力——经营人脉资源，达到贵人多助；

（8）健康管理能力——促进健康和谐，保持旺盛精力；

（9）学习创新能力——不断学习创新，持续发展进步。

2．团队领导能力　管理学中有个著名的"锅盖原则"，是说你的领导力有多大，你的成就就有多大，你的成就永远不会超过你的领导力。拿破仑也曾说过"只有糟糕的将军，没有糟糕的士兵"。

自我管理能力和团队领导能力是管理者必须具备的两大基本能力系统，二者缺一不可。如果说自我管理能力是管理者实现自我成功的基础，那么，团队领导能力则是管理者实现团队成功的保证。通过提升自我管理能力可以获得"小成功"（高绩效个人），通过提升团队领导能力则可以获得"大成功"（高绩效团队）。

一般而言，主管的领导能力可以从以下九个方面来进行提升和训练：

（1）领导能力——掌握领导技巧，提升领导魅力；

（2）决策能力——学会科学决策，避免重大失误；

（3）绩效管理能力——重视目标执行，提高团队绩效；

（4）激励下属能力——运用激励技巧，点燃下属激情；

（5）教练下属能力——教练培训下属，提升下属能力；

（6）授权能力——善于授权放权，修炼无为而治；

（7）团队学习创新能力——不断学习创新，保持团队活力；

（8）员工管理能力——体认员工需求，体验快乐管理；

（9）团队组织能力——学会团队协调，促进团结凝聚。

（四）能力提升方法

1．确定目标　提升能力的第一步是要弄清楚四个问题：

（1）我最突出的能力有哪些？

（2）目前工作最急需的能力是什么？

（3）对比工作急需的能力我最欠缺的能力是什么？

（4）我应该如何提升这些欠缺的能力？

你可以列一个表单，逐一回答上述问题，这样你所欠缺的能力以及今后努力的方向就一目了然了。

2．制订计划　制订行动计划时，要注意几点：

（1）从知识结构上的合理、优化与提升：一个主管的知识结构，大体上有三种类型：专业知识、管理知识、相关知识。只有建立和完善科学合理的知识结构，才能有效地支撑和提升自己的职业能力。

第一类是传统的知识结构，即仅有某一专业知识的结构。这是唯一的知识结构，或称线性结构。这种知识结构已远远不能适应形势对管理者的要求。

第二类是"T"形知识结构，或称为纵横结构。这里的"纵"，表示某一专业知识方面的深度；这里的"横"，表示与某一领域相关的知识面的跨度或广度。"T"型的知识结构也可以称为通才的静态结构。一个现代管理者的知识结构如果缺乏时间标量，没有反映知识更新率的指数，仍然是不完整的。

第三类是具有时间概念的"T"形知识结构，或称通才的动态结构。这类知识结构的主要测定指标有三个：即深度、广度和时间度。只有这样的知识结构，才是管理者理想的知识结构。

（2）结合职业和工作需要去"补短板"：一般而言，不主张"补短板"，主张发挥自己的长处和优势，通过学习使长处更长，优势更优。但如果你眼前的工作职位确实需要这种能力，那就必须补上这个缺少的"短板"。例如，作为一名职业管理者，如果你在职业管理者所必备的职业知识和能力上有短板，那么，你就得必须补上。比如，沟通能力是管理者的最基本的素质要求，如果你要想在管理岗位上有所发展，你就必须补上这一课，否则，你就不称职，你就无法有更好的发展。假如你的性格和习惯无法改变，确实补不上这一课，你就应该考虑是不是转换职业道路，比如走技术发展的道路。

（3）从行动上如何约束自己：知识的掌握和积累必须化为实践和行动，否则知识再多也只能是纸上谈兵。所以，你在学习的同时，一定注意把学到的知识、方法和工具运用到自己的管理实践中去。比如，你学习了关于时间管理、目标管理、沟通管理方面的知识和方法，那就要有意识给自己制订一个如何落实的行动计划，如何检查自己的执行情况，如何改进自己存在的问题和不足。

3．实施计划，实现预期目标　能力的提升有了目标，有了计划，关键在落实，绝不能仅停留于一个想法，一定要积极行动，实现已有的目标。

在具体实施之前，执行者一定要非常清楚自己的目标和计划中的每一个步骤，然后根据计划中涉及的资源去筹备，即做好充分的准备。在实施过程中，一定要按照计划中的时间节点按时完成相关任务，如果现实超出了计划的范畴，要及时调整工作计划，保证目标的顺利达成。需要注意的是，任何计划的实施，最好有专人监督计划的实施，整体把握时间进度、实施过程和阶段结果，及时督促和调整。最后非常重要的一点就是总结，包括阶段总结和完成总结，阶段总结可帮助梳理实施进度及明确是否需要调整计划；最后的完成总结，不论最后目标是否达成，一定要总结经验，为下一个目标的达成奠定基础。

在能力提升的实施过程中，需关注以下几个方面：

（1）锻炼：能力的提升，自然要锻炼，通过不断锻炼，才可以得到提升，不要怕失败，失败了积累经验，下次避免方可胜利。

（2）学习：能力提升本身就是一个不断学习的过程，要不断寻求相关信息并进行学习消化，让能力的提升更加丰富，更为扎实。

（3）积累：人的所有能力都是靠积累，不是天生。所以慢慢地积累，让自己不断地得到沉淀，才是关键。

（4）矫正：制订的计划并非都是尽善尽美，在实施过程中总会遇到一些未设想到的变故，从而引发一些错误。我们在出错后，需要不断地矫正自己错误的地方，完善计划，在逐步提升能力的同时，也锻炼了我们的判断力。

（5）帮助：在能力提升过程中可以向一些已有此能力或者有经验的人寻求帮助，向他们请教，而不要一味地低头苦干，他们也会向你提供一些可以帮助你的建议，避免走弯路，从而提升能力。

（6）不骄：一个有能力的人，应不骄不躁，应压住自己的情绪，这样才能取得更大的能力。

（7）尝试：不管什么事情，如果你没有尝试的心，那么你的能力，永远停留在一个位置上，所以前不怕狼，后不怕虎，努力去尝试，会有好结果。

（8）坚持：这是至关重要的一点，能力的提升并不完全是一帆风顺，即便定的目标再合理，计划再完善，总会有一些波折，这时就需要坚持，不要因一时的困难而退缩，只要认定方向是正确的，就要坚定地走下去。

二、医院感染预防与控制能力概述

近年来，国家高度重视医院感染管理工作，相继颁布了多项规范、制度、标准和标准操作规程，逐步推进感染防控事业的法制化、制度化发展。然而，多起严重医院感染事件却暴露了标准和制度难以落实的窘境，形式化感染控制的"虚火"依旧旺盛。究其原因，执行力缺乏是关键，相关法律、法规等文件的具体落实、各项防控措施的执行力度等仍需加强。因此，为了加大医院感染防控措施的落实，提升医院感染管理工作水平，首先需要从提升医院感染预防与控制能力入手，有了相关能力，工作的推进便更加顺畅。医院感染预防与控制能力可从以下几个方面进行体现。

（一）深入掌握医院感染预防与控制知识的能力

医院感染管理学是研究医院感染管理及其规律的一门科学，是一门新兴的边缘交叉学科，也是一门应用性非常强的学科。医院感染管理学是医院管理学的一个重要分支，其基础医学包括临床医学、临床流行病学、临床微生物学、临床药物学（主要包括抗菌药物学和消毒学）、传染病学、护理学等，同时与医院管理学、医学统计学、预防医学、心理学等有着密切的联系。因此，我们应充分认识到医院感染管理学是一门专业性非常强的学科，也是需要知识面非常广的学科，要做好医院感染的预防与控制，我们必须具备扎实的知识功底。

首先我们需清楚医院感染的流行病学、病原学、发病机制、临床特点等，这样我们才能有的放矢地开展预防与控制工作。其次，对于如何进行医院感染预防与控制，我国近年来颁布了一系列有关医院感染防控的法律、法规、规范性文件和相关标准，如《中华人民共和国传染病防治法》《医院感染管理办法》和《医务人员手卫生规范》等，我们在医院感染的防控工作中，应严格遵守国家的法律法规，依法管理，更好地保障患者和医务人员的安全，所以我们要认真学习相关文件，真正掌握其中的精髓，不能一知半解地实施。另外，我们应与时俱进，关注国际动态，更新知识结构。比如医院感染的定义随着医院感染预防、控制与管理的发展，其内涵在发生着不同的变化，透过医院感染定义的改变，可观察到医院感染管理工作在全球和我国的进展及不同时期的要求。

（二）正确把控医院感染预防与控制的重点方向的能力

医院感染预防与控制工作涉及全院各个部门，包括门诊、普通病房、ICU、新生儿病房、手术室、内镜室、血液透析中心、消毒供应中心、检验科、口腔科等；医院感染部位包括呼吸道、泌尿道、血液、手术部位、皮肤软组织、胃肠道、中枢神经系统、生殖道等多个部位；预防与控制措施也包括手卫生、合理使用抗菌药物、严格清洁、消毒灭菌与隔离、无菌操作技术、消毒药械的管理、一次性使用医疗用品的管理、医疗废物的管理等多项举措。因此，面对以上工作，在各医疗机构医院感染管理人员多数配备不足的情况下，就应找准工作的重点方向，抓住关键，以点带面。

（三）制订切实可行的医院感染预防与控制工作目标及实施方案的能力

找出工作的重点之后，就需要制订目标和实施方案。目标的设定必须科学合理，科学合理的目标是管理的前提和基础，脱离了实际的工作目标，轻则影响工作进程和成效，重则使目标失去实际意义，影响发展大局。另外，目标的设定还需考虑成本，需要衡量投入成本与实现目标的价值。需要注意的是，目标的设定过程需要全员参与，而不是某个人的行为，需要调动所有人员的积极性，必要时还需与相关部门共同协商，如护理部等。设定目标需遵循 SMART 原则：Specific——具体的；Measurable——可以量化的；Actionable——执行性强的；Realistic——可实现的；Time-limitted——有时间期限的。

设定目标之后，要进行目标管理，尤其是作为管理者，必须随时跟踪每一个目标的进展，发现问题及时协商、及时处理、及时采取正确的补救措施，确保目标运行方向正确、进展顺利。

另外，每个目标的达成，都需要有一个完善的实施方案，包括具体落实人员、为达成某个目标需要解决哪些问题、需要做哪些关键事情、需要什么资源、时间进度等。这同样需要领导者的高瞻远瞩及协调沟通能力，并能充分调动其他人员的积极主动性，让部门每个员工都了解本院医院感染管理发展方向和愿景，了解感染防控战略的真正含义及其实现的可能性、科学性，使员工对战略目标的实现做到心中有数。

（四）利用及创造条件达成医院感染预防与控制目标的能力

医院感染预防与控制是需要全员参与的工作，不仅是医院感染管理部门一个科室的事情，这时就需要医院感染管理人员想办法能动用全院的资源，首先是争取领导的支持，当然领导的支持绝不仅仅限于口头上，要能够实质帮助推动相关工作，如调配人力资源、物质资源、信息资源等。其次要争取其他主管部门的协助，如护理部、医务处、总务处等，借助他们的管理力度督促医生、护士、后勤人员对医院感染防控措施的落实。另外，充分发挥临床医院感染管理小组的力量，不要让其流于形式，让其发挥实质作用，成为真正意义上的感染防控助手，如让其充当医院感染管理人员的眼睛，及时发现感染防控相关问题；让其作为实时监督员，及时纠正医务人员行为；让其作为联络员，充当医院感染管理人员与临床医务人员沟通的桥梁；让其作为临时记录员，协助记录本部门医院感染防控措施的落实情况、存在的问题及改进等。

三、提升医院感染预防与控制能力的方法

提升医院感染预防与控制能力的目的是更好地推进医院感染管理工作，提高医院感染管理相关法规、规范等的执行力度，从而降低患者及医务人员医院感染的发生率，保障医患安全。因此，医院感染预防与控制能力的提升完全围绕医院感染管理工作的开展进行，在实践中提升，具体可从以下几个方面着手。

（一）制订医院感染预防与控制目标

制订医院感染预防与控制目标时就需要用到前面提及的"深入掌握医院感染预防与控制知识的能力""正确把控医院感染预防与控制的重点方向的能力""制订切实可行的医院感染预防与控制工作目标及实施方案的能力"三方面的能力，如果没有扎实的知识功底，对医院感染管理一知半解，如何谈能把控重点方向；如果不能把控重点方向，不清楚今后的发展趋势，又如何谈制订切实可行的目标和方案，三者息息相关，只有三者都具备了，才能结合目前实际情况制订下一步的医院感染预防与控制目标，才能使制订的目标既有高度，又贴合实际。

"深入掌握医院感染预防与控制知识的能力"的提升虽说最为基础和重要，但相对也是

比较简单的，就是需要刻苦钻研和求知欲，并在实践中不断消化和巩固学到的知识。

"正确把控医院感染预防与控制的重点方向的能力"对管理者的要求是非常高的，首先要对医院感染管理工作有比较深的整体认识，真正掌握医院感染管理的内涵及相互之间的逻辑关系，另外还需掌握国际发展动态，预计判断今后的发展趋势，这样才能从中梳理出哪些工作重要、关键，还需做哪些努力、调整等。其次要对本单位医院感染管理情况非常清楚，各项工作开展如何？有哪些关键短板？从而整理出急需解决的重要问题。最后要明白要事第一的原则，不能一味地求速度、效率。如果一个人跑得很快，但方向却是错误的，那么他永远只会离目的地越来越远，所以方向才是高效的保证；因此，我们手中拿的不应是一个时钟，而是一个罗盘——因为比速度更重要的是前进方向。

"制订切实可行的医院感染预防与控制工作目标及实施方案的能力"关键在于领导者，领导者对各项指标都要心中有数，工作不深入，没有专业的知识，不了解现状，不熟悉实施情况，不会管理是不行的，因而对领导的要求更高。另外要明白领导与下属之间不是命令和服从的关系，而是平等、尊重、信赖和相互支持。领导要发扬民主、善于沟通，在目标设立过程和执行过程中，都要善于沟通，使大家的方向一致，目标之间相互支持，同时领导还要和下级要对实现各项目标所需要的条件以及实现目标的奖惩事宜达成协议，并授予下级以相应的支配人、财、物和对外交涉等权利，充分发挥下属的个人能动性以使目标得以实现。这里主要考验领导者的个人管理能力和团队管理能力，并且懂得目标管理的理论。

（二）制订医院感染预防与控制方案

这个层面主要运用"制订切实可行的医院感染预防与控制工作目标及实施方案的能力"，要求制订的方案要具备很强的可操作性和科学性，要做到详实，尽量考虑到一切影响因素，这需要非常丰富的工作经验。

在制订医院感染预防与控制方案时，需要关注几个方面，包括：

1. 科学防控 在医学领域，任何工作和研究都离不开科学，即科学的态度和科学的方法，医院感染的防控也不例外。科学防控是医院感染管理工作的基础，我们制订的每一项制度、采取的每一项措施均应遵循循证医学的原则，只有这样才能提高医院感染防控的效果和效率，避免走弯路和造成不必要的损失。国际上在医院感染方面开展了大量的研究，并总结出了一系列科学、行之有效的医院感染防控经验，在循证医学的基础上总结出了一套防控医院感染的组合（bundle）措施，如预防中心静脉插管相关血流感染的综合措施包括留置导管术时采用最大无菌屏障、采用洗必泰进行皮肤消毒、严格执行手卫生规则、加强插管后护理和每天评估是否需要继续留置导管等，这些措施已在全球的不同国家、不同医院中得到广泛采用，并取得了良好的医院感染控制效果。

2. 加强多学科合作 由于医院感染的发生涉及诸多环节，从患者入院到出院，任一环节发生问题，如住院时间长、使用的器械消毒灭菌不到位、无菌操作不严、抗菌药物应用不合理、环境污染严重、手卫生依从性低等，都有可能导致感染的发生；同时医院感染的防控涉及诸多部门和人员，如临床、医技、后勤、行政等部门，医师、护士、工勤人员等，需要他们在工作中认真执行医院感染的防控措施；另外医院感染的防控需要有临床医学、流行病学、传染病学、统计学、护理学、消毒学和抗菌药物学等多学科的知识，因此为了提高医院感染的防控效果，加强多学科的合作是至关重要的。

3．加强医院感染的监测　医院感染的监测是医院感染控制和管理的基础，是医院感染防控的眼睛，是医院感染流行病学的主要组成部分。近年来监测内容和监测方法发生了很大的变化，如开展医院感染的目标性监测、医院感染暴发的监测、抗菌药物使用的监测、多重耐药菌感染的监测、新病原体和不明原因病原体感染的监测、医院感染重点部门的监测、关键环节与危险因素的监测，甚至发展到监测与医院感染相关事件或与患者安全有关事件等，总之医院感染的监测正朝着监测目的更加明确、监测范围扩大、监测方法更加科学、监测工作更加高效的方向发展。

4．提高临床医务人员对感控措施的执行力　医院感染的预防与控制关键在执行力，在于广大医务人员对感染控制措施的依从性，包括对标准预防、抗菌药物合理应用的管理、多重耐药菌的控制、消毒、灭菌与隔离、手卫生等医院感染防控基本措施的执行力度，如果这些措施能得到严格执行，医院感染就能达到有效控制。

但是，要提高医务人员对医院感染防控措施的执行力和依从性，就需要加强对医务人员的宣传与培训，提高医务人员对医院感染管理重要性的认识和医院感染防控的知识与能力；最重要的是能将医院感染管理内容作为临床医学生教学的重要内容，从学生抓起，形成良好的习惯，将医院感染的防控措施变成他们在临床工作中的自觉和习惯行为。

（三）医院感染预防与控制方案的推进

该层面关键是按照既定的方案按部就班地执行，但比较容易忽视的是质控和定期总结进度和问题。如果没有质控，推进的质量如何不得而知，如果没有达到预期的目标，是方案的问题还是执行的问题就无定论，对今后工作的开展影响甚大。另外，实施过程中必须定期总结，这样一方面督促方案按计划进行，更重要的是检验方案的可行性和完善度，从而及时调整方案，对顺利达到预期目标至关重要。这是对制订方案的重要补充，也是在制订方案能力上需要不断积累的一点。

因此，"制订切实可行的医院感染预防与控制工作目标及实施方案的能力"在整个实施过程中均需要充分应用，在此基础上，还需发挥"利用及创造条件达成医院感染预防与控制目标的能力"。因为在实施过程中总会遇到很多阻碍和困难，不仅要迎难而上，还要思考策略。其实在这个方面，关键取决于影响力，另外还需要动用很多管理思维和技巧，如双赢思维、知彼解己、沟通技巧等，这需要每一位医院感染管理人员不断提升。

（四）目标达成之后的经验总结

一个目标的达成不是结束，而是一个新的开始。目标达成之后，要对整个过程进行梳理总结，如制订的目标是否正确到位、制订的方案是否完善科学、推进的过程是否顺利等，这样才会发现自己在制订目标、方案时存在哪些问题，推进过程中有哪些经验，更能发现自己在上述能力方面有哪些有待改进的方面，从而不断提升自己，让自己的能力更加淋漓尽致地发挥，不断推进医院感染管理工作，让医院感染管理事业迈入一个又一个高峰。

四、医院感染预防与控制能力建设实例

医院感染直接影响医疗质量和患者安全，是现代医院管理的难题和面临的重要挑战。为进一步加强我国医院感染预防与控制工作，加大医院感染防控措施的落实，提升医院感染管理工作水平，为患者提供安全的就医环境，中国医院协会于2012年5月启动"医院感染预防与控制能力建设"合作项目。不同于以往的规范制度建设，合作项目对具体实施和执行力提出了更高的要求。

该项目由中国医院协会领导，在国家卫生和计划生育委员会医政医管局的指导下，中国医院协会医院感染管理专业委员会负责具体实施，"BD中国"为项目支持单位。项目实施周期为两年半（2012.5—2014.12）。

本项目在全国选取了开展医院感染管理工作有良好基础的医院，通过本项目的实施，全面推进这些医院在医院感染监测、控制与管理能力的提升，尤其是在主要医院感染（呼吸机相关性肺炎、中心导管相关血流感染、导尿管相关尿路感染、手术部位感染）、高风险感染部门［重症监护室、新生儿病房、血液透析中心（室）］和重要病原体（多重耐药菌）感染的防控，能全面推进国家有关医院感染防控法规、规范和标准等的落实。

（一）项目总目标

加强中国医院感染防控工作，加大防控措施的落实力度，提升医院感染管理工作水平，为患者提供一个安全的就医环境。

（二）项目具体目标

1. 在项目医院，通过强化、规范、有针对性的培训，国际最新理念和实践的引进、专家的现场指导与督导，全面提升和完善上述医院在主要医院感染部位（呼吸机相关性肺炎、中心导管相关血流感染、导尿管相关尿路感染、手术部位感染）、高风险感染部门［重症监护室、新生儿病房、血液透析中心（室）］和重要病原体（多重耐药菌）感染的防控能力，并总结经验在同类医院推广。

2. 通过项目实施，研发一套以推进以上工作为主、有实用价值的医院感染防控培训教材。

3. 项目的研究结果，可作为今后卫生行政部门医院感染防控政策的制订提供科学的依据。

4. 项目医院可作为中国感染防控的样板医院，经验可在同类医院推广；同时也为国际了解中国医院感染管理工作的窗口。

（三）项目医院的选择

1. 确定项目医院的原则

（1）三级医院，具有影响力。

（2）考虑地域覆盖性，具有代表性。

（3）纳入少量专科医院。

（4）覆盖部分地市级医院；有工作基础。

（5）有参与热情。

项目医院的作用是作为标杆医院，在参加项目后，起到示范作用，作为培训中心，辐射覆盖更多数量的医院。

2．第一批项目医院的确定

中国医院协会确定的第一批项目试点医院为：北京3所、辽宁1所、湖南1所、广东1所、四川1所、上海1所、浙江2所、江苏2所，共12所。

3．扩大项目医院范围

后期为扩大项目的影响以及根据各省医院的需求扩展到52所医院，主要依托于各省医院感染质控中心进行筛选，最终确定辽宁1所、山西5所、北京6所、河南5所、山东5所、江苏2所、浙江5所、上海1所、四川1所、湖南5所、贵州6所、广东5所、军队5所，共13个省市52所医院参与项目。项目医院分布如图1-1所示。

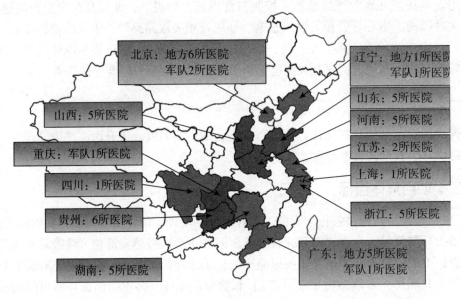

图1-1　项目医院分布图

（四）项目方案

1．项目管理及组织架构　为了更好地对项目进行管理及统筹设计，以及在项目实施过程中提供技术支持，特成立由中国医院协会、国家卫生和计划生育委员会医政医管局领导参加的项目领导小组；由医院感染管理专业委员会主要专家参加的项目顾问委员会、项目专家委员会及工作组，对项目的实施进行全程监管和业务指导。

2．项目启动与开展基线调查

（1）召开项目启动会

1）目的

a．使项目医院明了项目的目的、重要意义，参加该项目的职责与义务，为项目医院医院感染管理工作的推进及能力的提升奠定基础。

b．讨论项目活动框架，明确目标与任务。

2）具体活动

a. 召开项目启动会，领导小组、顾问组、专家组、工作组全体成员参加。

b. 召开第一次项目研讨会，参加人员：顾问委员会委员、专家委员会委员和工作组成员。

3）时间与地点：2012 年 6 月 29 日，北京，会期 1 天。

4）产出

a. 使项目医院对本项目的目的与意义、拟开展的工作等达成共识。

b. 使项目医院明确职责与义务。

（2）开展基线调查

1）目的：了解项目医院的医院感染管理相关法规、规范和标准的实施现状；以便有针对性地提升和推进项目医院的医院感染防控工作，提高工作效率；同时也为卫生行政部门制订宏观的医院感染防控策略提供科学依据。

2）调查内容：项目医院的医院感染管理工作的基本情况，如医院的基本信息、医院感染的组织管理、制度、监测、控制措施的落实、感染高风险部门和主要感染部位的医院感染防控工作、感染管理信息化建设等；重点调查已颁布感染防控有关法规、标准如《医院感染管理办法》《外科手术部位感染预防和控制技术指南（试行）》《导管相关血流感染预防与控制技术指南（试行）》《导尿管相关尿路感染预防与控制技术指南》《多重耐药菌医院感染预防与控制技术指南》《医务人员手卫生规范》《医院隔离技术规范》《医院感染监测规范》和《医疗机构血液透析室管理规范》等的落实情况，了解实施中的实际问题和建议等。另外，了解医院院领导层面在上述工作中的作用（即开展的工作）、各有关部门（临床、医技与管理部门）的协作情况。

3）调查方法

a. 调查时间：2012 年 11 月 13 日——12 月 31 日。

b. 调查对象：第一批确定的 12 所项目医院。

c. 调查员培训：在调查前一周将调查表及填表说明发给参与调查的各位专家，提前熟悉调查内容及方法，并于 11 月 12 日通过电话会议进行集中培训，项目组介绍调查方案及调查中注意事项。

d. 调查方法

i. 采取各项目医院之间互查的方式，共分为六组，每组指定一名专家为组长，每组调查两所医院。

ii. 各项目医院与调查组组长沟通现场调查日期，并于现场调查前完成调查表的自填工作。

iii. 各调查组结合各医院自填情况，进行现场调查，完成所有调查表，组长负责对调查表内容的审核，保证内容完整、准确。同时了解各医院在医院感染管理方面的亮点及不足。

iv. 调查结束后，各组长将调查表统一提交给项目工作组联系人。

v. 项目工作组统一对所有调查表进行审核，对空项、不准确信息进行核对，完善调查表信息。

4）产出

a. 初步了解国家法规、标准等在医院中的实施现状、问题，为卫生行政部门制订医院感染防控策略提供科学依据和政策建议。

b. 为项目医院推进医院感染防控及能力的提升提出个性化和有针对性的建议。

c. 了解医院层面及各部门协作情况，为全面推进医院的医院感染工作提出合理化建议。

3. 医院感染防控能力提升的建设 为了提升医院感染防控能力，主要开展以下工作：

(1) 确定项目负责人及职责：本项目主要涉及呼吸机相关性肺炎（ventilator associated pneumonia, VAP）、中心导管相关血流感染（central-line associated blood stream infection, CLABSI）、导尿管相关尿路感染（catheter associated urinary tract infection, CAUTI）、手术部位感染（surgical site infection, SSI）、新生儿病房和新生儿重症监护室（neonatal intensive care unit, NICU）、血液透析中心（室）、多重耐药菌（multi-drug resistant organism, MDRO）医院感染防控 7 个子项目，为保证项目实施的质量，特针对每个子项目确定专门负责人，主要负责项目的整体设计、组织、计划和管理；对相关上报数据进行整理及统计分析，每季度提供分析报告并向各项目医院进行反馈、资料的印刷；根据监测结果，对项目医院开展指导工作；对项目单位的相关工作开展现场调研与督导等。

根据各项目医院负责人医院感染管理专长和在全国影响力以及相应项目医院感染管理水平，特确定项目及子项目负责人。

(2) 开展医院感染防控能力提升研讨会

1) 目的：通过培训与讨论，使项目医院更好地掌握国家医院感染有关法规、文件、标准等，尤其是如何在医院内按照统一标准、方法、进度与要求推进本项目需要开展的各项工作。即通过培训与讨论，标化监测及控制方法及流程。

2) 研讨会的内容

针对主要医院感染部位（CLABSI、SSI、VAP、CAUTI）、高风险感染部门 [ICU、新生儿病房、血液透析中心（室）] 和重要病原体（多重耐药菌）感染，使与会人员掌握如何落实和推进防控措施与工作（推广最佳实践）。CLABSI、VAP、CAUTI、MDRO 的防控主要在 ICU 开展，新生儿医院感染防控涉及新生儿病房和新生儿 ICU，SSI 防控主要涉及腹式子宫切除术、大肠手术、股骨颈修复手术、血管手术四类术式。

3) 培训人员：本项目涉及感染管理部门、ICU、新生儿病房、血液透析室、外科相关病房多个部门，而相关工作的开展需要这些部门共同合作，另外还需要微生物室的大力配合，因此这个项目是个多学科合作项目，为了利于后期项目的顺利开展，参与培训人员包括院感专职人员、ICU 的医师与护士、微生物检验人员、新生儿病房或新生儿 ICU 医师和护士、血液透析中心（室）人员。

4) 培训师资：主要为各子项目负责人，授课的重点是讲解如何推进上述工作的方法与经验，并将项目医院的该项工作标准化。

5) 培训教材：由授课教师编写了一套适合本项目的专用教材，附参考文献。

6) 培训形式：由专家针对 CLABSI、SSI、VAP、CAUTI、MDRO 感染，围绕如何开展监测、实施哪些组合防控措施、如何在医院推进该项工作进行讲解；另外重点讲解在新生儿病房、血液透析中心（室）如何进行有效的医院感染防控；通过分组讨论，达成一致，总结出一套适合我国医院特点的推进医院感染防控的方法。

7) 培训时间与地点：2013 年 9 月 13 日—15 日，北京。

8) 产出

a．通过研讨，使与会人员掌握上述院感的监测、控制等的标准方法。

b．在实施的基础上，总结经验，完善教材，可出版供项目外医院借鉴。

c．通过讨论，总结出一套适合我国医院院情的 VAP、CLABSI、CAUTI、SSI、MDRO 防控的 bundle 措施和新生儿医院感染防控相关流程，通过实施完善，可在项目外医院进行培训推广。

d．通过研讨会，各医院根据自身特点与条件，制订项目行动计划与目标。

（3）医院感染防控能力提升现场实施

1）目的：落实研讨会确定的 VAP、CLABSI、CAUTI、SSI、MDRO 防控的组合措施和新生儿医院感染防控相关流程，提升医院感染的防控能力。

2）具体措施及流程

a．VAP 防控的组合措施

i．手卫生：按照《医务人员手卫生规范》要求。

ii．半卧位：持续，每天不短于 12h。

iii．口腔卫生：每天 3 ～ 4 次。

iv．每日评估插管的必要性并有记录。

b．CLABSI 防控的组合措施

i．减少股静脉及两部位或两部位以上同时置管的比例。

ii．置管者和配合者按照《医务人员手卫生规范》执行洗手和手消毒。

iii．置管者穿戴口罩、圆帽、戴无菌手套、穿无菌手术衣。

iv．置管时铺大无菌单（巾），覆盖除穿刺部位以外的全身。

v．中央导管置管时，推荐选择 ≥ 0.5% 氯己定乙醇溶液消毒皮肤，未使用氯己定乙醇溶液时，可用 ≥ 0.5% 有效碘液、碘酊、70% 乙醇；皮肤消毒范围的直径应在 15cm 以上（成人）。消毒方法应以穿刺点为中心，螺旋状旋转用力擦拭，消毒至少 2 ～ 3 遍，待消毒剂自然干后方可穿刺。

vi．保持中央导管连接端口的清洁，注射药物前，应用合适的消毒剂（氯己定乙醇、聚维酮碘、70% 乙醇）用力擦拭消毒至少 15s，如有血迹等污染时，应当立即更换。

vii．每日评估置管的重要性及是否需要拔管，并记录。

c．CAUTI 防控的组合措施

i．严格掌握插管指征。

ii．严格执行无菌操作，正确铺无菌巾，导尿过程无可判定的外源性污染，插管时动作轻柔。

iii．留置导尿采用密闭式引流装置。

iv．集尿袋高度低于膀胱水平，避免接触地面。

v．收集尿液应使用清洁容器，一人一用一消毒。

vi．留置导尿期间每日清洁或冲洗尿道口，大便失禁者清洁后消毒。

vii．每日评估留置导尿管的必要性并有记录。

d．MDRO 防控的组合措施

i．手卫生：包括手卫生产品的配备、手卫生依从性、戴手套依从性。

ii．实施接触隔离：包括隔离方式、是否悬挂隔离标识、隔离衣使用等。

ⅲ．环境措施：包括听诊器、血压计、温度计、压脉带和心电监护仪等诊疗物品单独使用，患者出院 / 转科后终末消毒并有记录，转科时告知转入科室采取消毒隔离措施。

ⅳ．医务人员知晓：了解医生、护士及保洁员是否知晓哪些为多重耐药菌感染或定植患者。

e．SSI 防控的组合措施

必选措施：

ⅰ．术前沐浴：教育或协助患者在术前一晚淋浴或沐浴。

ⅱ．去除毛发：教育临床科室尽量减少不必要的去毛，如确实需要，尽量缩短备皮与手术的间隔时间并选用剪毛方式，有条件的医院可采用安全剪毛设备。

ⅲ．手套：术中有破损高度危险性及污染会造成严重后果时，应考虑戴 2 副手套。

ⅳ．手术衣及铺单：有条件的医院尽量采用低絮或无絮材料制成的一次性防水手术衣或铺单。

ⅴ．手卫生：科室手卫生设施配备齐全，加强培训和检查，提高全体人员（包括医护人员、保洁人员、陪护人员等）的手卫生依从性。

ⅵ．合理预防使用抗菌药物：切皮前 30min 至 1h 内使用（根据不同药物代谢特点，万古霉素和氟喹诺酮类药物可以于切皮前 2h 给药），静脉制剂快速给药保证皮下组织中药物浓度在切皮时达到有效抗菌浓度，并维持到术后 4h；若患者术中失血量 > 1500ml 或手术时间 > 3h 则术中酌情追加一次抗菌药物的使用。各科室应根据各专科情况选择合适的抗菌药物种类。

ⅶ．SSI 监测及反馈：密切观察患者切口情况，怀疑感染时及时采集样本送检，明确诊断，并填写相关信息。有条件的医院可建立患者出院后追踪档案，患者出院时告知患者切口一旦出现异常，应及时与临床科室联系。监测所得的信息进行分析汇总后应及时反馈给各临床医生。

可选措施：

ⅰ．手术切口贴膜：有条件的医院推荐使用含碘手术贴膜。

ⅱ．供氧：手术过程中及复苏期间血氧饱和度应维持在 95% 以上。

ⅲ．术中保温及核心体温监测：围术期对患者核心体温进行动态监测，尽可能及早为围术期患者采用保温或加热措施，有条件的医院推荐采用更为安全的保温设备和措施，如加热冲洗液、强力空气加热毯等。

f．新生儿医院感染防控相关流程

ⅰ．新生儿沐浴流程

ⅱ．新生儿油浴流程

ⅲ．奶瓶奶嘴清洗、消毒流程

ⅳ．奶粉配奶流程

ⅴ．母乳配奶流程

ⅵ．暖箱消毒流程

3）活动内容

a．项目层面

ⅰ．各项目医院按照统一要求进行监测及实施最佳实践，并每月按照要求将监测数据报告各项目负责人。各医院的数据以省为单位,由各省市医院感染质控中心统一负责汇总、审核,然后分别报告给各子项目负责人,同时抄送给总体负责人员。各子项目负责人每季度对数据进行统计分析,并发给项目总负责人,然后由项目总负责人将分析数据进行反馈,反馈内容包括各医院数据上报情况(如完整性、质量及问题)、感染情况(总体感染情况、不同 ICU 感染情况、不同省份感染情况、不同百分位感染情况等)、防控措施的依从性情况(总体、不同 ICU、不同省份依从性)、感染危险因素、与上一季度比改进情况、通过监测反映出哪些问题、下一步工作重点等,具体流程如图 1-2 所示。

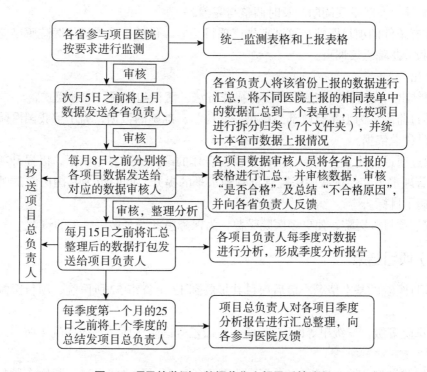

图1-2 项目的监测、数据收集上报及反馈流程

ⅱ. 对项目医院实施中遇到的问题由专人进行分类整理,由同一专家组统一解答,答案通过公共邮箱、QQ 群的形式进行发布,问题解答及时,标准一致。同时项目医院报告的数据经专门人员审核,发现的问题及时反馈给各项目省负责人,由各省负责人转告各项目医院;普遍存在的问题发布到公共邮箱和 QQ 群。

b．医院层面

ⅰ. 根据项目的整体要求,选择开展的项目及科室,至少开展 3 ~ 4 个项目。

ⅱ. 院内层面的培训与动员:梳理参与项目涉及的科室及科室负责人员,确定培训内容及对象;明确哪些监测内容需要临床人员进行配合填写;明确数据收集方式及时间节点。

ⅲ. 监测:参与项目的医院按照统一的要求、方法与内容,于 2013 年 10 月开始在医院内正式实施,2013 年 10 月—2014 年 3 月为医院感染的流行病学调查及防控措施实施情况的调查,并根据项目要求进行监测及观察;及时对所有监测数据进行整理及审核;每月将监测数据进行录入上报。

ⅳ. 反馈:每月汇总反馈,反馈内容包括感染情况(感染率、部位分布、病原体分布等)、防控措施的依从性情况等;每季度给予正式的反馈报告,报告内容在每月反馈内容的基础上增加感染危险因素、与上一季度比改进情况、目前存在的问题、下一步工作重点等内容。

v. 干预:2014 年 4 月—2014 年 9 月根据前期各项措施的依从情况及存在的问题,针对性地采取干预策略,如开发领导支持、强化培训、督导反馈、绩效考核等促进各项措施依从性的提升。

c. 对项目医院开展督导工作,即各子项目负责人对项目医院感染防控工作的开展情况进行现场督导,及时发现问题,及时调整与完善。

d. 在有条件的项目医院,可试点推广项目经验,包括接受项目外医院感染防控有关人员的进修和举办院感培训班。

4)产出

a. 总结出一套防控医院感染的实际操作方法、流程和管理的推进模式。

b. 通过监测,为卫生行政部门提供一套科学、准确的数据,为了解我国医院感染的基本情况提供科学依据。

c. 通过项目,建立一支能与国际交流与合作的医院感染专家队伍,以提升项目医院的医院感染管理水平和促进我国医院感染管理水平的提升,同时也为我国医院的医院感染防控工作明确了目标。

d. 培训项目外医院,使更多医院受益,为保障患者安全做出更大的贡献。

(五)项目结果

1. 项目医院的基本情况   最后项目共扩展到 13 个省市 52 所医院,项目医院具体情况如下:

(1)医院等级:三级甲等医院 46 所、三级乙等医院 3 所、三级医院 1 所、二级甲等医院 2 所。

(2)医院类型:综合性医院 50 所,专科医院 2 所(传染病专科、肿瘤专科各 1 所)。

(3)床位数:主要为大医院,< 1000 张床 9 所,1000 ~ 1999 张床 23 所,2000 ~ 2999 张床 11 所,≥ 3000 张床 9 所。

2. 参与项目的医院分布   2013 年 10 月—2014 年 9 月在项目现场实施过程中,有 2 所医院退出了本项目,1 所医院一直未上报数据,因此,现场实施结果主要为 49 所医院的数据,而且不同项目参与的医院数量不同,详见表 1-1。

表1-1   参与项目的医院及部门分布

项目	覆盖地区数	参加医院数	参加 ICU 数
VAP 监测与控制	12	46	56
CLABSI 监测与控制	11	41	54
CAUTI 监测与控制	12	47	62
MDRO 感染监测与控制	12	46	57
SSI 监测与控制	10	29	—

续表

项目	覆盖地区数	参加医院数	参加 ICU 数
NICU 医院感染监测与控制	9	17	17
新生儿病房医院感染监测与控制	4	6	—
血液透析事件监测	11	33	—
总项目	12	49	62

3．医院感染发病率

（1）ICU 与器械插管相关的感染率：各类 ICU 其器械插管相关感染率不尽相同，VAP、CLABSI 和 CAUTI 的千日感染率分别为 8.89‰、1.32‰和 2.02‰，在各类 ICU 中，主要为综合 ICU，其感染率与美国全国监测数据相比，均处于中高位水平，详见表 1-2、表 1-3。

表1-2　ICU器械插管相关感染率分析

感染部位	ICU 数量	插管日数	感染例数	千日感染率（‰）
VAP	58	91448	813	8.89
CLABSI	54	120595	159	1.32
CAUTI	62	203114	410	2.02

表1-3　综合ICU器械插管相关感染率及与美国全国监测数据的比较

感染部位	感染率（‰）	美国 NHSN 数据（2012 年）					
		均值	10%	25%	50%	75%	90%
VAP	9.6	1.6	0.0	0.0	0.9	2.2	3.9
CLABSI	1.4	1.2	0.0	0.0	1.0	1.8	3.0
CAUTI	2.2	2.4	0.0	0.9	2.0	3.5	5.2

（2）MDRO 感染率：在各类病原体中，MDRO 检出率以 CR-AB、MRSA 居高，分别为 44.08% 和 28.02%；在 2803 例次感染/定植 MDRO 中，医院发病的感染（以下简称医院感染）1122 例次，千日医院感染率为 3.71‰，其中以 CR-AB 医院感染率最高，为 2.47‰，详见表 1-4。

表1-4　不同病原体中MDRO检出率及医院感染率分析

病原体名称	感染/定植例次数	MDRO 感染/定植例次数	MDRO 检出率（%）	住院日数	医院发病的感染例次数	医院感染率（‰）
金黄色葡萄球菌	1374	385	28.02	302818	142	0.47
肠球菌	936	36	3.85	298007	26	0.09
大肠埃希菌	1543	52	3.37	294738	22	0.07
肺炎克雷伯菌	1960	144	7.35	294738	71	0.24

续表

病原体名称	感染/定植例次数	MDRO 感染/定植例次数	MDRO 检出率（%）	住院日数	医院发病的感染例次数	医院感染率（‰）
其他肠杆菌	932	36	3.86	294738	18	0.06
铜绿假单胞菌	2382	421	17.67	276909	160	0.58
鲍曼不动杆菌	3922	1729	44.08	276909	683	2.47
合计	13049	2803	21.48	302818	1122	3.71

（3）SSI 发生率：共监测手术 6309 例，其中 101 名患者发生术后手术部位感染，SSI 总发生率为 1.60%；其中，大肠手术术后 SSI 发生率最高，为 4.47%（74/1655），其次为腹式子宫切除术（1.03%，22/2139）、股骨颈修复手术 SSI 发生率相对较低，为 0.21%（5/2372），143 例血管手术患者均未发生手术部位感染，SSI 发生率为 0，详见表 1-5。

表1-5　不同手术类型SSI感染率分析

手术类型	医院数量	手术量	SSI 病例数	SSI（%）
大肠手术	17	1655	74	4.47
腹式子宫切除术	18	2139	22	1.03
股骨颈修复手术	15	2372	5	0.21
血管手术	4	143	0	0.00
合计	29	6309	101	1.60

（4）新生儿医院感染率：2013 年 10 月—2014 年 9 月在 12998 例新入住 NICU 的患儿中发生 436 例次医院感染，病例感染例次率为 3.35%，千日例次感染率为 3.46‰；其中发生 13 例与中心静脉插管相关感染（CLABSI），千日感染率为 0.66‰，中心静脉插管使用率为 15.56%；发生 70 例与呼吸机使用相关感染（VAP），千日感染率为 7.23‰，呼吸机使用率为 7.67%。详见表 1-6、表 1-7。

与美国 NHSN 数据（2012 年）比较，各体重组 VAP 感染率多高于美国 90 百分位感染率，CLABSI 感染率多在 50～75 百分位之间或高于 75 百分位，详见表 1-8、表 1-9。

表1-6　不同体重组新生儿医院感染分析

出生体重分组	新入 ICU 总人数	ICU 总住院日数	总感染例次数	病例例次感染率（%）	千日例次感染率（‰）
≤ 1000g	127	3577	18	14.17	5.03
1001～1500g	761	19444	96	12.61	4.94
1501～2500g	3793	49618	148	3.90	2.98
> 2500g	8317	53486	174	2.09	3.25
小计	12998	126125	436	3.35	3.46

表1-7　不同体重组新生儿器械相关感染分析

出生体重分组	ICU总住院日数	CLABSI				VAP			
		插管总日数	感染例次数	千日感染率（‰）	插管使用率（%）	使用总日数	感染例次数	千日感染率（‰）	插管使用率（%）
≤ 1000g	3577	2184	1	0.46	61.06	1070	3	2.80	29.91
1001 ~ 1500g	19444	9298	5	0.54	47.82	2572	7	2.72	13.23
1501 ~ 2500g	49618	6551	5	0.76	13.20	3087	17	5.51	6.22
> 2500g	53486	1588	2	1.26	2.97	2951	43	14.57	5.52
小计	126125	19621	13	0.66	15.56	9680	70	7.23	7.67

表1-8　不同体重组新生儿VAP感染率与美国NHSN数据（2012年）比较

体重组	VAP感染率（%）	美国 NHSN 数据（2012 年）					
		均值	10%	25%	50%	75%	90%
750g	2.80	1.7	0	0	0	2.4	5.8
751 ~ 1000g		1.4	0	0	0	0	5.6
1001 ~ 1500g	2.72	0.6	0	0	0	0	0
1501 ~ 2500g	5.51	0.4	0	0	0	0	0
> 2500g	14.57	0.3	0	0	0	0	0

表1-9　不同体重组新生儿CLABSI感染率与美国NHSN数据（2012年）比较

体重组	CLABSI感染率（%）	美国 NHSN 数据（2012 年）					
		均值	10%	25%	50%	75%	90%
750g	0.46	2.5	0	0	0	4.9	10.1
751 ~ 1000g		2.0	0	0	0	3.3	7.8
1001 ~ 1500g	0.54	0.9	0	0	0	0	3.4
1501 ~ 2500g	0.76	0.6	0	0	0	0	1.9
> 2500g	1.26	0.6	0	0	0	0	1.4

（5）血透事件发生情况：2013 年 10 月—2014 年 9 月总共发生 1113 例血透事件，总血透事件发生率为 2.6%。按不同血透方式来看，其他血管通路血透事件发生率最高（5.4%），人工血管血透事件发生率最低（0.9%）。详见表 1-10。

表1-10　不同血透方式血透事件发生情况

血管通路类型	监测例数	血透事件例数	血透事件发生率（%）
内瘘	31473	601	1.9
人工血管	446	4	0.9
隧道式中心静脉置管	6587	339	5.1
非隧道式中心静脉置管	3958	151	3.8
其他	331	18	5.4
合计	42795	1113	2.6

4. 防控措施依从性

（1）VAP 防控措施依从性逐步提升：VAP 干预措施主要为半卧位、口腔卫生及定期评估导管留置必要性，其中半卧位的执行性较高，总体维持在 90% 左右，基本能够做到病例无禁忌证的情况下维持 30°～45°角的半卧位。口腔卫生执行性不高，口腔卫生液采用葡萄糖酸氯己定的比例仅为 36.8%，而其中仅有 74.6% 口腔卫生每天的次数超过 3 次，但从项目推进的进度来看，整体合格率在不断提高，从 2013 年第四季度仅为 17.95% 上升到 2014 年第三季度的 37.11%。每日评估插管必要性并记录的执行率为 74.39%。各省市的合格率也在不断提高，详见图 1-3。

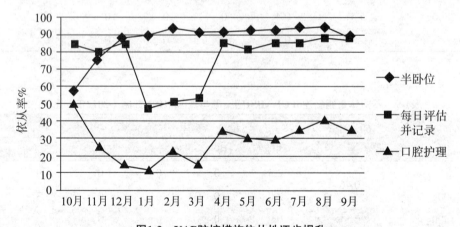

图1-3　VAP防控措施依从性逐步提升

（2）CLABSI 防控措施依从性干预后明显提升：CLABSI 防控措施中，使用无菌大铺巾、置管者着装合格、端口消毒合格、每日评估并记录方面的执行度均有不同程度的提高，其中除每日评估并记录在干预前后依从性无统计学差异外，其余措施的依从性提高均有统计学意义，见图 1-4。

（3）CAUTI 防控措施依从性一直处于较高水平：CAUTI 防控措施依从性监测期间一直处于较高水平，均在 80% 以上，但每日评估插管的必要性并有记录一项整体的依从性情况相对较低，仍有待督促提高，见图 1-5。

（4）MDRO 感染防控措施依从性得到明显提升：通过采取干预措施，干预前后各项防

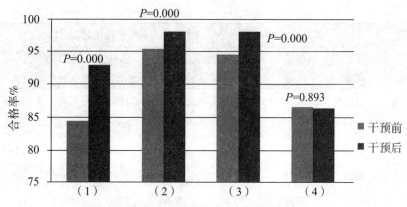

（1）使用无菌大铺巾；（2）置管者着装合格；
（3）端口消毒合格；（4）每日评估并记录

图1-4 CLABSI防控措施干预前后依从性比较

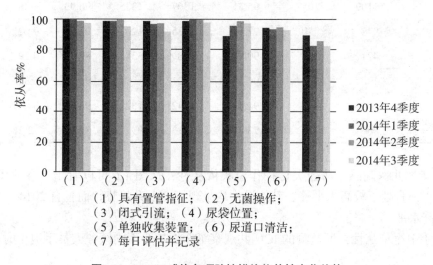

（1）具有置管指征；（2）无菌操作；
（3）闭式引流；（4）尿袋位置；
（5）单独收集装置；（6）尿道口清洁；
（7）每日评估并记录

图1-5 CAUTI感染各项防控措施依从性变化趋势

控措施依从性多有不同程度的提升，其中实施隔离、悬挂隔离标识、手卫生、戴手套、物品专用依从性及医生、护士、保洁员知晓率明显提高，差异有统计学意义，详见表1-11。

表1-11 采取干预措施前后防控措施依从性分析

防控措施	采取干预措施前			采取干预措施后			卡方	P 值
	观察例次数	依从例次数	依从率（%）	观察例次数	依从例次数	依从率（%）		
实施隔离	1154	1112	96.36	1379	1355	98.26	8.93	0.00
单间隔离	1111	278	25.02	1355	342	25.24	0.02	0.90

续表

防控措施	采取干预措施前			采取干预措施后			卡方	P 值
	观察例次数	依从例次数	依从率（%）	观察例次数	依从例次数	依从率（%）		
同种病原体隔离	1111	127	11.43	1355	106	7.82	9.29	0.00
床旁隔离	1111	706	63.55	1355	907	66.94	3.10	0.08
悬挂隔离标识	1130	1068	94.51	1362	1324	97.21	11.66	0.01
手卫生依从性	5528	4541	82.15	6336	5662	89.36	127.71	< 0.01
手卫生正确性	4201	3796	90.36	5662	5136	90.71	0.35	0.56
戴手套	3845	3548	92.28	4348	4155	95.56	39.17	< 0.01
穿隔离衣	2226	1678	75.38	2459	1831	74.46	0.53	0.47
配备速干手消毒剂	1084	1081	99.72	1385	1384	99.93	0.33	0.33
物品专用	1109	1057	95.31	1367	1325	96.93	4.38	0.04
终末消毒	978	950	97.14	1235	1201	97.25	0.02	0.88
转科告知	421	383	90.97	598	538	89.97	0.29	0.59
医生知晓	1007	972	96.52	1321	1297	98.18	6.37	0.01
护士知晓	1036	975	94.11	1342	1322	98.51	34.37	< 0.01
保洁员知晓	966	713	73.81	1213	997	82.19	22.38	< 0.01

（5）新生儿医院感染防控关键操作流程依从性：从图1-6可以看出，各项操作流程，除配奶流程一直处于较高水平外，其他操作均呈现逐渐上升趋势，而且自2014年4月开始维持在较高水平。

（6）手卫生依从性：所监测的ICU共观察了38267个不同医务人员手卫生时机，实际

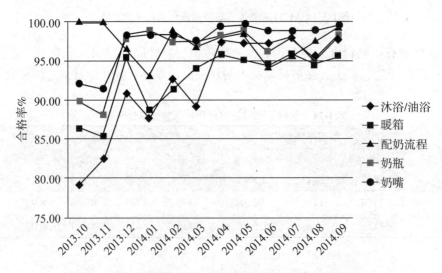

图1-6　不同月份医务人员不同操作流程合格情况变化趋势

手卫生 29361 人次，手卫生依从性为 76.73%。通过采取干预措施，总依从性和各类医务人员的手卫生依从性均有提升，经统计学分析均有显著性差异（$P < 0.05$），见表 1-12。

表1-12　干预前后医务人员手卫生依从性分析

专业	干预前			干预后			卡方	P 值
	观察人次数	依从人次数	依从率（%）	观察人次数	依从人次数	依从率（%）		
医师	4626	3290	71.12	6960	5337	76.68	45.20	< 0.001
护士	7928	6330	79.84	12153	10111	83.20	36.37	< 0.001
护理员	1127	775	68.77	1885	1401	74.32	10.86	0.001
保洁员	1454	760	52.27	2134	1357	63.59	45.81	< 0.001
合计	15135	11155	73.70	23132	18206	78.70	128.16	< 0.001

5．医院感染的防控效果

（1）器械相关感染的防控效果：通过采取干预措施，推进防控措施的落实，有效降低了相关感染的发生，其中 CAUTI 降低最为显著，VAP 也明显下降，经检验有统计学差异；CLABSI 干预后较干预前有所降低，但差异无统计学意义，详见表 1-13。

表1-13　干预前后ICU器械插管相关感染率分析

感染部位	干预前			干预后			RR 值	P 值
	插管总日数	感染例次数	千日感染率（‰）	插管总日数	感染例次数	千日感染率（‰）		
VAP	39057	372	9.52	52391	441	8.42	0.88	0.04
CLABSI	50898	75	1.47	69697	84	1.21	0.82	0.10
CAUTI	79322	177	2.23	123792	233	1.88	0.84	0.04

（2）MDRO 医院感染的防控效果：干预后与干预前相比，总体 MDRO 医院感染率明显下降，不同病原体中 MSRA、CRE（其他）下降显著，CR-AB 有所下降，但 MDR-PA 则有所上升，详见表 1-14。

表1-14　干预前后不同MDRO医院感染率分析

MDRO 名称	干预前			干预后			RR 值	P 值
	住院日数	医院感染例次数	医院感染率（‰）	住院日数	医院感染例次数	医院感染率（‰）		
MRSA	122406	80	0.65	180412	62	0.34	0.53	< 0.01
VRE	120778	8	0.07	177229	18	0.10	1.53	0.16
CR-Ecoli	119637	7	0.06	175101	15	0.09	1.46	0.21

续表

MDRO 名称	干预前			干预后			RR 值	*P* 值
	住院日数	医院感染例次数	医院感染率（‰）	住院日数	医院感染例次数	医院感染率（‰）		
CR-Kp	119637	33	0.28	175101	38	0.22	0.77	0.16
CRE（其他）	119637	11	0.09	175101	7	0.04	0.43	0.04
MDR-PA	112836	49	0.43	164073	111	0.68	1.56	0.00
CR-AB	112836	297	2.63	164073	386	2.35	0.89	0.07
合计	122406	485	3.96	180412	637	3.53	0.89	0.03

（3）新生儿医院感染防控效果：如图 1-7 所示，从每个月感染趋势来看，千日感染率 2013 年 10 月—2014 年 3 月呈逐月上升趋势，自 2014 年 4 月开始呈逐月下降趋势，尤其是 2014 年 7 月—9 月。CLABSI 感染率从第二个季度开始呈逐渐下降趋势，即从 2014 年 3 月开始下降（图 1-8）。

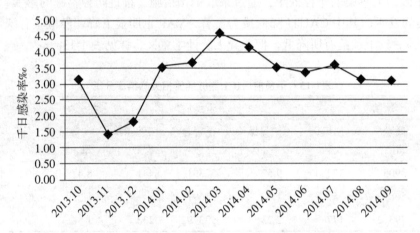

图1-7   不同月份NICU新生儿千日感染率变化趋势

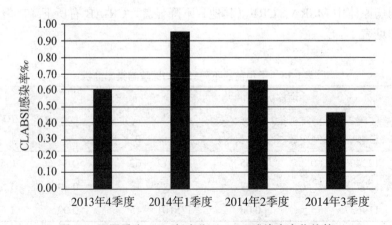

图1-8   不同季度NICU新生儿CLABSI感染率变化趋势

（4）血透事件发生率变化趋势：从图 1-9 可以看出，血透事件发生率呈逐渐下降趋势，最后一个季度与第一个季度相比，减少了 50% 的发生率。

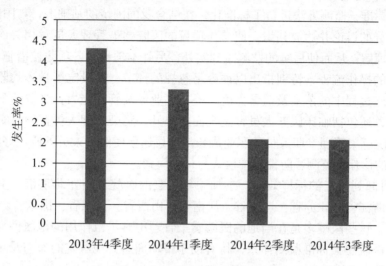

图1-9　血透事件发生率变化趋势

（六）项目特色与创新

1．项目医院数量多，覆盖面广，收集的数据量大，在一定程度上能够反映我国相关感染发病及控制的基本情况，可为我国今后进一步防控相关感染策略的制定提供科学依据。

2．项目医院按照统一的诊断标准、监测方法、统一设计的调查表及汇总表，在相同的时间内进行医院感染及相关因素数据收集和上报，故各地区间、医院间的数据具有可比性。

3．项目开展了各项感染防控措施依从性的监测，为医院在日后医院感染的干预与改进提供了科学依据，并填补了国内空白，国外这样大数据的依从性监测也未见有报道。

4．首次开展了血液透析相关事件的监测，对了解我国血液透析患者抗菌药物使用情况、血流感染及血管通路相关感染发生情况具有重要意义。

5．因本项目的诊断标准、监测方法与美国相应感染的诊断标准和监测方法一致，因此数据结果可以与美国 CDC 的相关数据进行比较，从而可以分析本项目的优势和差距，明确今后进一步工作的方向。

（七）项目成效

1．项目取得了预期的效果　本项目的开展旨在规范各项医院感染管理工作，切实降低医院感染率。医院感染的降低需有效推进各类感染预防与控制措施，为了更好地督促各项防控措施的落实，项目对我国国家发布的感染防控有关法规、标准如《医院感染管理办法》《外科手术部位感染预防和控制技术指南（试行）》《导管相关血流感染预防与控制技术指南（试行）》《导尿管相关尿路感染预防与控制技术指南》《多重耐药菌医院感染预防与控制技术指南》《医务人员手卫生规范》《医院隔离技术规范》《医院感染监测规范》和《医疗机构血液透析室管理规范》以及美国 CDC 等权威机构发布的相关预防控制措施进行了整理、汇总，提出了适于我国国情的 bundle 措施，优化关键操作流程，并对依从性进行了监测，探讨有效推进措施的模式与相关风险因素，从而使各项目取得了较好的效果，防控措施依从性明显提升，医院感染率得到有效降低。

2．在项目实施过程中，提升了各医院的医院感染管理水平　本项目对几类重要医院感染类型的诊断标准、监测方法进行了标准化，在结合我国国情的基础上，与国际进行接轨，这些均经过充分的讨论并达成共识，使参与项目的医院感染管理人员对相关诊断、监测等有了更深入的理解，从而使后续的监测落到实处；另外本项目对各项防控措施进行了细化，制订了标准化的操作流程，特别指出以往容易忽视的环节，并设定了具体的监测方法，这大大加强了实施过程中的落实及监督力度，提升了业务及管理能力，受益的不仅仅是医院感染管理人员，还包括临床医务人员，是全面的提升。感染管理人员在项目实施中获得锻炼，有利于医院感染管理专职人员的职业成长。项目还促使医务人员养成良好的诊疗习惯，培养建立规范的诊疗、监测、防控思维模式与行为模式。

3．本项目起到一定的标杆效应　参加项目监测的医院分布在北京市、重庆市、湖南省、四川省、浙江省、江苏省、辽宁省、河南省、山西省、贵州省、山东省、广东省等13个省、直辖市，这些医院多是在当地的医院感染管理中有示范作用的地区性大医院。通过此项目建立的医院感染标准监测体系，将有助于带动周边其他医院的参与及规范化，从而使标准监测体系在全国推行。

4．形成一套防控医院感染的实际操作方法、流程和管理推进的模式　本项目在严谨的设计及目标设定的基础上，首先通过基线调查了解项目医院的医院感染管理相关法规、规范和标准的实施现状，以有针对性地提升和推进项目医院的医院感染防控工作，并提出可操作性强的实施方案；然后通过培训与讨论，使项目医院更好地掌握国家医院感染有关法规、文件、标准等，尤其是如何在医院内按照统一标准、方法、进度与要求推进本项目需要开展的各项工作，即通过培训与讨论、标准化监测及控制方法及流程，从而使各医院真正了解项目方案并且实施方法一致；最后在项目医院现场实施，项目层面负责收集分析数据、指导与督导，对每季度数据分析进行反馈，另外，在实施过程中，对项目医院提出的问题进行分类整理，统一解答，通过公共邮箱、QQ群的形式进行发布，使问题能得到及时解答，并标准一致；医院层面根据项目的整体要求，通过选择开展的项目及科室、开展培训与动员、监测、反馈、干预等流程，切实提升感控能力。从以上可以看出，本项目通过连贯的推进流程，环环相扣，高效达到项目的目标，是非常值得推广的一种模式。

5．为今后卫生行政部门医院感染防控政策的制订提供科学依据　通过项目的实施，可获得不同类型感染的流行病学特点如感染率、感染部位、感染病原体、危险因素等，对指导如何有针对性地进行控制很有意义；另外还了解各项防控措施的实施对降低感染率的影响，从而可证实本项目实施的各项措施是否有效，因为很多循证医学的证据多源于国外，我国国内大样本的数据很少，本项目充分填补了这方面的不足。

6．建立一支能与国际交流与合作的医院感染专家队伍　通过项目的整体设计、组织、计划和管理，对相关上报数据进行整理及统计分析，对实施过程中的问题进行解答，根据监测结果对项目医院开展指导等工作，使各专家对具体某项目的实施现状、容易出现的问题、感染的特点等具有完整的认识，可充分与国际进行交流，通过交流促进合作，争取更大的平台提升我国医院感染管理工作。

（李六亿　樊　静　孟　莉　贾会学　李卫光　文建国）

第二章　呼吸机相关肺炎的监测与防控

一、概述

呼吸机相关肺炎（ventilator-associated pneumonia，VAP）是机械通气患者最常见的医院获得性感染，近年来越来越受到医学界的重视。VAP最常见的致病菌是革兰阴性杆菌，早发性VAP常见病原体为肺炎链球菌、流感嗜血杆菌或卡他莫拉菌，晚发性VAP致病菌多为铜绿假单胞菌、不动杆菌或肠杆菌、耐甲氧西林金黄色葡萄球菌等，这些致病菌常为多重耐药。在不同的研究中，VAP的发病率、病死率等差异较大，原因包括缺乏统一的VAP诊断标准、研究人群以及研究方法等不同，但是一般来说，发展中国家VAP发病率普遍高于发达国家水平。VAP也可以成为医院感染（hospital-acquired infection，HAI）暴发的一种形式。患者发生VAP后，其机械通气时间和ICU入住时间均被延长，相应的医疗费用随之增加。比较而言，中国目前VAP相关的系统性研究数量较少。监测不但是预防VAP的基础和方式，也是评价预防措施实施过程和效果的手段，应该受到重视。

目前国际上有关VAP预防和控制指南很多，不同指南对VAP的危险因素和预防措施的表述方式、预防措施的推荐力度等均有一定的差异，但所有指南对VAP的预防和控制建议主要集中在预防误吸、减少呼吸消化道定植菌和避免设备污染等方面。但是不同指南之间对VAP的相同危险因素和预防措施的表述形式、预防措施推荐的力度方面有些不同。而且，随着技术和方法的更新，有关VAP预防和控制的临床研究证据不断出现，各种指南在VAP预防和控制方面的建议也在不断更新。经循证医学证实，开展监测、医务人员落实手卫生、优先实施无创通气、每日评估尽快拔管、员工培训等措施都能有效降低VAP的发病率。预防误吸是VAP预防的重要策略。气囊压力至少保持在20cmH$_2$O以上、床头抬高、声门下分泌物吸引，并避免重复插管等措施都可有效预防误吸的发生。为减少口咽部微生物定植，经口插管优于经鼻插管，避免使用H$_2$受体拮抗剂预防溃疡，可使用含洗必泰的口腔清洗液进行口腔卫生。设备污染可增加VAP发病风险，对机械通气相关设施设备合理消毒处理，有利减少VAP发生。其他的一些预防措施存在一定争议，如密闭式吸痰、肠内营养、旋转疗法、血糖控制、覆银导管的使用等，这些预防方法还需要更多的证据来证实其有效性。但有的预防方法已经明确不推荐使用，如频繁更换呼吸道管路、选择性消化道净化（selective decontamination of the digestive tract，SDD）、服用益生菌等。干预组合措施是一种预防和控制VAP的全新策略，现有资料表明使用干预组合措施能够显著降低VAP的发病率，但在实施过程中需要关注医务人员对干预组合措施的依从性。

中国医院感染控制工作起步较晚，但近年来，通过学习与借鉴发达国家的一些感染控制先进的理念与技术，中国感控工作发展迅速。目前中国专门针对呼吸机相关肺炎的指南尚在制订之中。但是，在国家层面已经出台了一系列相关的技术规范，如卫生部2002年颁布的《消毒技术规范》、中华医学会重症医学分会2006年发布的《机械通气临床应用指南》、卫生部2009年颁布的《医院感染监测规范》和《医务人员手卫生规范》等。在这些法规或指南中，均涉及呼吸机相关肺炎的预防控制的管理要求和技术措施。对中国呼吸机相关肺炎预防控制发挥了积极作用。

目前，中国的许多医疗机构都在进行呼吸机相关肺炎的监测和预防控制工作，如医务人员的培训教育、监测、机械通气设备消毒维护、手卫生、优先使用无创通气、口腔卫生、床头抬高等。但也有的措施缺乏循证依据，预防措施执行的依从性较差，这也正是中国感染控制所要解决的问题。

二、呼吸机相关肺炎的定义及监测

（一）基本概念

1. 医疗相关肺炎（healthcare-associated pneumonia，HAP）　指具有如下至少一个危险因素的患者发生的肺炎，这些危险因素包括：①过去90天曾经住院2天以上；②过去90天在疗养院或其他类似机构居住；③过去30天一直在接受抗菌药物或化疗等门诊静脉治疗；④过去30天一直在家接受伤口护理；⑤过去30天一直在接受门诊或透析治疗；⑥有一个家庭成员带有多重耐药菌病原体。

2. 呼吸机（ventilator）　通过气管切开插管或气管插管等人工气道持续地辅助呼吸的设备。

3. 呼吸机相关肺炎（ventilator-associated pneumonia，VAP）　建立人工气道（气管插管或气管切开）并接受机械通气时所发生的肺炎，包括发生肺炎48h内曾经使用人工气道进行机械通气者。

（二）肺炎诊断标准

为了使VAP发病率与其他国家、地区和医疗机构，以及不同场所和部门的监测数据具有可比性，此处仅介绍美国疾病控制中心（Centers for Disease Control，CDC）/美国国立医疗保健安全协作网（National Healthcare Safety Network，NHSN）2008年更新发布的《急性诊疗机构医院感染监测定义和特定感染类型的标准》中有关肺炎的诊断标准。该诊断标准将肺炎分为：依据临床表现诊断的肺炎（PNU1）、有常规细菌（或丝状真菌）和其他病原体感染证据的肺炎（PNU2）和免疫功能低下患者的肺炎（PNU3）。

肺炎的诊断依据患者的临床表现、胸部放射学检查和实验室结果综合判断，特别是放射学的动态改变和特异的微生物检测结果有助于诊断。

1. 依据临床表现诊断的肺炎（clinically defined pneumonia，PNU1）

标准一：必须同时符合下列放射学检查、症状或体征：

（1）放射学检查：至少2次胸部放射影像有下列变化之一：

1）新的或进展的且持续的浸润。

2）肺实变。

3）空洞形成。

注：如果患者没有潜在的心肺基础疾病，仅有一次确定的胸部 X 线改变也可以接受。

（2）症状或体征：且至少有（1）中的一项加上（2）中的两项：

1）无其他原因的发热（>38℃）；白细胞减少（<4 000WBC/mm^3）或白细胞增加（≥12 000WBC/mm^3）；≥70 岁的老人，无其他原因的突然神志改变。

2）新出现的脓痰或痰性状改变或呼吸道分泌物增加，或需吸痰次数增加；新出现或进展的咳嗽或呼吸困难或呼吸急促；湿啰音或支气管呼吸音；气体交换障碍（如 O$_2$ 饱和度下降 [如 PaO$_2$/FiO$_2$ ≤ 240]，需氧量增加，或机械通气量需求增加）。

标准二：年龄 ≤ 1 岁的婴儿，必须同时符合下列放射学检查、症状或体征：

（1）放射学检查：至少 2 次胸部放射影像有下列变化之一：

1）新的或进展的且持续的浸润。

2）肺实变。

3）空洞形成。

4）肺泡扩大。

注：如果患者没有潜在的心肺基础疾病，仅有一次确定的胸部 X 线改变也可以接受。

（2）症状或体征：且有气体交换障碍（如 O$_2$ 饱和度下降 [氧饱和度 < 94%] 或需氧量增加，机械通气需求增加）以及至少有以下任三项：

1）无其他原因的体温不稳定。

2）白细胞减少（<4 000WBC/mm^3）或白细胞增多（≥15 000WBC/mm^3）并核左移（≥10% 核聚集 / 核融合）。

3）新出现的脓痰或痰性状改变或呼吸道分泌物增加，或需吸痰次数增加。

4）呼吸暂停、呼吸急促、鼻翼扇动并肋间凹陷征或呼吸有鼾声。

5）喘鸣，湿啰音或水泡音。

6）咳嗽。

7）心动过缓（<100 跳 / 分）或心动过速（>170 跳 / 分）。

标准三：1 岁以上，≤ 12 岁患儿，必须同时符合下列放射学检查、症状或体征：

（1）放射学检查：至少 2 次胸部放射影像有下列变化之一：

1）新的或进展的且持续的浸润。

2）肺实变。

3）空洞形成。

注：如果患者没有潜在的心肺基础疾病，仅有一次确定的胸部 X 线改变也可以接受。

（2）症状或体征：且至少有下列情况任三项：

1）发热（>38.4℃）或低体温（<36.5℃）无其他原因解释。

2）白细胞减少（<4 000WBC/mm^3）或白细胞增多（≥15 000WBC/mm^3）。

3）新出现的脓痰或痰性状改变或呼吸道分泌物增加，或需吸痰次数增加。

4）新出现的咳嗽或咳嗽加剧或呼吸困难或呼吸急促。

5）湿啰音或支气管呼吸音。

6）气体交换障碍（如 O$_2$ 饱和度下降 [如血氧饱和度 < 94%]，需氧量增加，或机械通气量需求增加）。

2．有常规细菌或丝状真菌以及特异的实验室检查证据的肺炎（PNU2）

该类肺炎的诊断必须同时符合下列放射学检查、症状或体征：

（1）放射学检查：至少2次胸部放射影像有下列变化之一：

1）新的或进展的且持续的浸润。

2）肺实变。

3）空洞形成。

4）≤1岁的婴儿出现肺泡扩大。

注：如果患者没有潜在的心肺基础疾病，仅有一次确定的胸部X线改变也可以接受。

（2）症状或体征：且至少有（1）的任一项加上（2）的任一项：

1）无其他原因的发热（>38℃）；白细胞减少（<4 000WBC/mm^3）或白细胞增加（≥12 000WBC/mm^3）；≥70岁的老人，无其他原因的突然神志改变。

2）新出现的脓痰或痰性状改变或呼吸道分泌物增加，或需吸痰次数增加；新出现或恶化的咳嗽或呼吸困难或呼吸急促；湿啰音或支气管呼吸音；气体交换障碍（如O$_2$饱和度下降[如PaO$_2$/FiO$_2$≤240]，需氧量增加，或机械通气量需求增加）。

（3）实验室检查：且至少有下列任一项：

1）与其他感染来源无关的血培养阳性。

2）胸膜腔积液培养阳性。

3）从极少污染的下呼吸道采集的标本（如支气管肺泡灌洗BAL或防污染毛刷）定量培养阳性（达表1-5中的阈值）。

4）以支气管肺泡灌洗术获得的标本，在直接镜检下发现（如革兰染色）≥5%的细胞含有细胞内细菌。

5）病理组织学检查发现至少以下肺炎证据之一：

a．坏死形成或融合病变中心有密集的外周血多形核细胞（PMN）聚集在细支气管和肺泡。

b．肺实质定量培养阳性。

c．肺实质被真菌菌丝或假菌丝入侵的证据。

3．有病毒、军团菌、衣原体、支原体和其他不常见病原体以及特异实验室证据的肺炎（PNU2）

必须同时符合下列放射学检查、症状或体征：

（1）放射学检查：至少2次胸部放射影像有下列变化之一：

1）新的或进展的且持续的浸润。

2）肺实变。

3）空洞形成。

4）≤1岁的婴儿出现肺泡扩大。

注：如果患者没有潜在的心肺基础疾病，仅有一次确定的胸部X线改变也可以接受。

（2）症状或体征：且至少有（1）中的任一项加上（2）中的任一项：

1）无其他原因的发热（>38℃）；白细胞减少（<4 000WBC/mm^3）或白细胞增加（≥12 000WBC/mm^3）；≥70岁的老人，无其他原因的突然神志改变。

2）新出现的脓痰或痰性状改变或呼吸道分泌物增加，或需吸痰次数增加；新出现或恶化的咳嗽或呼吸困难或呼吸急促；湿啰音或支气管呼吸音；气体交换障碍（如 O_2 饱和度下降 [如 $PaO_2/FiO_2 \leq 240$]，需氧量增加，或机械通气量需求增加）。

（3）实验室检查

1）呼吸道分泌物中病毒或衣原体培养阳性。

2）呼吸道分泌物中检测到病毒抗原或抗体 [如采取酶免疫分析（EIA）、膜抗原荧光抗体染色（FAMA）、载玻片培养法（Shell vial assay）、聚合酶链反应（PCR）等方法]。

3）两次血清病原体抗体 IgG 水平呈 4 倍升高（如流感病毒、衣原体）。

4）衣原体或支原体 PCR 阳性。

5）衣原体的 MICRO-IF（微量免疫荧光）测试阳性。

6）呼吸道分泌物或组织军团菌培养阳性或 MICRO-IF（微量免疫荧光）检测阳性。

7）放射免疫（RIA）或酶免疫分析（EIA）法检测到尿中嗜肺军团菌 1 型血清抗原。

8）用间接免疫荧光抗体（IFA）法检测急性和恢复期双份血清中嗜肺军团菌 1 型血清抗体滴度 4 倍升高达 $\geq 1 : 128$。

4．免疫抑制患者的肺炎（PNU3）

必须同时符合下列放射学检查、症状或体征：

（1）放射学检查：至少 2 次胸部放射影像有下列变化之一：

1）新的或进展的且持续的浸润。

2）肺实变。

3）空洞形成。

4）≤ 1 岁的婴儿出现肺泡扩大。

注：如果患者没有潜在的心肺基础疾病，仅有一次确定的胸部 X 线改变也可以接受。

（2）症状或体征：且至少有下列任一项：

1）无其他原因的发热（$> 38℃$）。

2）≥ 70 岁的老人，无其他原因的突然神志改变。

3）新出现的脓痰或痰性状改变或呼吸道分泌物增加，或需吸痰次数增加。

4）新出现的咳嗽或咳嗽加剧或呼吸困难或呼吸急促。

5）湿啰音或支气管呼吸音。

6）气体交换障碍（如 O_2 饱和度下降 [如 $PaO_2/FiO_2 \leq 240$]，需氧量增加，或机械通气量需求增加）。

7）咯血。

8）胸膜炎的胸痛。

（3）实验室检查：

1）血和痰培养白念珠菌均阳性。

2）从极少污染的下呼吸道采集的标本（如 BAL 或保护性毛刷方法采集）发现有真菌或伊氏肺孢子菌的证据，用以下检验方法之一：直接镜检或真菌培养阳性。

3）符合 PNU2 中的其他实验室检查结果之一。

5．注释

（1）通常对于没有使用机械通气的患者来说，根据症状、体征和单次明确的胸部 X 线表现可以清楚地诊断 HAP。但是，对于具有肺部或心脏基础疾病（如间质性肺部疾病或充血性心力衰竭）的患者来说，肺炎的诊断可能就特别困难。其他非感染性疾病（如由于失代偿充血性心力衰竭引起的肺水肿）可能表现类似于肺炎。在这些较难诊断的病例中，需连续观察胸部 X 线表现以区别感染性的和非感染性的肺部病变。对于难诊断的病例，复习诊断当日、前 3 日和以后的 2 日、7 日的 X 线表现将有助于明确诊断。肺炎的病变出现和进展可能很快，但是消失慢。肺炎的 X 线改变可以持续数周。因此，X 线的迅速改善提示患者患的不是肺炎，而是非感染性病变，如肺不张或充血性心力衰竭。

（2）值得注意的是描述肺炎的 X 线表现有多种方式，如包括但不限于"气腔病变""病灶实变（阴影）""斑片状密度增高影"，尽管这些表现没有被放射学家特别描述为肺炎，在相关的临床情况下，这些不同的描述性字眼应该审慎考虑可能为肺炎的发现。

（3）脓痰定义为来自肺、支气管或气管的分泌物内含中性粒细胞 ≥ 25/ 低倍视野和 ≤ 10 鳞状上皮细胞 / 低倍视野（×100），如果实验室以定性的方式发报告（如"许多白细胞"或"少量鳞状细胞"），必须确认其描述与浓痰的定义相符合。必须确认实验室的报告方式，因为临床关于脓痰的文字描述是多变的。

（4）单次脓痰或痰性状改变是无意义的，24h 以上的重复出现的痰（脓或性状改变）更能提示感染的发生，痰的改变指的是颜色、黏稠度，气味和量。

（5）呼吸急促的定义，在成人，指的是每分钟呼吸频率大于 25 次；在孕周小于 37 周直至第 40 周出生的早产儿，指的是每分钟呼吸大于 75 次；对于小于 2 个月的婴儿，指的是每分钟呼吸大于 60 次；在 2 至 12 个月大的婴儿，指的是每分钟呼吸大于 50 次；大于 1 岁的儿童，指的是每分钟呼吸大于 30 次。

（6）湿啰音可能被描述为水泡音。

（7）动脉氧饱和度测量 = PaO_2/FiO_2。

（8）血培养阳性及放射学提示有肺炎证据者，必须确认致病菌，特别是那些有侵入性操作如血管内导管或留置导尿管的患者，从一个免疫功能正常的患者血液中，培养出凝固酶阴性葡萄球菌、皮肤常见污染菌和酵母菌，通常不是肺炎的致病菌。

（9）培养标本的阈值见表 2-1。气管内抽吸物并不能排除污染，因此，气管内抽吸物检验结果不能套用表 2-1 的实验室诊断标准。

（10）一旦医院内出现经实验室确认的呼吸道合胞病毒、腺病毒或流感病毒所致的肺炎病例，因为存在 HAI 的可能，临床医师可以根据类似临床体征和症状，判断后续的可疑病例为这些病原体引起的感染。

（11）成人患病毒性或支原体肺炎时，通常痰极少或呈水样稀痰，虽然有时候出现黏液浓痰。婴儿患呼吸道合胞病毒或流感病毒引起的肺炎时，会产生大量痰。除了早产儿，患病毒性肺炎或支原体肺炎的患者即使放射学检查显示明显的浸润表现，临床上仍可能极少体征或症状。

（12）患军团菌肺炎、支原体肺炎或病毒性肺炎的患者呼吸道分泌物染色中偶尔可以见到少量细菌。

（13）免疫抑制患者包括：中性粒细胞减少（绝对值＜ 500/mm³）白血病、淋巴瘤，HIV 感染者 CD4 ＜ 200、脾切除术、早期器官移植术后者、使用细胞毒性药物者、或者接受大剂量皮质醇者（如＞ 40mg 泼尼松、＞ 160mg 氢化可的松、＞ 32mg 甲泼尼松龙、＞ 6mg 地塞米松、＞ 200mg 可的松）每天使用，超过 2 周。

（14）血液标本和痰标本的采集间隔时间不应超过48h。

（15）从深部咳嗽、诱导咳痰、抽吸或肺灌洗获得的标本进行的半定量或非定量的培养结果是可以接受的。如果有定量培养的结果，应参照包括这项特定实验室检查项目的判断流程。

表2-1　用于肺炎诊断的标本培养标准

标本采集/技术	标准
肺实质*	$\geqslant 10^4$cfu/g 组织
经支气管镜获得的标本：	
支气管肺泡灌洗 B-BAL	$\geqslant 10^4$cfu/ml
防污染的支气管肺泡灌洗 B-PBAL	$\geqslant 10^4$cfu/ml
防污染毛刷 B-PSB	$\geqslant 10^3$cfu/ml
不经支气管镜获得的标本：	
支气管肺泡灌洗 NB-BAL	$\geqslant 10^4$cfu/ml
防污染毛刷 NA-PSB	$\geqslant 10^3$cfu/ml

cfu：菌落形成单位；g：gram（克）；ml：milliliter（毫升）。

* 开胸肺活检和死亡后立即经胸廓或经支气管获得的标本。

6．有关诊断的说明

（1）仅凭医生对肺炎的诊断不能作为医院获得性肺炎（hospital acquired pneumonia，HAP）的诊断。

（2）尽管制订了婴儿和儿童的特定诊断标准，但是其他肺炎的诊断标准也适合儿科患者。

（3）HAP（如感染前48h使用气管插管或气管切开进行辅助呼吸的肺炎患者，包括停机期），报告资料时应填报VAP。

（4）进行患者肺炎评估时，很重要的是要将临床症状与心肌梗死、肺栓塞、呼吸窘迫综合征、肺不张、恶性肿瘤、慢性阻塞性肺病、透明膜病、支气管肺发育异常等进行辨别。而且评估插管患者时要与气管定植、上呼吸道感染（如支气管炎）和原先存在的肺炎区别。最后，应当认识到确定老人、婴儿和免疫缺陷患者的HAP很困难，因为这些患者的病情可能会掩盖和肺炎相关的典型症状和体征。老人、婴儿和免疫缺陷患者的HAP的诊断还应包括其他的特殊标准。

（5）HAP的发生有以下特征：早发肺炎常发生在入院的前4天，常由卡他莫拉菌，流感嗜血杆菌和肺炎链球菌引起。晚发肺炎的病原体常是革兰阴性杆菌或葡萄球菌，包括耐甲氧西林金黄色葡萄球菌。病毒（如A型和B型流感和呼吸道合胞病毒）可以引起早发和晚发HAP，但是酵母菌、真菌、军团菌和伊氏肺孢子菌常引起晚发肺炎。

（6）由于粗暴的吸引操作（如在急诊室或手术室插管）引起的肺炎应考虑HAP，并且这种肺炎在入院时没有出现或没有插管，并符合特殊的诊断标准。

（7）HAP的多次发作通常发生在住院日延长的重症患者中。当确定报告一个患者HAP多次发生时，应查找首次感染治愈的证据。只有病原体的增加或改变不能作为新感染的出现，要结合新出现的症状、体征和放射学证据或其他诊断性检查结果。

（8）从正确采集痰标本中发现的革兰染色阳性细菌以及弹性蛋白纤维氢氧化钾阳性和（或）真菌菌丝是感染病因的重要线索。然而，痰标本容易被气道定植菌污染，因此应小心解释痰培养结果。特别是染色发现真菌通常不是 HAP 的病因。

7．报告说明　在主要部位肺炎内有特定部位分类的级别，即使患者符合多个特定部位的标准，只报告一个：

（1）如果患者符合 PNU1 和 PNU2，报告 PNU2。

（2）如果患者符合 PNU2 和 PNU3，报告 PNU3。

（3）如果患者符合 PNU1 和 PNU3，报告 PNU3。

三、呼吸机相关肺炎的预防和控制措施

（一）目标性监测

监控是收集、整合、分析有关给定的疾病或事件的数据的系统方法，通过信息发布来提高 VAP 的防控效果。它是动态而有效地预防和控制感染的基本环节。监测包括以整个机构为目标的监控、针对某个单元的目标性监控、或者两者兼有的监控方法。监控数据要反馈给能影响结果的人员。

（二）减少细菌定植

所有医护人员接触患者前后都应该进行手卫生。在接触患者呼吸设备和病房内物品，以及接触患者呼吸道分泌物后均应该进行手卫生。如果预期会接触患者呼吸道分泌物或者污染的物品，均应该戴手套，在戴手套前后均应该进行适当的手卫生。

（三）无创通气

气管插管和机械通气增加了 6～21 倍 HAP 风险，不管在任何时候均应该避免气管插管及机械通气。无创正压通气，不管是运用面罩或鼻罩，均能够降低人工气道周围的误吸，但其仅仅是一个有效的短期通气措施。

（四）经口插管

经口气管插管优于经鼻气管插管，可以避免鼻窦炎从而降低 VAP 风险。经鼻气管导管可以阻碍鼻窦分泌物的引流，从而导致鼻窦炎的发生。然而，鼻窦炎和 VAP 之间的因果关系没有被明确证实。维持气管导管的气囊压力至少在 $20cmH_2O$ 左右可降低患者误吸积聚在气囊上方分泌物的机会。

（五）声门下分泌物吸引

插管患者上呼吸道和积聚在气管插管气囊上方的分泌物较常见，使得污染的分泌物渗漏进入下呼吸道。使用声门下分泌物吸引气管导管，可以连续吸引声门以下的分泌物。一项 Meta 分析显示，连续声门下分泌物吸引可有效预防早发型 VAP（机械通气后 4 天内发生的肺炎）的发生，但没有研究显示可降低死亡率、ICU 住院时间和机械通气时间。

（六）减少设备污染

设备和环境污染是 VAP 的危险因素。大量的前瞻性、随机试验表明呼吸管道更换的频率并不能影响 VAP 的发生率。呼吸管道冷凝水的聚集会被患者的分泌物污染，会不自主返流入下呼吸道，或者在患者改变体位时流入带药物的雾化器。所以必须仔细地把冷凝水从呼吸管道内清除。

最大程度减少机械通气设备污染被推荐的策略包括：

1. 使用无菌水清洗可重复使用的呼吸设备。

2. 在改变患者体位前清除呼吸机管道内的冷凝水。在清除冷凝水过程中保持呼吸机管路密闭。

3. 当呼吸机管路有肉眼可见的污渍和功能异常时应及时更换。

4. 恰当的储藏和消毒呼吸机设备。尽可能运用蒸汽消毒（采用压力蒸汽灭菌）或者使用更高级的消毒灭菌方式，采用湿热 > 158℉（> 70℃）30min 来处理对热和湿不敏感的可重复使用的呼吸机设备或者装置（如直接或间接接触下呼吸道黏膜的装置）。用低温消毒方法（经食品药品管理局、设备评估部门、设备和放射安全中心批准）对那些热湿敏感的设备进行消毒。将已经消毒的设备和物品存放在避免受热、受湿、避免灰尘的地方。

（七）被动加湿器与热湿交换器

被动加湿器与热湿交换器可以降低细菌定植。但是没有明确证据显示两者对预防 VAP 有效。

（八）尽早拔管

减少 VAP 发生风险的一个最简单的办法是尽可能早拔管。大量的随机观察实验表明气管插管时间越长，发生 VAP 的风险越大。随之机械通气的成本也会增加。因此，注重减少机械通气持续时间不仅可以降低 VAP 发生风险，而且可以降低住院总费用。

（九）每日评估

为患者能够顺利脱机，应该每天进行适当的自主呼吸试验。提高镇静方法和促进脱机策略的运用可以降低 VAP 风险。更多的新近研究表明每天自主呼吸试验策略的运用可以提高拔管率，而不会增加重插管发生率。

（十）床头抬高

仰卧位可导致误吸。如果将床头抬高 30°～45°可减少误吸风险。对 VAP 相关危险因素的多变量分析提示持续半卧位与对照组持续保持平卧位相比较，可以降低 67% VAP 的发生风险。

IHI 建议机械通气的患者如果没有禁忌应该保持半卧体位。可以从以下几个方面做起：

1. 在患者床头的墙上张贴半卧位提醒海报。

2. 对半卧位的依从性定期进行反馈。

3. 将床头抬高添加到患者的每日目标核查表中。

4．使用胶带在床头抬高 45°附近做上标记。

5．在 ICU 记录上标注床头抬高。

（十一）口腔卫生

HICPAC 推荐发展和实施全面口腔卫生项目，在一个 meta 分析中指出使用口腔消毒剂，如氯已定可以显著降低 VAP 风险，但不包括使用抗菌药物。强有力的证据表明当把全面口腔卫生项目作为干预组合的组成部分时，VAP 发生率会降低，这些方案不包括洗必泰的运用。Carcia 发表了一篇关于口腔和牙齿定植菌作用的综述，他在文中指出，相关的证据有力地支持在全面口腔和牙齿保健计划中增加口腔卫生干预，他同时指出口腔定植菌在 VAP 的发展中可能有着十分重要影响。

（十二）肠内营养

肠内营养能够增加误吸风险。护理人员应该监控患者胃肠营养的耐受性。应经常听诊肠鸣音，测量腹围。在持续营养或在每一次营养间隔前至少每 4 小时测量残余胃内容积，来降低胃膨胀和误吸的可能性。通常每次小于 200ml 胃内残余容积可以接受。一些研究表明误吸胃内容物与 VAP 的发生相关，暗示避免胃过度膨胀可减少 VAP 发生。

避免胃过度膨胀的措施包括减少麻醉药物和抗胆碱能药物的使用，使用胃肠动力药物，提供较细的肠内营养管，将喂养液直接注入小肠代替注入胃内。一个 meta 分析指出肠内营养可减少胃食管反流，增加热量吸收，可以在短期内获得营养。小肠营养可在总体上减少肺炎的发生。在最佳喂养方式上目前无推荐。

（十三）患者活动

虽然体位固定的并发症在有些文献上有描述，但重症患者往往要经历一段较长时间的卧床。机械通气不是将患者搬下床的禁忌证。一些学者认为针对重症患者活动的方案，可采用一种系统的方式提供结构和动力支持，从而促进患者活动，减少长期卧床的并发症。将来的研究需要进一步阐明重症患者活动的最佳方法与最佳时机。

（十四）覆银气管导管

气管导管上的生物膜可以导致细菌定植。某种细菌，比如假单胞菌属，似乎更容易在异常呼吸道黏膜形成生物膜。针对限制生物膜形成的新技术包括涂银的呼吸管道，与延迟 VAP 的发生有关，这些结论在一项大的随机对照实验中得到证实。在气管插管持续时间、ICU 入住时间、住院时间、死亡率、不良事件发生频率和严重性之间，两者无显著性差别。目前，涂银气管导管的运用在预防 VAP 方面的作用缺乏足够的证据。

（十五）限制抑酸剂使用

减少胃酸可以增加 VAP 发生风险，胃酸的减少可以导致较多的胃部定植菌。应激性溃疡的预防，降低了胃酸水平。因为机械通气患者发生应激性溃疡的风险增大，对于这类患者，溃疡的预防是一个常规策略。一项随机、对照试验比较了三种预防应激性溃疡的方法

（雷尼替丁、氢氧化铝或氢氧化镁、硫糖铝）。接受了硫糖铝的治疗组比接受改变 pH 值的药物治疗组，晚发型肺炎（气管插管超过 4 天）的发生显著降低。接受硫糖铝治疗组比起其他两组胃内 pH 下降较少，而且胃内定植菌的发生频率亦减少。然而，当测定出患者 pH 大于 4，接受硫糖铝治疗的患者仍然表现为胃内定植菌较低的发生率，表明硫糖铝可能拥有潜在的抗菌活性。在硫糖铝与抗酸剂和雷尼替丁之间，胃出血发生率差异无统计学意义。

（十六）员工培训

对医护人员进行培训普遍被认为是减少 VAP 的基本措施。新近的一个包含 6 个研究的关于 HAIs 实行培训干预的系统回顾提示，培训干预可以降低 VAP 发生率。6 个研究均是进行提前培训干预，推断实施培训干预可以显著降低 HAIs。

APIC 推荐的 VAP 预防关键策略小结：

1. 务必严格坚持手卫生及基本的感染预防策略。
2. 避免不必要的抗菌药物运用。
3. 执行消毒剂的常规口腔卫生。
4. 避免误吸污染的分泌物；保持半卧位姿势。
5. 缩短机械通气时间，执行脱机程序和镇静剂的优化使用。
6. 避免常规更换呼吸机管道。
7. 从呼吸机管路清除冷凝水。注意在清除冷凝水的过程中保持呼吸机管路的密闭。
8. 恰当的消毒和储藏呼吸治疗设备。
9. 最大限度地减少胃膨胀。
10. 对护理机械通气患者的医护人员进行 VAP 预防与控制知识的培训。
11. 对于实施预防 VAP 的特殊措施的依从性进行目标性监测。
12. 定期监测 VAP 的发病率。

四、呼吸机相关肺炎的监测预防与控制实例

（一）监测对象

选择 VAP 的高危人群开展监测，主要在以下四种场所开展监测：

1. 重症监护病房（Intensive Care Units，ICU）。
2. 特殊诊疗区域（Specialty Care Areas，SCA），包括血液 / 肿瘤病房、骨髓移植病房、器官移植病房、血液透析室等。
3. 新生儿重症监护病房（Neonatal ICU）。
4. 其他可以收集分母数据（使用呼吸机日数）的住院场所，如外科病房。

（二）监测时间

可以是 1 个月、1 个季度、半年、1 年，以及其他时间段。主要根据监测目的、发病率、呼吸机使用人数等决定。

（三）监测方法

由 HAI 管理专职人员或经过培训的临床医务人员前瞻性主动收集监测数据，但 VAP 病例的确认应由 HAI 管理专职人员做出最终判断。

（四）监测内容

1. 收集分母数据：每天同一时间在开展监测的场所收集住院和使用呼吸机的患者人数，填写《患者日志表》，见附录 2-1。

2. 收集分子数据：在开展监测的场所，按照 HAI 监测定义寻找 VAP 病例，填写《VAP 病例登记表》，见附录 2-2。

3. 防控措施依从性，并填写《ICU 器械相关感染防控措施依从性监测表》（附录 2-3），具体措施包括：

（1）手卫生：按照《医务人员手卫生规范》要求采取手卫生，并根据 WHO 建议方法进行依从性监测，可辅助手卫生产品消耗量的监测，如记录每月皂液和快速手消毒液用量和当月床日数。

（2）半卧位：持续，每天不短于 12h。

对所有无禁忌证的患者采用半卧位措施的依从性进行监测，进行直接观察评估所有正在进行呼吸机治疗的患者目前床头的位置。定期进行评估。排除的患者是有禁忌证不能采取半卧位者（例如，选择神经外科手术的患者，颅内压增高，严重低血压，需要头高足低卧位的患者）。

半卧位措施的依从性测量：分子为观察时点接受机械通气患者中采取半卧位（抬高床头 30°～45°）的患者数；分母是接受机械通气患者中没有半卧位禁忌的患者数；分子除以分母乘以 100 成百分数。观察时间：白天＋晚上；每周一次；记录执行率及准确率。相关数据可填写在《患者日志表》中，见附录 2-1。

（3）口腔卫生：每天 3～4 次，使用口泰。

对当前使用机械通气的患者进行抽样，采用表格的形式定期进行评估。

口腔卫生措施的依从性测量：分子为每日通气患者中医疗文书证实进行了口腔卫生措施的患者数；分母为接受机械通气治疗的病例数；分子除以分母乘以 100 成百分数。

（五）监测反馈

评价呼吸机使用率和 VAP 发病率在国际国内监测数据中所处百分位数，分析是否存在"低"和"高"异常值，及时向监测科室反馈并采取针对性措施。

（六）监测与干预效果的统计分析

1. 呼吸机使用率

$$呼吸机使用率 = \frac{使用呼吸机总日数}{患者总住院日数} \times 100\%$$

2．VAP 发病率

$$VAP\,发病率 = \frac{呼吸机相关肺炎病例数}{使用呼吸机总日数} \times 1000‰$$

3．干预效果

$$干预效果 = （干预前发病率 - 干预后发病率）/ 干预前发病率 \times 100\%$$

（七）预期目的

希望通过该项目，能够降低呼吸机相关肺炎发病率超过 20%。重要几项干预措施：例如加强口腔卫生、半卧位等，依从性应达到 85% 以上。

（八）项目结果

1．参与试点医院及上报情况　2013 年 10 月—2014 年 9 月期间，12 个省市共 46 所医院参与了 ICU 住院患者 VAP 监测项目，主要分布在中国的中东部地区。其中项目内医院 11 所，项目外医院 35 所，共监测患者 17 358 例，住院总日数为 176 096，其中人工气道＋机械通气总日数 91 448，发生 VAP 813 例，VAP 发病率为 8.89/ 千插管日。详见表 2-2。

表2-2　2013年10月—2014年9月46所医院监测病例VAP发生情况

医院编号	监测病例数	住院总日数	气管插管日	VAP例数	发病率（‰）	医院编号	监测病例数	住院总日数	气管插管日	VAP例数	发病率（‰）
A1	301	3312	1650	27	16.36	F2	73	1514	1029	37	35.96
A2	72	1787	215	2	9.30	F3	578	8461	5199	43	8.27
A3	93	1598	628	26	41.40	F4	380	4824	1809	10	5.53
A4	144	2091	681	7	10.28	F5	558	4865	2803	10	3.57
A5	290	2605	67	4	59.70	G1	268	3893	1673	24	14.35
B1	328	3734	2200	24	10.91	G2	76	711	140	1	7.14
B2	63	1581	1325	19	14.34	G3	220	2073	1312	13	9.91
B3	751	4082	2319	38	16.39	G4	643	6451	1967	44	22.37
C1	515	4111	1283	5	3.90	H3	124	1500	719	10	13.91
C2	257	3950	1671	12	7.18	H4	100	1169	587	12	20.44
C3	318	1187	1243	2	1.61	I1	142	1226	861	22	25.55
C4	290	2586	1246	5	4.01	I2	156	2413	951	2	2.10
C5	125	1517	1803	7	3.88	J1	303	3629	2537	21	8.28
D1	559	7441	4856	14	2.88	J10	935	11112	4700	78	16.60
D2	265	2049	1120	19	16.96	J11	770	4773	3106	30	9.66
D3	406	4412	2739	11	4.02	J12	733	7156	3103	15	4.83
D4	25	312	227	1	4.41	J3	213	2664	1593	6	3.77
D5	118	865	0	0	0.00	J4	1305	7585	2907	22	7.57
E1	105	1562	564	7	12.41	J5	887	11143	5558	18	3.24
E2	598	4968	3401	17	5.00	J6	85	3307	2150	22	10.23
E5	692	5478	2186	32	14.64	J7	1370	13609	9620	44	4.57
E6	181	1012	682	6	8.80	J8	588	5039	2539	1	0.39
F1	148	2611	1431	36	25.16	J9	207	2128	1048	7	6.68

2．不同 ICU 类型 VAP 发病率　2013 年 10 月—2014 年 9 月期间监测的 17 358 例入住 ICU 病例中以综合 ICU 为主，共 13 320 例病例，其次分别为外科 ICU 和急诊 ICU，心内科 ICU 最少仅 84 例，发病率最高为心内科 ICU，为 32.79/ 千插管日，可能由于样本量较少（插管日仅为 61）的原因。详见表 2-3。

表2-3　2013年10月—2014年9月不同类型ICU中VAP发病率

ICU 类型	数量	监测例数	住院总日数	插管总日数	VAP	发病率（‰）
综合	35	13320	129745	67925	651	9.58
内科	5	572	7984	3275	16	4.89
外科	5	1037	10048	4854	43	8.86
急诊	4	1196	11774	5154	49	9.51
呼吸	3	329	6394	5722	26	4.54
心内科	2	84	800	61	2	32.79
儿科	2	347	4442	903	10	11.07
神经外科	2	473	4909	3554	16	4.50

与 2012 年美国 NHSN 监测数据相比，我国综合 ICU、内科 ICU、外科 ICU、呼吸 ICU、儿科综合 ICU、神经外科 ICU 的 VAP 发病率均高于美国平均水平，也高于美国 $P90$，详见表 2-4。综合 ICU 不同百分位感染率详见表 2-5。

表2-4　本研究不同类型ICU中VAP发病率与美国2012年NHSN比较

监测年月	本研究	美国 NHSN					
		均数	$P10$	$P25$	$P50$	$P75$	$P90$
综合	9.58	1.1	0.0	0.0	0.9	1.2	3.6
内科	4.89	1.0	0.0	0.0	0.5	1.6	2.9
外科	8.86	2.2	0.0	0.6	1.5	3.1	5.6
呼吸科	4.54	0.7					
儿科	11.07	0.8	0.0	0.0	0.0	0.9	2.4
神经外科	4.50	2.1	0.0	0.0	1.5	2.9	3.8

表2-5　2013年10月—2014年9月综合ICU中VAP发病率分布情况

ICU 类型	数量	插管日	VAP 例数	发病率 / 千插管日	百分位数				
					$P10$	$P25$	$P50$	$P75$	$P90$
综合 ICU	35	67925	651	9.58	2.56	4.63	9.48	16.53	26.59

3．半卧位执行情况　VAP 干预措施主要为半卧位、口腔卫生及定期评估导管留置必要性，其中半卧位的执行性较高，总体维持在 90% 左右，基本能够做到病例无反指征的情况

下维持 30°～45°角的半卧位。干预前半卧位的执行率远低于干预后的执行率，详见表 2-6。

表2-6　2013年10月—2014年9月ICU病例半卧位执行率

研究阶段	监测年月	观察例数	合格例数	合格率 %	汇总合格率 %
干预前	2013 年 10 月	553	322	58.23	89.66
	2013 年 11 月	1159	879	75.84	
	2013 年 12 月	5241	4624	88.23	
	2014 年 1 月	7401	6601	89.19	
	2014 年 2 月	7803	7298	93.53	
	2014 年 3 月	7639	6990	91.50	
干预后	2014 年 4 月	7108	6496	91.39	92.26*
	2014 年 5 月	7462	6912	92.63	
	2014 年 6 月	7090	6573	92.71	
	2014 年 7 月	7239	6801	93.95	
	2014 年 8 月	6017	5690	94.57	
	2014 年 9 月	7561	6717	88.84	

*$P < 0.001$

4．口腔卫生执行情况　口腔卫生执行性不高，口腔卫生液采用葡萄糖酸氯己定的比例仅为 36.8%，而其中仅有 74.6% 口腔卫生每天的次数超过 3 次，但从季度来看，正确率也在不断提高，从 2013 年第四季度仅为 17.95% 上升到 2014 年第三季度的 37.11%；详见表 2-7。

表2-7　不同季度口腔卫生合格率

干预阶段	监测季度	合格 %	不合格 %	合格率 %	综合合格率 %
干预前	2013 年第四季度	7	32	17.95	16.83
	2014 年第一季度	27	136	16.56	
干预后	2014 年第二季度	51	112	31.29	34.16*
	2014 年第三季度	59	100	37.11	

*$P < 0.001$

5．每日评估人工气道留置的执行情况　尽早去除人工气道，可以降低 VAP 发生率，所以要求每天评估人工气道留置的必要性。监测发现，所有留置人工气道的 11355 例病例总体执行率仅为 74.39%，但各省市也在不断改进中，从每月的评估率来看，在不断提高，详见表 2-8。

表2-8   2013年第四季度—2014年第三季度每日评估人工气道必要性比例

干预阶段	评估	例数	综合评估率 %
干预前	2567	4489	57.18
干预后	5880	7866	85.64*

* $P < 0.001$

6．干预前后感染情况   2013 年 10 月—2014 年 9 月期间监测的 17358 例入住 ICU 病例中插管日 91448 日，其中发生 VAP 813 例，感染率为 8.89 例 / 千插管日。详见表 2-9。

表2-9   2013年10月—2014年9月VAP发生率逐渐下降

监测年月	监测人数	ICU 天数	插管日	VAP	感染率 %
2013 年 10 月	292	3968	1564	27	17.26
2013 年 11 月	382	5582	1684	27	16.03
2013 年 12 月	864	12436	5666	40	7.06
2014 年 1 月	1736	14667	10298	72	6.99
2014 年 2 月	1460	16169	8753	86	9.83
2014 年 3 月	2081	20883	11092	120	10.82
2014 年 4 月	1660	15227	8046	82	10.19
2014 年 5 月	1855	17709	9040	84	9.29
2014 年 6 月	1629	15819	8389	69	8.23
2014 年 7 月	1825	17690	8463	66	7.80
2014 年 8 月	1618	15261	7451	64	8.59
2014 年 9 月	1961	20742	11002	76	6.91

附录 2-1

患者日志表

监测 ICU 类型：1. 综合　2. 内科　3. 外科　4. 急诊科　5. 呼吸科　6. 心内科　7. 心外科　8. 儿科　9. 新生儿　10. 移植科　11. 神经外科　12. 烧伤科　13. 其他科室 (请详细填写)＿＿＿＿＿

日期	新住进患者人数	住院患者人数	使用呼吸机人数	半卧位情况 [1]			留置中央导管患者人数	留置导尿管人数
				观察人数	半卧位患者人数（白天）	半卧位患者人数（晚上）		
1								
2								
3								
4								
5								
6								
7								
8								
9								
10								
11								
12								
13								
14								
15								
16								
17								
18								
19								
20								
21								
...								
29								
30								
31								
总计								

注：如果患者有 1 个以上中央导管，只记录一次。每天在相对固定的观察时间内准确填写，如午夜 12MN 填写，此表格无需提交，只用上报每月汇总数据。

[1] 半卧位情况：观察没有半卧位禁忌且接受机械通气的患者中实施半卧位的人数。每周白天、晚上各观察一次，每月共观察 8 次。半卧位即指患者病床床头抬高在 30°～45°。

半卧位措施的依从性计算：分母为观察没有半卧位禁忌且接受机械通气的患者总次数，分子为患者采取半卧位的次数。

附录 2-2

VAP病例登记表

科别：	病历号：
姓名：	性别：
出生年月：	
感染类型：PNEU	感染日期：
Post-procedure PNEU： Yes No	Date of Procedure：
ICD-9-CM Procedure Code：	
MDRD Infection： Yes No	入院日期：

Risk Factors	
呼吸机： Yes No 装置插入部位：_____ 装置插入日期：____/____/____ For NICU only：体重：_____g	

Event Details	
感染类型：□ PNU1 □ PNU2 □ PNU3 免疫低下： Yes No 诊断标准：(可以全部选择) X-Ray	

□ 新增或渐进性且持续的浸润 □ 实质化	□ 形成空洞 □ 肺泡扩大（in ≤ 1y.o.）
体征或症状 -A（check at least one）	实验室
□ 发热	□ 阳性血培养
□ 白细胞减少或增多	□ 阳性胸水培养
□ 神志改变（in ≥ 70 y.o.）	□ LRT 标本阳性定理培养
	□ ≥ 5% BAL cells w/bacteria
体征或症状 -B	□ 组织病理学检查 / 脓肿或气管、肺泡实质化病灶有高密度的
□ 新产生脓痰或痰的性状改变或呼吸道分	多核球聚集，肺实质的阳性定理培养或有真菌菌丝肺实质浸泡
泌物增多	□ 病毒或衣原体阳性培养
□ 新发作的咳嗽或咳嗽加剧或呼吸困难或	□ 病毒抗原或抗体的阳性检测
呼吸过快	□ 病原体成对血清四位增长
□ 湿啰音或支气管呼吸音	□ 衣原体或支原体 PCR 检测阳性
□ 气体交换障碍	□ 衣原体免疫荧光法检测阳性
□ 咯血	□ 军团杆菌培养或免疫荧光法检测阳性
□ 胸膜炎性胸痛	□ 尿液军团菌第一型血清型抗原阳性
□ 体温不稳定	□ 军团杆菌第一型血清型抗体效价四倍上升
□ 呼吸暂停、呼吸过快、鼻翼扇动并胸壁	□ 匹配血培养和痰培养 / 念珠菌属
内缩或呼吸有咕噜音	□ 从 LRT 标本中检出真菌或肺囊虫
□ 体温过低	
□ 喘鸣音、湿啰音或水泡音	
□ 咳嗽	
□ 心动过缓或心动过速	

继发性血流感染： Yes No	
Died： Yes No	PNEU contributed to Death： Yes No
出院日期：	Pathogens Indentified： Yes No *If Yes，specify on page 2

附录2-3

ICU器械相关感染防控措施依从性监测表

ICU 类型：_____ 1. 综合 2. 内科 3. 外科 4. 急诊科 5. 呼吸科 6. 心内科 7. 心外科 8. 儿科 9. 新生儿科 10. 移植科 11. 神经外科 12. 烧伤科 13. 其他科室（请具体填写）_____

1. 病人基本情况

　　姓名：_____　住院号：_____

2. 呼吸机相关性肺炎防控措施依从性监测

　　采取口腔护理：1. 是，频次：_____次／天，护理液名称：_____

　　　　　　　　　　2. 否

　　每日评估气管插管的必要性并有记录：_____ 1. 是　2. 否

3. 中心静脉置管情况

　　◇ 置管者类别：_____ 1. 本院医师　2. 进修医师　3. 研究生

　　◇ 中心静脉插管相关血流感染预防措施依从性监测：

　　◇ 皮肤准备：_____ 1. 氯己定乙醇　2. 聚维酮碘　3. 乙醇　4. 其他（请具体填写）_____

　　◇ 使用无菌大单覆盖病人　　　　　　　　　　　　　　　　_____ 1. 是 2. 否

　　◇ 置管者戴外科口罩、帽子☆、无菌手套、穿无菌隔离衣　　_____ 1. 是 2. 否

　　◇ 接触／置入注射端口前使用合适的消毒剂消毒，摩擦注射端口至少 15s（有 1 次未做到应选否）

　　　　　　　　　　　　　　　　　　　　　　　　　　　　　_____ 1. 是　2. 否

　　◇ 每日评估插管的必要性并有记录　　　　　　　　　　　　　_____ 1. 是　2. 否

4. 导尿管相关尿路感染防控措施依从性监测

　　◇ 具有明确的插管指征。　　　　　　　　　　　　　　　　　_____ 1. 是　2. 否

　　◇ 严格执行无菌操作，正确铺无菌巾，导尿过程无可判定的外源性污染，插管时动作轻柔。

　　　　　　　　　　　　　　　　　　　　　　　　　　　　　　_____ 1. 是　2. 否

　　◇ 留置导尿采用密闭式引流装置。　　　　　　　　　　　　　_____ 1. 是　2. 否

　　◇ 集尿袋高度低于膀胱水平，避免接触地面。　　　　　　　　_____ 1. 是　2. 否

　　◇ 收集尿液应使用清洁容器，一人一用一消毒。　　　　　　　_____ 1. 是　2. 否

　　◇ 留置导尿期间每日清洁或冲洗尿道口，排便失禁者清洁后消毒。_____ 1. 是　2. 否

　　◇ 每日评估留置导尿管的必要性并有记录。　　　　　　　　　_____ 1. 是　2. 否

填表说明：

1. 本表由临床医务人员填写，需保证填写及时性和准确性。

2. 病人出院时及时上交给感染控制专职人员。

3. 口腔卫生措施的依从性测量：分母为接受机械通气治疗的病例数；分子为每日通气患者中医疗文书证实进行了口腔卫生措施的患者数。

☆：佩戴帽子应遮盖所有头发。

延伸阅读

1．Joseph NM，Sistla S，Dutta TK，et al. Ventilator—associated pneumonia：a review. Eur J Intern Med，2010，21：360-368.

2．Kohlenberg A，Schwab F，Behnke M，et al. Pneumonia associated with invasive and noninvasive ventilation：an analysis of the German nosocomial infection surveillance system database. Intensive Care Med，2010，36：971-978.

3．Mastrepierm R，Bettinzoli M，Bordonali T，et al. Pneumonia in a cardiothoracic intensive care unit：incidence and risk factors. J Cardiothorac Vasc Anesth，2009，23：780-788.

4．Shorr AF，Chan CM，Zilberberg MD. Diagnostics and epidemiology in ventilator associated pneumonia. Her Adv Respir Dis，2011，5：121-130.

5．Joseph NM，Sistla S，Dutta TK，et a1.Ventilator-associated pneumonia in a tertiary care hospital in India：incidence and risk factors. J Infect Dev Ctries，2009，3：771-777.

6．Melsen WG，Rovers MM，Bonten MJ. Ventilator associated pneumonia and mortality：a systematic review of observational studies. Crit Care Med，2009，37：2709-2718.

7．Bassetti M，Taramasso L，Giaeobbe DR，et al. Management of ventilator-associated pneumonia：epidemiology，diagnosis and antimicrobial therapy. Expert Rev Anti Infect Ther，2012，10：585-596.

8．Xie DS，Xiong W，Lai RP，et a1. Ventilator—associated pneumonia in intensive care units in Hubei Province. China：a multicentre prospective cohort survey. J Hosp Infect，2011，78：284-288.

9．Tao LL，Hu BJ，Rosenthal VD，et al. Impact of a multidimensional approach on ventilator-associated pneumonia rates in a hospital of Shanghai：findings of the International Nosocomial Infection Control Consortium. Critical Care，2012，27（5）：440-446.

10．郭伟，崔生辉，李景云，等．呼吸机相关性肺炎感染途径分子流行病学研究．国际呼吸杂志，2011，31：1010-1013.

11．汪道峰，娄宁，李小东，等．肿瘤重症病例呼吸机相关性肺炎危险因素分析．中华医院感染学杂志，2010，20：3131-3133.

12．Restrepo MI，Anzueto A，Arroliga AC，el al.Economic burden of ventilator. associated pneumonia based on total resource utilization. Infect Control Hosp Epidemiol，2010，31：509-515.

13．Jaimes F，De La Rosa G，Grmez E，et al.Incidence and risk factors for ventilator associated pneumonia in a developing country：where is the difference. Respir Med，2007，101：762- 767.

14．Apostolopoulou E，Bakakos P，Katostaras T，et al. Incidence and risk factors for ventilator associated pneumonia in 4 multidisciplinary intensive care units in Athens，Greece. Respir Care，2003，48：681-688.

15．Rello J，Ollendorf DA，Oster G，et a1.Epidemiology and outcomes of ventilator associated pneumonia in a large US database. Chest，2002，122：2115-2121.

16．Munro C L，Grap M J，Jones D J，et al. Chlorhexidine，tooth brushing，and preventing ventilator-associated pneumonia in critically ill adults. Am J Critical Care，2009，18（5）：428-437.

17．Berra L，Sampson J，Fumagalli J，et al. Alternative approaches to ventilator-associated pneumonia prevention. Minerva Anestesiologica，2011，77（3）：323-333.

18．Wang F，Bo L，Tang L，et al. Subglottic secretion drainage for preventing ventilator-associated pneumonia：an updated meta-analysis of randomized controlled trials. J Trauma Acute Care Surg，2012，72（5）：1276-1285.

19．杨从山，邱海波，朱艳萍．持续声门下吸引预防呼吸机相关性肺炎的前瞻性随机对照临床研究．中华内科杂志，2008，47（8）：625-629.

20．张译文，胡必杰，高晓东，等．综合干预措施对呼吸机相关性肺炎发病率的影响．中华医院感染学杂志，2010，12：1688-1690.

21．Edwards JR，Peterson KD，Banerjeeet S，et al. National Health Care Safety Network（NHSN）report：

data summary for 2006 through 2008, issued december 2009. Am J Infect Control, 209, 37: 783-805.

22. Zuschneid I, Schwab F, Geffers C, et al. Trends in ventilator- associated pneumonia rates within the germ an nosocomial infection surveillance system. Infect Control Hosp Epidemiol, 2007, 3: 314-318.

23. Koeman M, Andre J, Venet VD, et al. Oral decontamination with chlorhexidine reduces the incidence of ventilator associated pneumonia. Am J Respir Crit Care, 2006, 173: 1348-1355.

24. Marra AR, Rodrigues RG, Silva CV, et al. Successful prevention of ventilator-associated pneumonia in an intensive care setting. Am J Infect Control, 2009, 37: 619-625.

25. Bassetti M, Taramasso L, Giacobbe DR, et al. Management of ventilator-associated pneumonia: epidemiology, diagnosis and antimicrobial therapy. Expert Rev Anti Infect Ther, 2012, 10: 585-596.

26. Melsen WG, Rovers MM, Bonten MJ. Ventilator-associated pneumonia and mortality: a systematic review of observational studies. Critical Care Medicine, 2009, 37 (10): 2709-2718.

27. David D, Samuel P, David T, et al. An open-labelled randomized controlled trial comparing costs and clinical outcomes of open endotracheal suctioning with closed endotracheal suctioning in mechanically ventilated medical intensive care patients. J Critical Care, 2011, 26 (5): 482-488.

28. Nseir S, Favory R, Jozefowicz E, et al. Antimicrobial treatment for ventilator-associated tracheobronchitis: a randomized, controlled, multicenter study. Critical Care, 2008, 12 (3): R62.

29. Munro CL, Grap MJ, Jones DJ, et al. Chlorhexidine, toothbrushing, and preventing ventilator-associated pneumonia in critically ill adults. Am J Critical Care, 2009, 18 (5): 428-437.

30. Berra L, Sampson J, Fumagalli J, et al. Alternative approaches to ventilator-associated pneumonia prevention. Minerva Anestesiologica, 2011, 77 (3): 323-333.

31. Al-Tawfiq JA, Abed MS. Decreasing ventilator-associated pneumonia in adult intensive care units using the institute for healthcare improvement bundle. Am J Infect Control, 2010, 38 (7): 552-556.

32. Hatler CW, Mast D, Corderella J, et al. Using evidence and process improvement strategies to enhance healthcare outcomes for the critically ill: a pilot project. Am J Critical Care, 2006, 15 (6): 549-555.

33. Zilberberg MD, Shorr AF, Kollef MH. Implementing quality improvements in the intensive care unit: ventilator bundle as an example. Critical Care Med, 2009, 37 (1): 305-309.

34. Margaret AD, Lindsey MW, Katherine AB, et al. National Healthcare Safety Network (NHSN) report, data summary for 2012, Device-associated module. Am J Infect Control, 2013, 41: 1148-1166.

35. Wilhelmina G Melsen, Maroeska M Rovers, Rolf HH Groenwold, et al. Attributable mortality of ventilator-associated pneumonia: a meta-analysis of individual patient data from randomized prevention studies. Lancet Infect Dis, 2013, 13: 665-671.

36. Mohamed EI-Rabbany, Noha Zaghlol, Mohit Bhandari, et al. Prophylactic oral health procedures to prevent hospital-acquired and ventilator-associated pneumonia: a systematic review. Inter J Nurs Studies, 2015, 52: 452-464.

37. Joong Sik Eom MD, Mi-Suk Lee MD, Hee-Kyung Chun RN, et al. The impact of a ventilator bundle on preventing ventilator-associated pneumonia: a multicenter study. Am J Infect Control, 2014, 42: 34-37.

38. Cefai C, Richards J, Gould FK, et al. An outbreak of respiratory tract infection resulting from incomplete disinfection of ventilatory equipment. J Hosp Infect, 1990, 15: 177-182.

39. 热伊拜·亚迪伟尔, 吴安华. 英国 NHS 医院——预防医院感染循证指南 (Ⅰ). 中国感染控制杂志, 2014, 13 (7): 447-448.

40. 刘思娣, 吴安华. 美国急性病医院预防医院感染策略纲要 (2014 更新版) Ⅱ. 中国感染控制杂志, 2014, 13 (12): 767-770.

（胡必杰　高晓东）

第三章 中央导管相关血流感染的监测与防控

一、概述

医学科学技术的发展使各种血管导管广泛应用于临床，不仅在危重病房、血液透析部门普遍使用，即使在普通科室也有应用，主要用于输液、化疗、血液透析、肠外营养支持及血流动力学监测等。这些导管在为患者提供治疗所必需的血管通路的同时，也增加了患者发生导管相关局部或血流感染的风险。中央血管导管相关血流感染具有发病率较高，危害大，治疗费用高，影响患者预后等特点。它主要与非隧道式中央静脉导管（central venous catheters，CVCs）相关，占所有血管内导管相关感染的90%。目前国内中央血管导管相关血流感染的监测主要是指重症监护病房（ICU）的 CVCs 相关血流感染监测。但是，随着CVCs 在非 ICU 的使用，尤其是 PICC 在非 ICU 的使用增加，非 ICU 的中央血管导管相关血流感染也不容忽视。大量实践证明，中央血管导管相关血流感染是可以通过适当的预防和控制措施降低其发生率的，有时甚至可以零感染。2010 年 11 月卫生部发布了《导管相关血流感染预防与控制技术指南（试行）》，为血管内导管的置管与维护提供了全面指导，目的旨在加强中央血管导管相关血流感染的监控，减少中央血管导管相关血流感染的发生。

二、中央导管相关血流感染的定义与监测

（一）中央导管相关血流感染的定义

CRBSI（catheter related bloodstream infection）和 CLABSI（central line-associated bloodstream infection）均是描述血管内导管相关感染的术语，这两个术语的定义并不完全相同，可能会引起混乱。CRBSI 是临床定义，用于诊断和治疗患者，它要求具体的实验室检测结果，以便能更充分地鉴定导管是否为血流感染的来源。CRBSI 作为监测目标并不具有代表性，它通常难以及时确定血流感染是否为 CRBSI，原因在于患者的临床需要（导管不一定需要被拔除），有限的微生物检测方法（许多实验室未开展定量血培养或无法知道血培养报阳性时间），医务人员是否按程序进行操作（如血培养瓶必须标记准确）等。通常用较简单的定义 -CLABSI 作为监测的目标。CLABSI 是美国医疗保健安全网（National Healthcare Safety Network，NHSN）所使用的术语，CLABSI 是患者留置中央导管 2 个日历日后且拔管 2 个日历日内，发生的与导管相关的原发性血流感染，须排除其他部位感染继发的血流感染。然而，因为某些血流感染可能继发于其他部位，并非来源于 CVCs 等，这两者之间不易鉴别，因此 CLABSI 监测定义有可能较 CRBSI 的定义高估实际发病率。

（二）中央导管相关血流感染的诊断与监测

1. 中央导管相关血流感染的诊断　依据 2013 年由美国疾病控制中心 NHSN 颁布的 CLABSI 的诊断：中央导管（用于输液、输血、采血、血流动力学监测的末端位置接近心脏或下列大血管之一的血管导管，这些大血管包括主动脉、肺动脉、上腔静脉、下腔静脉、头臂静脉、颈内静脉、锁骨下静脉、髂外静脉、股静脉，以及新生儿的脐动脉或脐静脉，详见附录 3-1）留置 2 个日历日后至拔管 2 个日历日内的患者（留置或拔管当天为第 1 个日历日），首次满足以下标准之一时，诊断为 CLABSI。

诊断标准 1：至少 1 套或 1 套以上血培养中分离出公认的病原菌，且与其他部位的感染无关。

诊断标准 2：以下条件必须均满足，①不同时段抽血的 2 套或多套血培养，所分离出的微生物为常见共生菌；②患者至少有以下一种症状或体征：发热（> 38℃），寒战，低血压；③症状和体征及阳性实验室结果与其他部位的感染无关。

诊断标准 3：以下条件必须均满足，①≤ 1 岁的婴儿不同时段抽血的 2 套或多套血培养，所分离出的微生物为常见皮肤共生菌；②至少具有下列症状或体征之一：发热（肛温 > 38℃），低体温（肛温 < 36℃），呼吸暂停，或者心动过缓；③症状和体征及阳性实验室结果与其他部位的感染无关。

注意事项：

（1）导管尖端培养不能用来决定患者是否存在 CLABSI。

（2）化脓性静脉炎导管尖端细菌半定量培养阳性，但血液培养阴性或者未做血液培养，即报告为心血管系统感染——静脉感染，而不是血流感染，也不是皮肤软组织感染——皮肤感染，或软组织（ST）感染。

（3）血培养阳性且导管穿刺部位存在局部感染的临床症状或体征，但没有发现其他部位感染，可以报告 CLABSI。

（4）常见皮肤共生菌包括：类白喉杆菌（棒状杆菌属，白喉杆菌除外）、芽胞杆菌属（炭疽杆菌除外）、丙酸杆菌属、凝固酶阴性葡萄球菌（包括表皮葡萄球菌）、草绿色链球菌、气球菌属、微球菌属。

公认的病原菌：如金黄色葡萄球菌、肠球菌属、大肠埃希菌、假单胞菌属、克雷伯菌属、假丝酵母菌属等。

2. 中央导管相关血流感染的监测　主要是中央导管血流感染发病率监测，也可同时监测中央导管血流感染预防组合措施依从性监测。

三、中央导管相关血流感染的预防与控制措施

（一）中央导管相关血流感染的预防与控制措施

为了降低血管导管相关感染率，美国 CDC 于 1996 年、2002 年、2011 年分别发布了预防血管导管相关感染的指南（Guidelines for the Prevention of intravascular Catheter-Related Infections）。后一版指南均在前一版指南的基础上根据最新的临床研究进行修订。同时

2014 年美国 SHEA 等 7 个学会联合更新了包括预防血管导管相关感染在内的"美国急性病医院预防医院感染策略纲要",英国以护理人员、临床医师为主的多学科团队发布了 epic3 研究成果"英国 NHA 医院——预防医院感染循证指南",也包含导管相关血流感染的预防指南。这些指南为降低导管相关感染及其治疗费用提供了有力的理论和实践依据。

基于组合的干预能更大程度地提高指南的可行性和依从性。目前推行的中央导管插管干预组合包括:手卫生、最大无菌屏障、含氯己定消毒液消毒皮肤、尽可能避免股静脉置管等。这些插管干预组合可使 CLABSI 发生率减少 66%。虽然中央导管插管干预组合策略在预防导管相关血流感染方面具有较好的效果,但是这种效果是有限度的。

在导管使用率高且留置时间较长的情况下,维护干预组合更为重要。维护干预组合包括:日常检查置管部位、评价并记录导管是否需要继续留置、必要时在插管部位使用含氯己定的海绵敷料、维护导管操作前进行手卫生、每次连接前用乙醇擦拭输液接口部位 15s。将插管干预组合和维护干预组合两者结合,这已经在不同医院成为减少 CLABSI 发病率最佳的实践方法。

教育和培训负责插管和导管维护的医护人员均可以有效降低 CLABSI。对医务人员进行相关知识的教育、培训,可以提高医务人员预防与控制 CLABSI 的意识,增加其预防感染的知识,改进相关的操作和维护技术,可以提高其采取预防控制措施的依从性和准确性,从而降低 CLABSI 的发生率。只有接受过专门培训且具备中央导管置管和维护资格的人员才能进行该项操作。

1. 置管时的感染预防措施

(1) 置管部位:穿刺部位细菌是导管相关感染的主要感染源,人体不同解剖部位的细菌生长密度和种类各不相同。穿刺部位 PICC 首选贵要静脉;CVC 首选锁骨下静脉,也可以选择颈静脉,尽量避免使用股静脉;血液透析患者避免使用锁骨下静脉留置导管,以防锁骨下静脉狭窄。针对中心静脉导管的穿刺部位而言,腹股沟部的细菌菌落数明显高于锁骨下及颈部,股静脉插管后发生感染的比率最高。另外临床在治疗危重患者时,常会出现多部位同时置管的情况,多部位同时置管会大大增加发生 CLABSI 的可能性。

(2) 手卫生:手卫生作为医院感染预防控制措施中既简单又十分重要的环节,已在全世界范围内引起广泛重视。正确的手卫生或手消毒能有效减少感染的发生,确保进行血管导管穿刺前、穿刺后、接触使用导管前、接触使用导管后都应按照《医务人员手卫生规范》,认真洗手和手消毒;戴无菌手套后,尽量避免接触穿刺点皮肤,置管过程中手套破损应立即更换,经导丝更换导管时接触及置入新导管时应更换无菌手套。

(3) 皮肤消毒剂:选择合适的皮肤消毒剂是预防 CLABSI 发生的重要措施之一。应选择合法有效的皮肤消毒剂。中央导管置管时,皮肤消毒剂宜选择氯己定浓度 ≥ 0.5% 的氯己定乙醇溶液消毒皮肤,不能使用氯己定溶液时,可用有效碘浓度 ≥ 0.5% 的含碘消毒液或 70% 乙醇。皮肤消毒范围的直径应在 15cm 以上(成人)。消毒方法应以穿刺点为中心,螺旋状旋转用力擦拭,消毒至少 2 ~ 3 遍,待消毒剂自然干后方可穿刺或遵循消毒剂使用说明书使用。含碘消毒剂为广谱高效消毒剂,目前含碘消毒剂已成为我国临床上广泛应用的导管周围皮肤消毒剂。氯己定又称洗必泰,局部应用时,皮肤黏膜的蛋白质与其氯苯基可结合于细菌胞壁蛋白质组分的磷脂部分,从而产生持续抗菌作用,因此,美国选用 2% 氯己定作为首选消毒剂。大量循证医学研究证明用 2% 洗必泰溶液做皮肤消毒准备,较 0.5%

的碘伏或 75% 酒精更能够有效防止中心静脉导管细菌的定植，降低感染发生率。有报道，使用洗必泰后的感染率下降 1.61%，死亡率下降 0.32%。

（4）最大无菌（隔离）屏障：最大化无菌（隔离）屏障指进行导管穿刺时，要求操作者必须洗手、戴口罩（遮住口鼻）、戴圆帽（头发不能露出）、无菌手套、穿无菌隔离衣或手术衣，患者除了露出穿刺部位外，从头到脚覆盖大的无菌单。经研究显示，如不执行最大化无菌（隔离）屏障，CLABSI 发生率增加 6 倍。

此外，置管时预防感染措施还包括放置恰当的敷料，如一般情况下使用透明或半透明、透气性好的敷料，穿刺点渗血、出汗多者可以选择棉纱布敷料；置管时感染预防措施检查单制度等。也可以参考美国及英国 2014 年更新的指南。

2. 置管后的感染预防措施

（1）一般措施：应尽量选择能够满足临床需要的腔数较少的导管。如果多腔导管用来肠道外静脉营养给药，则应限定其中一个管腔作为静脉输注高营养物专用。用于输血、血制品、乳剂（与葡萄糖或氨基酸混合物或单独输入）的输液通路应在开始输液后 24h 内更换。输注丙泊酚的输液装置，应在每 6 或 12h 更换输液瓶时更换输液管或根据厂家建议更换。如怀疑输液装置被污染或输液系统的完整性被破坏时，应立即更换。间断输液时普通输液器装置宜每 24h 更换一次，使用全封闭输液装置者宜 72h 更换。

（2）置管部位敷料的更换：更换时间，无菌纱布为 1～2 天，无菌透明敷料为 3～7 天，如果纱布或敷料出现潮湿、松动、可见污染时应立即更换。在透明敷料的标签纸上应标注导管穿刺、更换敷料时间并有操作者签名。

（3）端口消毒及更换：保持中央导管连接端口的清洁，注射药物前，应用合适的消毒剂（氯己定、聚维酮碘、70% 乙醇）用力擦拭消毒至少 15s，如有血迹等污染时，应当立即更换。中心静脉导管末端的接头部位为螺旋设计，其表面凹凸不平整，常残留血渍、药渍，病原菌易寄居在凹槽中，很容易导致感染。导管端口消毒的力量小而不均匀且无法用力将凹槽处的残留物擦拭掉，达不到消毒的目的，当输液时致病菌可通过输液装置随输入液体进入导管内引发感染。中央导管接头或肝素帽应常规更换，如 PICC、输液港的接头应每 7 天更换一次；若接头或肝素帽内有血液、不管什么原因取下接头及接头损坏时，均应立即更换。

（4）每日评估是否可以拔管：关于导管的安全留置时间，国内外一直没有统一的标准。留置时间太长会增加发生导管相关感染的可能。一般认为中心静脉导管留置时间以不超过 7 天为宜，因为细菌沿导管表面向体内迁移并完全生长起来需要 7 天的时间，7 天内细菌还没有繁殖到一定数量，少量进入血液后被免疫系统及抗菌药物消灭，7 天后细菌大量生长繁殖，到一定的数量时释放入血引起菌血症及临床症状。另外中心静脉导管作为血管内异物，长期留置在血管中，留置时间越长，血管损伤程度越重，血小板易聚集在受损的血管内膜上，形成小血栓，诱发静脉血管炎性反应。因此，医护人员应准确记录中心静脉置管时间，每天对保留导管的必要性进行评估，密切观察穿刺点局部情况和患者的全身症状，根据疾病治疗的需要尽早拔除感染风险高的导管。

除上述措施之外，还可以参考美国及英国 2014 年更新的有关指南。

（二）国内现状及存在的主要问题

自 2007 年以来，综合 ICU 医院感染监测在全国逐步开展，尤其在 2009 年卫生部《医院感染监测规范》发布后，目标性监测已经成为我国医院感染病例监测的主要发展方向。目前国内 CLABSI 监测工作中主要存在的问题，包括诊断水平不一、时效性低下、漏报率较高、血培养送检率不高等问题，即监测依从性不高，影响结果可信度。另外，监测范围也有局限性，监测科室主要集中在综合 ICU，其次是新生儿科；监测内容均为中央静脉导管（包括 CVCs、PICC、脐血管导管等）。因此今后监测工作的努力方向是提高监测依从性，适当扩大监测范围，如包括所有血管导管类型，而不只限于中央导管。监测科室除综合 ICU 外，还可将专科 ICU、血液透析科室等其他非 ICU 部门纳入监测范围。再者，虽有国家指南规定，但是各家医院在具体执行时情况不一，主要的薄弱环节体现在：最大无菌屏障预防与中央导管接口的每次消毒做得不够。因此需要在监测工作中，不断提高诊断水平和监测质量，提供可靠数据，及时回顾总结相关感染危险因素和问题，提高关键预防措施的依从性，及时指导临床，采取快速改进措施，降低医疗风险与成本。

四、中央导管相关血流感染的监测、预防与控制实例

（一）诊断标准

中央导管留置后至拔管 2 个日历日内的患者（留置或拔管当天为第 1 个日历日），首次满足三个标准之一时，即可诊断为 CLABSI。

（二）监测与干预方法

1. 监测的对象　入住 ICU 的所有带 CVCs（仅纳入锁骨下静脉、颈内静脉、股静脉置管）患者，包括成人与儿童。

2. 监测方法　实行前瞻性主动监测。医院感染专职人员为主要监测人员，临床医务人员积极配合开展有关监控工作。

分为两部分进行监测，一是中央导管血流感染发病率监测；二是中央导管血流感染预防组合措施依从性监测。在监测过程中，应充分发挥医院信息系统的作用，同时注意有些关键资料需要专职人员亲自收集，如最大无菌屏障、手卫生、输液接头消毒等需要专职人员实地观测才可以计量，然后可以充分利用信息系统。

（1）中央导管血流感染发病率监测

1）重症监护病房护士每日同一时间（如晨 8 时或午夜 12 时）观测填写监测科室"患者日志"，见附录 2；每天观察患者局部置管部位及全身反应（例如：置管部位有无红肿、液体渗出；置管部位有无疼痛或硬结；置管肢体有无红肿、疼痛；有无发热或体温过低；液体输入情况；导管有无滑入体内与脱出；敷料情况），如有异常及时通知医生。

2）临床医生当发现出现以下情况时，须警惕 CLABSI，做好血培养等送检工作：

a. 发热，T > 38℃，寒战和（或）低血压。

b. ≤ 1 岁的患儿 T < 36℃，呼吸暂停，心动过缓。

c．静脉穿刺部位有脓液 / 渗出物。

d．沿导管的皮下走向部位出现疼痛性红斑（排除理化因素）。

3）医院感染监控专职人员负责检查护士填写的患者日志（必须每日填写，避免遗漏），并持续追踪中央导管置管患者全身和置管部位情况，查看医生病程记录、护理记录、体温单、微生物学检测结果等，向医师、护士了解导管相关感染情况，根据患者临床症状体征、相关检查（微生物学检测）结果判断是否为 CLABSI，如确定是，填写"中央导管相关血流感染（CLABSI）登记表"，见附录 3-3。

（2）中央导管相关血流感染预防组合措施依从性监测

1）由经过培训的插管者或在场的观察者（如协助插管的护士），在插管时或插管后填写"中央导管预防措施依从性监测"表，参见附录 3-4。

2）医院感染监控专职人员负责抽查医护人员预防措施的依从性，每周至少抽查 2 例。

3．干预措施与干预方法

（1）减少股静脉及两部位或两部位以上同时置管的比例。

（2）置管者和配合者按照《医务人员手卫生规范》执行洗手和手消毒。

（3）置管者穿戴口罩、圆帽、戴无菌手套、穿无菌手术衣。

（4）置管时铺大无菌单（巾），覆盖除穿刺部位以外的全身。

（5）中央导管置管时，推荐选择 ≥ 0.5% 氯己定乙醇溶液消毒皮肤，未使用氯己定乙醇溶液时，可用 ≥ 0.5% 有效碘液、碘酊、70% 乙醇；皮肤消毒范围的直径应在 15cm 以上（成人）。消毒方法应以穿刺点为中心，螺旋状旋转用力擦拭，消毒至少 2 ~ 3 遍，待消毒剂自然干后方可穿刺。

（6）保持中央导管连接端口的清洁，注射药物前，应用合适的消毒剂（氯己定乙醇、聚维酮碘、70% 乙醇）用力擦拭消毒至少 15s，如有血迹等污染时，应当立即更换。

（7）每日评估置管的重要性及是否需要拔管，并记录。

其中（1）、（2）、（3）、（4）和（5）为置管干预措施，（6）和（7）为维护干预措施。

（三）监测与干预效果的统计分析

1．监测感染指标

中央导管使用率 =（中央导管插管总日数 / 患者总住院日数）× 100

中央导管相关血流感染率 =（中央导管相关血流感染病例数 / 中央导管插管日数）× 1000

2．干预措施依从性指标

单个实践项目依从率 =（中央导管插管患者中某实践项目的依从人数 / 中央导管插管的患者人数）× 100

干预组合依从率 =（中央导管插管患者中干预组合的依从人数 / 中央导管插管的患者人数）× 100

（四）期望通过项目改进的目标

2009 年，美国健康和人类服务部（US Department of Health and Human Services）期望到 2013 年 CLABSI 发病率减少 50%，从目前结果看，大部分州已经达到目标或预计今年可以达到目标。

我国目前尚未对CLABSI的监控提出具体目标，建议各医院在监测资料可信的前提下，拟定自己的监控目标，如在有限范围有限时间段内实现零感染，或者在一定时间段内感染发病率降低至目标值。除了结果指标目标外，需同时拟定预防措施依从性的目标值，如一定时间范围内单一或组合措施依从性提高，或根据自己医院的具体情况确定。总体而言，中央导管血流感染，我们的目标是感染发病率零感染、感染预防措施非依从零宽容。

（五）项目结果

41家医院的55间重症监护病房，在2013年10月1日至2014年9月30日期间所有入住重症监护病房并留置了CVC（仅纳入锁骨下静脉、颈内静脉、股静脉置管）的患者（成人或儿童）均为监测对象。

本次调查的41家医院中仅一家为专科医院，其余均为综合性医院；从医院等级来看，有32家三级甲等医院、2家三级乙等医院，4家三级未定等医院，1家二级甲等医院，2家二级乙等医院，基本可代表大型综合医院的中央静脉导管使用与相关血流感染情况。

1. CLABSI的发生率与中央静脉导管使用率　干预前中央静脉导管使用率与CLABSI日感染率分别为44.18%与1.47‰，干预后则为44.63%与1.21‰，感染率有所下降。

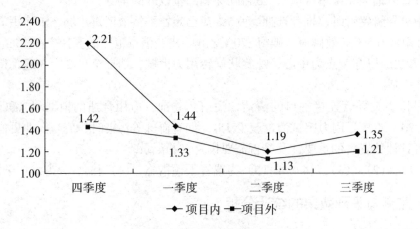

图3-1　CLABSI感染率发生趋势

2. 中央静脉导管置管及维护情况　干预后股静脉置管及两部位置管的置管率有所降低（17.25 *vs.* 13.72，2.27 *vs.* 1.44），皮肤消毒剂的选择中氯己定乙醇所占比例升高（29.62 *vs.* 50.56），其他防控措施中使用无菌大铺巾、置管者着装合格、端口消毒合格、每日评估并记录方面的执行度均有不同程度的提高，其中除每日评估并记录在干预前后依从性无统计学差异，其余措施的依从性提高均有统计学差异。干预前后手卫生的执行率提高，76.14% *vs.* 79.73%；正确率也有提高，74.26% *vs.* 91.47%，差异均有统计学意义。

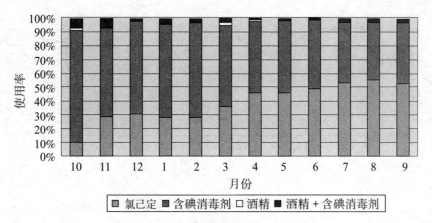

图3-2 皮肤消毒剂选择的变化趋势

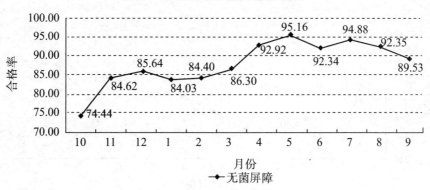

图3-3 无菌屏障执行率变化趋势

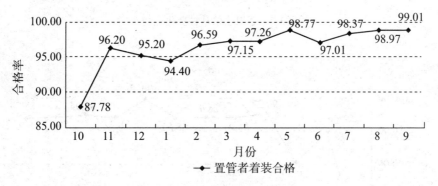

图3-4 着装合格执行率变化趋势

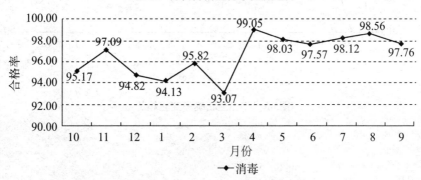

图3-5 端口消毒执行率变化趋势

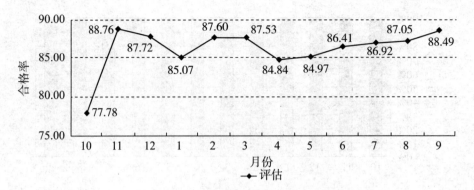

图3-6　每日评估执行率变化趋势

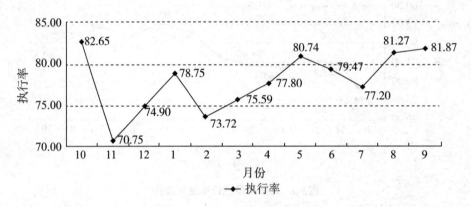

图3-7　手卫生依从性变化趋势

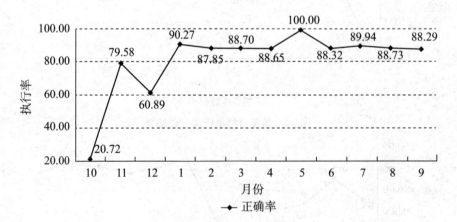

图3-8　手卫生正确率变化趋势

附表 3-1

各类中央导管类型简介

导管类型	穿刺部位	导管长度	备注
非隧道式中央静脉导管（短期 CVC）	经皮穿刺进入中央静脉（锁骨下静脉、颈内静脉、股静脉）	≥ 8cm	大多数 CLABSI 与此类导管相关，占全部 CRBSI 的 90%
隧道式中央静脉导管（长期 CVC）	手术植入锁骨下静脉、颈内静脉、股静脉，用于长期静脉化疗、血液透析患者	≥ 8cm	导管的套囊可阻止细菌的移行。与非隧道式中央静脉导管相比，感染发生率低
经外周中央静脉导管（PICC）	经贵要静脉、头静脉、肱静脉插入，导管进入上腔静脉	≥ 20cm	比非隧道式中央静脉导管感染发生率低
肺动脉导管	通过 Teflon 导引管进入中央静脉（锁骨下静脉、颈内静脉、股静脉）	≥ 30cm	通常使用肝素封管，血流感染发生率与 CVCs 相似，经锁骨下静脉插入时感染发生率低
完全植入式导管	在锁骨下静脉或颈内静脉置入导管，在皮下埋入输液港底座，使用时将针经皮穿刺垂直进入到穿刺座的储液槽	≥ 8cm	CLABSI 发生率最低，患者自我感觉好，无需局部护理，拔除导管时需手术
脐导管	插入脐动脉或者脐静脉	≤ 6cm	脐动、静脉插管 CLABSI 风险相当

附表 3-2

成人或儿童ICU患者日志表

科别： 年 月

日期	在住患者人数	留置中央导管患者人数	CLABSI 感染人数	CLABSI 日感染率
1				
2				
3				
……				
总计				

注：如果患者有 1 个以上中央导管，只记录一次。

中央导管相关血流感染（CLABSI）登记表

调查医院＿＿＿＿＿　ICU 类型：＿＿＿＿＿

住院号＿＿＿＿＿　姓名＿＿＿＿　性别＿＿　年龄＿＿　患者编号：＿＿＿＿＿

疾病转归：治愈　好转　无变化　恶化　死亡　入院日期＿＿年＿＿月＿＿日　出院日期＿＿年＿＿月＿＿日

中央导管相关血流感染与死亡关系：直接　间接　无关

置管日期：＿＿＿＿　拔管日期：＿＿＿＿　感染日期：＿＿＿＿

置管部位：□锁骨下静脉　□颈内静脉　□股静脉

诊断标准：（请在符合的标准上打钩）

□标准一	□标准二	□标准三
至少 1 套或以上血培养中分离出公认的病原菌，且与其他部位的感染无关	以下条件必须均满足 ①不同时段抽血的 2 套或多套血培养，所分离出的微生物为常见共生菌 ②患者至少有以下一种症状或体征：发热（>38℃），寒战，低血压 ③症状和体征及阳性实验室结果与其他部位的感染无关	以下条件必须均满足 ①≤1 岁的婴儿不同时段抽血的 2 套或多套血培养，所分离出的微生物为常见共生菌 ②至少具有下列症状或体征之一：发热（肛温 >38℃），低体温（肛温 <36℃），呼吸暂停，或者心动过缓 ③症状和体征及阳性实验室结果与其他部位的感染无关

多重耐药菌：　　　是　　　否

病原体	□非耐	□MRSA	□CR-KP	□CR-E	□VRE	□CR-AB	□其他
有确认的病原体：＿＿＿＿	□非耐	□MRSA	□CR-KP	□CR-E	□VRE	□CR-AB	□其他

送检日期＿＿＿＿

多重耐药菌（MRSA：耐甲氧西林金黄色葡萄球菌；VRE：抗万古霉素肠球菌；CR-KP：耐碳青霉烯类肺炎克雷伯菌；CR-E：耐碳青霉烯类大肠埃希菌；CR-AB：耐碳青霉烯类鲍曼不动杆菌；

附表 3-4

中央导管预防措施依从性监测

科室：_____ 患者编号：_____ 病历号：_____ 姓名：_____	

性别：_____ 年龄：_____ 插管日期：_____

插管者：_____ 记录者：_____

插管者的职称： □研究生 □进修医师 □本院医师

置管地点： □ ICU □非 ICU

置管部位： □锁骨下静脉 □颈内静脉 □股静脉

此操作是： □非急诊 □急诊

a. 皮肤准备 □氯己定乙醇 □聚维酮碘 □乙醇 □其他_____

b. 使用无菌大单覆盖病人 □是 □否

c. 置管者洗手或手消毒 □是 □否

d. 置管者戴口罩、圆帽、无菌手套、穿无菌隔离衣 □是 □否

e. 接触/置入注射端口前使用合适的消毒剂消毒（摩擦注射端口至少 15s） □是 □否

延伸阅读

1. CDC. Guidelines for the prevention of intravascular catheter-related infections；2011.Available at http：// www.cdc.gov/hicpac/pdf/guidelines/ bsi-guidelines-2011.pdf

2. Hughes JM. Study on the efficacy of nosocomial infection control（SENIC Project）：results and implications for the future. Chemotherapy，1988，34（6）：553-561.

3. Rebmann T，Greene LR. Preventing ventilator-associated pneumonia：an executive summary of the Association for Professionals in Infection Control and Epidemiology，Inc，Elimination Guide. Am J Infect Control，2010，38（8）：647-649.

4. Eggimann P，Harbarth S，Constantin MN，Touveneau S，Chevrolet JC，Pittet D. Impact of a prevention strategy targeted at vascular-access care on incidence of infections acquired in intensive care. Lancet，2000，355（9218）：1864-1868.

5. Berenholtz SM，Pronovost PJ，Lipsett PA，et al. Eliminating catheter-related bloodstream infections in the intensive care unit. Crit Care Med，2004，32（10）：2014-2020.

6. US Department of Health and Human Services. National action plan to reduce healthcare-associated infections. Washington，DC：US Department of Health and Human Services；2010. Available at http：//www.hhs.gov/ ash/initiatives/hai/action plan /index.html. Accessed February 3，2011.

7. 热伊拜·亚迪伟尔，吴安华.英国预防医院感染循证指南—导管相关血流感染的预防指南（Ⅱ）.中国感染控制杂志，2014，13（9）：575-576.

8. 刘思娣，吴安华.美国急性病医院预防医院感染策略纲要（2014 更新版）Ⅱ.中国感染控制杂志，2014，13（12）：767-770.

（曾 翠 冯 丽 吴安华）

第四章 导尿管相关尿路感染的监测与防控

一、概述

泌尿道感染是最常见的医院获得性感染之一，其中 70% ~ 80% 的泌尿道感染由留置导尿管引起，即导尿管相关尿路感染（catheter-associated urinary tract infection，CA-UTI）。在西方发达国家，泌尿道感染占居各部位医院感染之首位，高达 30% ~ 50%。我国的调查数据显示，泌尿道感染仅次于呼吸道感染，占医院感染的 20.8% ~ 31.7%。

导尿管不合理使用，导致 CA-UTI 感染率及非必须抗菌药物使用增加，导致多重耐药细菌感染及艰难梭菌感染。有文献报道，CA-UTI 患者尿液中培养出耐碳青霉烯类细菌，2009 年—2011 年魁北克 61 所医院监测数据显示，入院后 48h 及以上明确诊断的血流感染中有 21% 源于泌尿道，其中 71% 与医疗器械使用相关，耐药性不断增强，增大治疗难度，成为医院感染重要的传染源。不仅加重患者病情，延长住院时间，同时也造成医疗资源的浪费，增加了医疗成本。有效预防和控制导管相关尿路感染是全球范围内亟待解决的问题。

二、导尿管相关尿路感染监测的定义与监测

（一）国内外发展概况

美国疾病预防控制中心（CDC）1981 年颁布了《导管相关尿路感染预防指南》（Guideline for Prevention of Catheter-associated Urinary Tract Infections），美国医院感染控制顾问委员会（Healthcare Infection Control Practices Advisory Committee，HICPAC）于 2009 年对其进行修订，修订后突出特点：采用 GRADE 系统对 2007 年 7 月之前最有效的文献证据进行系统评估，以确定证据的质量及建议推荐的强度。HICPAC 将建议分为：

IA 类：较高质量研究证据支持的强烈建议，证据明确表明只有临床效果或只有临床危害；

IB 类：较低质量研究证据支持的强烈建议，证据明确表明只有临床效果或只有临床危害；或极低质量研究证据支持的可接受的操作，如无菌技术；

IC 类：州或联邦法律要求的强烈建议；

II 类：任何质量研究证据支持的较弱建议，证据表明临床效果和临床危害交替出现；

无建议 / 未解决的问题：无法表明临床效果或危害。

为有效预防、控制 CA-UTI，以美国为代表的发达国家均开展了 CA-UTI 目标监测，不断提升 CA-UTI 防控的过程质量，规范医务人员诊疗行为，降低 CA-UTI 的发生率。

美国 CDC 自 1988 年起明确了急性病诊治机构进行医院感染监测不同感染类型的诊断

标准，确定以通用名词"医疗保健相关感染（Healthcare Associated Infection，HAI）"替代"院内感染（Nosocomial Infection）"。美国国家医疗安全网（National Healthcare Safety Network，NHSN）是美国国家覆盖面最广的HAI追踪系统，为机构、国家、地区等提供需要的数据以确定需要解决的问题领域，衡量预防措施的进展程度，以达到最终消灭医疗保健相关感染的目标。导管相关尿路感染是NHSN器械相关感染监测模块的重要组成部分。2008年美国CDC/NHSN发布了急性诊疗机构医疗保健相关感染定义与特定感染类型诊断标准（Surveillance Definition of Healthcare-Associated Infection and Criteria for Specific Types of Infections in the Acute Care Setting），并定期进行更新与修订。据此定义，2011年美国NHSN报告，成人病房中CA-UTI发生率为0.2～4.8/1000插管日，儿科病房为0～1.6/1000插管日，成人ICU为1.2～4.5/1000插管日，儿科ICU中为1.4～3.1/1000插管日。

我国国家卫生部2009年颁布的《医院感染监测规范》，明确要求将泌尿道插管作为医院感染危险因素进行监测；2010年发布《导尿管相关尿路感染预防与控制技术指南（试行）》，明确了导尿管相关尿路感染的定义及其预防控制措施。

导管相关尿路感染监测的基本形式即为依据循证医学的相关研究，设计以CA-UTI危险因素信息收集的尿路感染相关监测表格（电子化或纸质表）用于收集个案病例及某一时间段内（通常是一个月）感染发生情况，一般包括患者基本信息、留置尿管的相关信息、相关危险因素等，附加信息则可包括CA-UTI的诊断标准，患者是否有血流相关感染，是否死亡以及病原菌分离培养情况。定期（如每月）通过计算患者总住院日数、患者留置导尿管总日数，计算留置导尿管使用率及导尿管相关尿路感染发病率。医院感染管理信息化建设的发展，逐步实现医院感染危险因素如导管相关尿路感染危险因素相关信息主动收集、自动分析与预警，有效提高医院感染监测效率和效果，有助于科学推进循证感控措施有效落实。

我国自1986年开始进行有组织的医院感染管理活动。2006年，国家卫生部与WHO首次开展医院感染控制合作项目，开展了包括手术部位感染、置管相关血流感染与尿路感染、呼吸机相关肺炎等重点部位医院感染目标性监测，极大地推动了医院感染目标性监测的规范开展。但国内仍缺乏统一的医院感染监测体系，如感染诊断缺乏关键流程控制与评价，采用的诊断标准不统一，缺少标准化监测方案与流程，导致监测数据不能全面反映客观事实，医院与医院之间监测数据缺乏可比性；数据分析反馈不及时，存在"轰轰烈烈收集数据"之后"让数据安安稳稳睡大觉"，无法起到促进感染控制措施落实、持续提高医院感染管理质量的目的。建立有效的监控体系是预防与控制导管相关尿路感染亟待解决的问题。国内亟需建立标准化的医院感染监测体系，包括医院感染监测病例的定义、标准诊疗流程、数据处理（收集、分析、反馈）等各环节在内的标准化的监测体系，获得真实、可信的监测数据，客观评价医院感染风险，针对医院感染风险，采用多学科联合的方法，科学推进医院感染预防控制措施的落实。

（二）CA-UTI诊断标准

CA-UTI的诊断国内外标准不一，美国NHSN中CA-UTI的诊断是以微生物培养为基础，分为有症状性尿路感染和无症状菌血尿路感染；我国的CA-UTI的诊断分为临床诊断、病原学诊断以及无症状性菌尿症。CA-UTI监测诊断标准的选择决定了监测数据的可比范围，并且，进行监测的医疗机构应结合本院微生物检验流程与报告习惯进行选择，或应根据不同诊断标准要求的报告内容对本院的检验流程与结果报告进行调整。导管观察期限不同，美国以日历日为观察期限，如留置尿管大于2天，而我国以48h为时间界限。在CA-UTI发生率的解读上应密切关注微生物送检。

1. 美国CDC/NHSN2013年1月发布的CA-UTI诊断标准　分为有症状性尿路感染和无症状菌血尿路感染（*：表示无其他原因可解释的；标准要素应该在不超过1天的时间间隔内出现）。

有症状性尿路感染（SUTI-symptomatic urinary tract infection）的诊断标准：

（1）尿管保持留置状态：患者留置导尿＞2天，留置尿管当天为第一天，导管保持留置状态时，以下标准要素同时首次呈现：

1）患者至少有以下1项症状或体征：发热（＞38℃）；耻骨上压痛*；肋脊角疼痛或压痛*；

2）一次阳性尿培养微生物种类不多于2种，且菌落数≥10^5CFU/ml，若菌落数≥10^3且＜10^5CFU/ml，还需同时至少具备以下一项结果：

a．白细胞酯酶和（或）亚硝酸盐试纸检测阳性；

b．脓尿（非离心尿标本≥10WBC/mm^{3}或离心尿标本＞5WBC/HP）；

c．非离心尿革兰染色可见微生物。

（2）已拔除尿管：患者留置导尿＞2天、拔除尿管当日或前一日同时首次出现以下标准要素：

1）患者至少有以下1项症状或体征：发热（＞38℃）；尿急*；尿频*；排尿困难*；耻骨上压痛*；肋脊角疼痛或压痛*。

2）一次阳性尿培养微生物种类不多于2种，且菌落数≥10^5CFU/ml，若菌落数≥10^3且＜10^5CFU/ml，还需同时至少具备以下一项结果：

a．白细胞酯酶和（或）亚硝酸盐试纸检测阳性；

b．脓尿（非离心尿标本≥10WBC/mm^{3}或离心尿标本＞5WBC/HP）；

c．非离心尿革兰染色可见微生物。

（3）一岁以下患儿留置导尿＞2天，留置尿管当天为第一天，导管保持留置状态时，以下标准要素同时首次呈现：

1）至少有以下1种症状或体征：发热（＞38℃，核心体温）；低体温（＜36℃，核心体温）；呼吸暂停*；心动过缓*；尿痛*；嗜睡*；呕吐*。

2）一次阳性尿培养微生物种类不多于2种，且菌落数≥10^5CFU/ml，若菌落数≥10^3且＜10^5CFU/ml，还需同时至少具备以下一项结果：

a．白细胞酯酶和（或）亚硝酸盐试纸检测阳性；

b．脓尿（非离心尿标本≥10WBC/mm^{3}或离心尿标本＞5WBC/HP）；

c．非离心尿革兰染色可见微生物。

无症状菌血尿路感染（ABUTI-asymptomatic bacteremic urinary tract infection）的诊断标准：

（1）患者留置导尿＞2天（留置尿管当天为第一天）未出现上述临床症状或体征，且：

（2）一次阳性尿培养菌落数 ≥ 10^5CFU/ml 且微生物种类不多于 2 种；并且

（3）一次阳性血培养至少有一次与尿培养泌尿系致病微生物相匹配；或者，当匹配的泌尿系病原微生物为皮肤常见共生菌时，至少有 2 次来自不同部位的血培养结果匹配。

泌尿系统病原微生物包括革兰阴性杆菌，葡萄球菌，酵母菌，溶血性链球菌，肠球菌，阴道加德纳菌，脲气球菌，棒状杆菌（脲酶阳性）；棒状杆菌（脲酶阳性）可非特指棒状杆菌种，也可特指解脲棒状杆菌。

《成人导管相关尿路感染的诊断、预防和治疗—2009 年美国感染病学会国际临床实践指南》中提出 CA-UTI 的诊断标准为留置导尿管、耻骨上方导尿管或间歇导尿管患者出现 UTI 相应的症状、体征，且无其他原因可以解释，同时经导尿管留取标本，或拔除导尿管、耻骨上方导尿管或安全套导尿管后 48h 留取的清洁中段尿标本细菌培养菌落数计数 ≥ 10^3CFU/ml。其中，CA-UTI 的症状和体征包括发热、寒战、意识改变、不适、无诱因昏睡、腰痛、肋脊角叩痛、急性血尿、盆腔不适，已拔除导尿管的患者可有排尿困难、尿频、耻骨上方疼痛或压痛。

2. 我国 CA-UTI 诊断标准　2010 年我国卫生部发布的《导尿管相关尿路感染预防与控制技术指南（试行）》中明确了 CA-UTI 的定义及其诊断标准。

（1）CA-UTI 定义：指患者留置导尿管后，或拔除导尿管 48h 内发生的泌尿系感染。

（2）导尿管相关尿路感染临床诊断：置导尿管、耻骨上方导尿管或间歇导尿管患者出现 UTI 相应的症状、体征，且无其他原因可以解释，伴有或不伴有发热，并且尿检白细胞男性 ≥ 5 个 / 高倍视野，女性 ≥ 10 个 / 高倍视野，插导尿管者应当结合尿培养。其中，CA-UTI 的症状和体征包括发热、寒战、意识改变、不适、无诱因昏睡、腰痛、肋脊角叩痛、急性血尿、盆腔不适，已拔除导尿管的患者可有排尿困难、尿频、耻骨上方疼痛或压痛。

（3）导尿管相关尿路感染病原学诊断：在临床诊断的基础上，符合以下条件之一：

1）清洁中段尿或者导尿留取尿液（非留置导尿）培养革兰阳性球菌菌落数 ≥ 10^4cfu/ml，革兰阴性杆菌菌落数 ≥ 10^5cfu/ml。

2）耻骨联合上膀胱穿刺留取尿液培养的细菌菌落数 ≥ 10^3cfu/ml。

3）新鲜尿液标本经离心应用相差显微镜检查，在每 30 个视野中有半数视野见到细菌。

4）经手术、病理学或者影像学检查，有尿路感染证据的。

（4）无症状性菌尿症：患者没有症状，但在 1 周内有内镜检查或导尿管置入，尿液培养革兰阳性球菌菌落数 ≥ 10^4cfu/ml，革兰阴性杆菌菌落数 ≥ 10^5cfu/ml。

三、导尿管相关尿路感染监测的预防与控制措施

（一）降低CA-UTI风险的策略

目前，国际上按照循证医学的研究成果，主要优先推荐的 CA-UTI 措施包括：限制不必要的导尿管留置，只有当有适应证时才置管；一旦患者不需要留置导尿管应尽早拔除，尽量缩短使用时间；留置导尿管应严格执行无菌操作；只有经过培训、掌握无菌技术的人员才可置管；保持引流系统无菌密闭等。

1. 预防感染　制订、发布导尿管留置的指征、插管和护理操作规程，拔管或更换尿管

的指征；感染控制部门及时反馈 CA-UTI 监测数据以降低其风险。

2．留置导尿管的替换方法　如果男性患者有留置导尿管指征且膀胱残余尿量极少，安全套导尿管可以代替短期和长期导尿管，以减少无认知障碍患者的 CA-UTI 发生率；间歇导尿可替换长期导尿或短期导尿以减少 CA-UTI 的发生；耻骨上方导尿可作为短期导尿的替换方式，以减少 CA-UTI 的发生。

3．插入导尿管时应严格无菌操作，并使用无菌设备　应使用清洁收集容器及时清空集尿袋中尿液，收集容器一人一用一消毒。

4．密闭的导尿管系统　对短期或长期留置导尿或耻骨上方导尿的患者，需应用密闭式引流装置以减少 CA-UTI 的发生。

5．全身应用抗生素预防　对短期或长期导尿，包括进行外科手术的患者，因可能导致选择性耐药的发生，故不推荐常规全身应用抗菌药物以减少 CA-UTI 的发生。

6．乌洛托品预防　对耻骨上方导尿、长期间歇和长期持续留置导尿患者，不推荐常规使用乌洛托品以减少 CA-UTI 发生；妇科术后留置导尿管不超过 1 周，可应用乌洛托品以减少 CA-UTI 的发生。

7．用蔓越莓制品预防　神经源性膀胱留置尿管的患者，不能常规应用蔓越莓制品以减少 CA-UTI 的发生。

8．尿道口护理　不推荐每日使用聚维酮碘、磺胺嘧啶银、抗菌药膏或皂液及清水清洁以减少 CA-UTI 发生。

9．导尿管冲洗　留置导尿管者，不推荐常规使用抗菌药冲洗以减少或清除 CA-UTI；部分外科术后或短期导尿的患者可考虑应用抗菌药冲洗以减少 CA-UTI 的发生；长期导尿的患者，不推荐常规使用生理盐水冲洗以减少 CA-UTI 的发生。

10．集尿袋放置抗菌药　不推荐在留置导尿患者的尿袋中常规加入抗菌药或消毒剂以减少 CA-UTI 的发生。

11．患者拔除或更换导尿管时，不推荐常规预防应用抗菌药以降低 CA-UTI 的发生。

（二）CA-UTI预防与控制关键环节的循证研究

1．合理使用留置导尿管　尿路感染是最常见的医疗保健获得性感染，这些感染中 80% 是由于留置导管所引起的。尽量减少留置导尿管的使用是降低获得性尿路感染的最佳策略。

（1）只有在有适当指征时才进行泌尿道插管，对所有患者应尽量减少尿管使用并缩短留置时间（IB）。

（2）对于尿失禁患者和疗养院人员，避免常规使用导尿管（IB）。

（3）尿失禁患者或居民周期性（如夜间）使用外置导尿管（如避孕套导管）和为防止皮肤破裂而使用导尿管的问题需进一步研究（无建议 / 未解决的问题）。

（4）仅在需要时对手术患者使用导尿管，而不是常规使用；手术后应尽快拔除（最好在 24h 内拔出），除非有继续使用的必要（IB）。

2．对于不得不使用导尿管的患者，在合适的情况下，可选择性地使用留置导尿管替代方法（Ⅱ级）

（1）对配合治疗的无尿潴留或膀胱出口梗阻的男性患者可考虑使用外置导尿管。

（2）对长期使用留置导尿管的脊髓损伤患者，可考虑使用间歇性导尿。

（3）因膀胱排空功能障碍而使用内置导尿管或耻骨上导尿管的患者使用间歇性导尿。

（4）对患有脊髓膨出症或神经源性膀胱的儿童可考虑使用间歇性导尿以减少尿道损伤。

（5）对患有膀胱出口梗阻的患者使用尿道支架来替代内置导尿管需进一步研究。

（6）对需要进行短期或者长期使用导尿管的患者，尤其是容易发生与导尿管插管和导管所在部位相关的并发症的患者，可考虑使用耻骨上导尿管替代内置导尿管，但可能会导致手术并发症。

这些方法对减少导管的使用和细菌感染是有效的，但对已有症状的感染无效。

3．缩短导尿管留置时间的方法（IB）　目前有几种措施可有效限制导尿的使用和置留时间，包括：专业的插管医生进行操作；医生或护士每天提醒重新评估导尿管留置的必要性；当达到预先指定的条件时护士移除导尿管。

4．清洁尿道口周围（II 级）　一般情况下，泌尿系统本身是无菌环境，导尿管的插入破坏了这种生理环境，当机体抵抗力下降时，细菌主要通过导尿管逆行感染的方式侵入尿路，因此，维持尿道口周围环境的清洁，有利于减少尿路感染的发生。但有调查显示，在插管之前或期间用消毒液清洁尿道周围区域并不能预防 CA-UTI 的发生。因此，在尿管留置情况下，不建议用消毒剂消毒尿道周围以预防 CA-UTI。为减少尿路感染，在插入导尿管和护理导管过程中要严格执行无菌操作，建议采取常规清洁措施是必要的（如洗澡或沐浴日常清洁尿道表面是适宜的）。

在插管操作前使用消毒剂、无菌水还是无菌生理盐水对尿道周围进行清洁需要进一步研究。

5．合理应用抗菌药物　经验治疗 CA-UTI 的静脉用药物有头孢曲松、头孢他啶、β 内酰胺酶抑制剂复方（如阿莫西林 - 克拉维酸、氨苄西林 - 舒巴坦、哌拉西林 - 他唑巴坦等）、氨基糖苷类、氟喹诺酮类及碳青霉烯类等抗菌药。如果患者仅为短期导尿病情较轻，或单一菌感染，亦可选用复方磺胺甲噁唑、氟喹诺酮类药物或呋喃妥因治疗。但由于长期应用会导致耐药菌株的形成，故全身应用抗菌药物难以完全杜绝 CA-UTI 的发生。研究还发现导尿管被覆银或抗菌药物（米诺环素联合利福平或呋喃妥因）可预防甚至延缓短期留置导尿相关菌尿症和 CA-UTIs 的发生，但对长期留置导尿的作用尚不肯定。

6．减少膀胱灌洗　灌洗膀胱曾被视为防治 CA-UTI 的有效方法。但随着大量的研究发现了膀胱灌洗术对 CA-UTI 的防治存在诸多不利之处，其中包括：膀胱灌洗液注入对膀胱壁产生机械性的损伤；导尿管腔内及部分引流管腔内的尿液逆流入膀胱会增大泌尿系感染的风险；灌洗液中抗菌药物的滥用，促使了耐药菌株的形成。因此，膀胱灌洗的效果备受质疑，目前不提倡使用。

7．导尿管的材质　导管通常是乳胶或硅胶制成的，包括聚硅氧烷涂层的胶乳导管。现在还没有发现不同的导管材料对菌尿或有症状的感染存在不同风险。硅胶导管很少引起尿道发炎，硅氧烷导管不易受到阻塞，水凝胶涂层导管具有低摩擦表面，可减少尿道创伤。另外，在体外研究表明，水凝胶涂层可温和地延缓生物膜的形成。

（三）明确留置导尿管适应证

只有在必要时才留置引流管，并且尽快拔除。明确留置导尿管的适应证，实施预防控制措施依从性监测，没有适应证的，原则上不能留置导尿管。2009 年美国医院感染控制顾问委员会发布的《导管相关尿路感染预防指南》指出留置导尿管适应证包括：

1．患者有急性尿潴留或膀胱出口梗阻。

2．危重症患者尿量精确测量。

3．围手术期使用尿管：接受泌尿系手术或其他泌尿生殖道毗邻结构手术的患者；预期手术时间长（需在麻醉复苏室拔出尿管）；患者手术过程中预计进行大容量灌注或用利尿剂；手术过程需进行尿量监测。

4．有开放性骶骨或会阴伤口的尿失禁患者的辅助治疗。

5．患者需长期固定卧床（如：潜在的不稳定胸椎、腰椎、骨盆骨折等多重外伤者）。

6．临终关怀患者需要提高患者生活质量者。

四、导尿管相关尿路感染监测、预防与控制实例

在开展 CA-UTI 监测项目前，应根据项目要求及医疗机构的可利用资源，尤其是人力资源、信息化管理程度等设计可操作的标准化的 CA-UTI 监测项目实施方案，明确项目预期目标。

（一）CA-UTI定义

依照前述美国 CDC/NHSN 导管相关尿路感染诊断标准（2013 年 1 月修订版）对监测病例进行诊断判定。诊断标准的采用有赖于项目初始目标的设定，若仅限于国内 CA-UTI 的评价，可采用我国国内通用的诊断标准。

（二）调查对象与监测范围

若采用美国的监测定义，监测人群应为留置导尿持续 2 天（日历日）以上的重症监护病房的住院患者，留置导尿管当天为第一天。若采用我国的诊断标准，应以 48h 为界。此外，应客观评价可用的监测资源，若人力资源充分、信息化管理程度高的医院，可扩展 CA-UTI 监测范围，而不仅局限于重症监护病房。

（三）监测方法

系采用前瞻性监测方法，感染管理专职人员主动监测与医务人员诊断报告相结合的方式，采用项目统一印制的调查表格对符合调查对象要求的病例填报 CA-UTI 个案调查表，根据监测流程要求对调查对象进行跟踪监测，对符合 CA-UTI 诊断标准的病例进行及时诊断报告。

应完善监测流程，保证监测数据质量。参与项目监测的各医院应严格按照 CA-UTI 监测与推进调查流程进行调查，由受过统一培训的专业人员负责调查的培训、指导与组织实施。开展调查前对参与调查的人员进行分层次、分阶段的 CA-UTI 监测系统化培训，掌握个案调查表的正确填写方法、诊断标准、尿培养采集送检标准工作流程、尿标本送检指征、手卫生与 CA-UTI 预防与控制措施依从性监测的正确方法、CA-UTI 预防与控制措施，数据汇总分析方法与进度要求等；由受过专业培训的管理人员监督指导本单位监测数据的收集，检查个案调查表的完整性，并通过逻辑判断对填报的正确性进行审核报告。各参与调查的

医院按照统一的调查计划实施，由项目负责单位负责对所有上报数据，如个案调查表、阶段汇总数据及防控措施依从性监测数据逐一进行审核，以季度为单位统一进行数据整理及统计分析。

（四）监测项目进程与各阶段主要任务

应明确制订监测项目进程，明确各项目阶段主要任务与要求，中国医院协会"医院感染预防与控制能力建设合作项目"CA-UTI 监测阶段划分与各阶段主要任务：

1. 项目启动准备阶段应完成的任务

（1）获得上级领导的行政支持，获得必要的资源支持。

（2）制订本单位监测方案：明确监测数据收集流程与各部门职责等。

（3）项目启动培训：诊断标准以及与诊断相关的病情观察、微生物培养标本采集时机与方法等。培训目的是获得准确监测数据，而不是落实 CA-UTI 预防控制措施。

2. 基线调查（干预前）阶段应完成的任务　按照监测方案，及时、准确填报监测数据，规定每月数据汇总时间，如每月 5 日前将前一月监测数据汇总，资料包括：

（1）器械使用率（前一个月新入病人数、住院病人数、器械使用天数、器械使用率）。

（2）导尿管相关尿路感染率（当月留置导尿 2 天以上患者数、尿标本微生物培养送检人数与送检率、发生尿管相关尿路感染数、导尿管相关尿路感染率）。

注意：尿标本微生物培养统计的送检人数，当一名患者多次送检尿标本进行培养时，只统计为 1 例。

（3）重症监护病房手卫生依从率。

（4）尿标本微生物培养送检率：没有尿标本微生物送检就没有 CA-UTI 各类型感染的诊断，此项监测指标可作为评价 CA-UTI 感染率发生高低的一个参考。此项目中收集的是总体监测人群中已经送检人数与总体监测人数的比例，有条件的医院或自行开展项目监测的，也可以用有尿标本培养指征患者中的实际送检人数与应送检人数的比率替代，在数据解读、分析中应明确说明相关计算公式。

（5）CA-UTI 个案调查信息月度汇总表（包括 CA-UTI 感染防控措施依从性监测等）。

监测信息应每月按照项目要求统一格式进行汇总，严格按照设定的监测程序进行监测流程质控与数据质控，以便统计、分析。

（6）CA-UTI 七项防控措施依从性监测数据（详见监测流程与方法）。

3. 干预前培训阶段应完成的任务　由经过项目培训的合格培训师进行 CA-UTI 防控知识培训，内容至少应包括留置导尿前中后循证感染防控措施，手卫生等。为有效预防导尿管相关尿路感染（CA-UTI），本项目中参照国家卫计委与美国 CDC 等机构相关指南发展形成导尿管相关尿路感染（CA-UTI）干预措施评估表（见表 4-1）。可作为留置尿管本人自评参考，也可作为医务人员、医院感染管理人员临床、教学、管理实践的量化考核表及危险因素评估参考（"是"选项为正确选项），培训中应明确其使用范围与方法。

表4-1　导尿管相关尿路感染（CA-UTI）干预措施评估表

序号	CA-UTI 防控措施	是否实施	得分
1	有留置导尿管适应证	□是　□否	
2	保持插管状态是否必须	□是　□否	
3	因预期手术时间长而使用留置导尿应在麻醉复苏室拔出	□是　□否	
4	检查无菌导尿包灭菌日期及包装完整性等，确保使用安全	□是　□否	
5	导尿管型号等是否与患者年龄、性别、尿道情况等相匹配	□是　□否	
6	严格执行无菌操作，正确铺无菌巾，导尿过程无可判定的外源性污染，插管时动作轻柔	□是　□否	
7	留置导尿采用密闭式引流装置，通畅	□是　□否	
8	患者知晓置管后正确维护方法	□是　□否	
9	导尿管插入深度适宜，插入后，向水囊注入 10～15ml 无菌水，轻拉尿管以确认尿管固定稳妥	□是　□否	
10	集尿袋高度低于膀胱水平，避免接触地面	□是　□否	
11	活动或搬运患者时夹闭引流管，防尿液逆流	□是　□否	
12	留置尿管维护过程中手卫生符合规范要求	□是　□否	
13	使用清洁容器，及时清空集尿袋中尿液，容器应一人一用一消毒	□是　□否	
14	清空集尿袋中尿液时遵循无菌原则，集尿袋出口未触碰收集容器	□是　□否	
15	微生物培养留取尿标本方法正确。小量尿标本：消毒导尿管后，用无菌注射器抽取，大量尿标本时可使用无菌集尿袋	□是　□否	
16	微生物培养尿标本4℃冰箱保存，2h 内送检	□是　□否	
17	留置导尿期间每日清洁或冲洗尿道口，排便失禁者清洁后消毒	□是　□否	
18	患者沐浴或擦身时导管浸入水中	□是　□否	
19	导尿管阻塞或不慎脱出、留置导尿装置无菌性和密闭性被破坏时，立即更换导尿管	□是　□否	
20	患者出现尿路感染时，及时更换导尿管并留取尿液进行微生物检测	□是　□否	
21	每天评估留置导尿管的必要性，尽早拔管	□是　□否	
22	其他		

　　项目监测中，所有医院对 CA-UTI 七项防控措施依从率进行监测（详见"监测流程与要求"），由医院感染管理专职人员或其他相关管理者收集数据。

　　防控措施依从性监测需要人力较多，各医院在项目进程中可根据本单位情况，根据阶段性监测数据（应包括完整的干预前与干预后两个阶段）情况，对预防与控制措施的依从性监测内容进行调整，应针对主要问题如"每日评估留置导尿的必要性"依从性较低而对于 CA-UTI 防控又至关重要，应在后续的监测中，着力进行干预。

　　4．项目干预阶段应完成的主要任务

　　（1）手卫生规范培训及手卫生依从性监测反馈。

（2）CA-UTI 防控知识培训（每季度一次）。

（3）CA-UTI 干预措施依从性评价：可依据建立的 CA-UTI 干预措施评价表进行培训，建议临床医务人员、医院感染管理者等参考干预措施评价表对预防与控制措施落实情况进行自评、他评及感染风险分析与评价等。

5. 项目总结应完成的主要任务　应根据项目预期目标对监测数据进行汇总、分析，进行充分挖掘，以改进 CA-UTI 预防与控制实践；并对监测过程与方法进行评价，根据实际情况进行调整、改进。

（五）监测流程与要求

1. 医务人员应及时观察病情变化并及时记录。

2. 指定专责人（感染控制护士等）每日填写器械使用监测日志，准确填写新入患者数、现住院患者数、留置导尿管患者数。

3. 留置导尿 2 天以上的患者，由管床医生填写《导尿管相关尿路感染（CA-UTI）个案调查表》，一名患者对应一份调查表，拔管 2 天后填写完整，由感染控制护士协助收集、汇总，报医院感染管理专职人员。并对 CA-UTI 七项防控措施依从性进行监测：是否具有明确插管指征；是否严格执行无菌操作，正确铺无菌巾，导尿过程无可判定的外源性污染，插管时动作轻柔；留置导尿采用密闭式引流装置；集尿袋高度低于膀胱水平，避免接触地面；使用清洁收集容器及时清空集尿袋中尿液，收集容器一人一用一消毒，遵循无菌操作原则，集尿袋出口未触碰收集容器；留置导尿期间每日清洁或冲洗尿道口，排便失禁者清洁后消毒；每日评估留置导尿管的必要性并有记录。

4. 感染控制专员每周至少 2 次到病房核查监测数据填写情况，督促医生对出现感染表现的患者及时、正确采集尿标本进行培养；对留置导尿 2 天以上的无临床表现患者，应及时查看患者尿常规检查，若白细胞酯酶和（或）亚硝酸盐试纸检测阳性，应留尿标本培养。依据检测结果，判定是否需要进一步采集血培养送检。依据 CA-UTI 诊断标准及时诊断报告。

5. 感染控制专员应及时与管床医生、感染控制护士沟通，及时发现监测数据填报过程等存在，及时确认并修正；并通过监测电子病志系统、LIS 等信息系统及入科室调查，及时发现监测目标病例，有漏报、信息填写不规范等情况，及时补报并修正；核实置管地点、置管人员、抗菌药物使用及诊断依据等信息。

6. 符合本项目 CA-UTI 诊断标准的，应及时诊断报告 CA-UTI。

7. 科室每月 5 日前将 CA-UTI 器械使用日志报给感染控制专员，感染控制专员每月统计尿道插管使用率，留置导尿管相关尿路感染发病率，尿标本微生物培养送检率，并结合《导尿管相关尿路感染（CA-UTI）个案调查表》，采用主成分分析方法，分析发生 CA-UTI 的危险因素。基线调查相关数据不反馈，进入干预阶段后，应根据情况，每月或每季度反馈包括手卫生依从性在内的监测数据，评价感染控制措施落实情况，提出改进建议，并持续观察改进情况。

8. 在完成项目基线调查后，医院感染管理人员 / 感染控制专员 / 感染控制护士等 CA-UTI 防控措施推进人员，应开展对监测科室全体医务人员的培训，培训内容应包括手卫生规范以及依照本项目发展形成的"导尿管相关尿路感染（CA-UTI）干预措施评估表"的全部内容，依从性监测方法等，推进循证 CA-UTI 预防与控制措施的落实。

（六）监测与干预效果统计分析

1．留置导尿管使用率 %=（留置导尿患者日数 / 患者总住院日数）×100%

2．留置导尿管相关尿路感染发病率‰ =（留置导尿相关尿路感染例数 / 留置导尿总日数 ×1000‰

3．尿标本微生物培养送检率 %=（尿标本微生物培养送检人数 / 留置导尿 2 天以上或有尿标本送检指证的患者人数）×100%

4．干预措施依从性指标

（1）手卫生依从性（%）=（实际手卫生人次数 / 应进行手卫生人次数）×100%

（2）留置尿管指征依从性（%）=（有留置尿管指征患者例数 / 全部留置尿管大于 2 天患者例数）×100%

（3）留置尿管严格无菌操作依从性（%）=（留置尿管严格无菌操作患者例数 / 全部留置尿管大于 2 天患者数）×100%

（4）留置导尿采用密闭式引流装置依从性（%）=（留置导尿采用密闭式引流装置患者例数 / 全部留置尿管大于 2 天患者数）×100%

（5）集尿袋高度低于膀胱水平依从性（%）=（集尿袋高度低于膀胱水平患者例数 / 全部留置尿管大于 2 天患者数）×100%

（6）使用个人专用尿液收集容器依从性（%）=（使用个人专用尿液收集容器患者例数 / 全部留置尿管大于 2 天患者数）×100%

（7）留置导尿期间每日尿道口护理依从性（%）=（留置导尿期间每日尿道口护理患者例数 / 全部留置尿管大于 2 天患者数）×100%

（8）每日评估留置导尿管必要性并记录依从性（%）=（每日评估留置导尿管必要性并记录患者例数 / 全部留置尿管大于 2 天患者数）×100%

（七）CA-UTI监测关键流程

1．尿培养标本采集与运送标准工作流程　尿液细菌学检查对于尿路感染诊断具有重要价值。正常人体内尿液是无菌的，而外尿道有正常菌群寄居。尿液经尿道排出时受到尿道中细菌的污染而混有细菌，但细菌数不超过 10^3cfu/ml。患有泌尿系感染时，尿中菌数高于 10^3cfu/ml，结合临床表现或其他检验结果作为诊断泌尿系感染的依据。

（1）物品准备与检验申请

1）领取无菌试管。请拿检验申请单到病房二楼细菌室登记领取。细菌室周一到周六上午正常上班。其他时间如中午、夜班、节假日请与生化室联系落实。注意：未留标本之前不要打开试管帽!

2）填写检验申请单。请填写纸质或电子版检验申请。填写内容包括：患者姓名、性别、年龄、科别、病区、床号、住院号、临床诊断、送检目的、申请医生及送检时间。

（2）尿培养标本采集指征：有下列体征之一者，应进行尿培养：

1）有典型尿路感染症状与体征；

2）肉眼脓尿或血尿；

3）尿常规检查表现为白细胞或亚硝酸盐阳性；

4）不明原因的发热，无其他局部症状；

5）留置导尿管的患者出现发热；

6）膀胱排空功能受损；

7）泌尿系统疾病手术前。

（3）采集方法：标本采集应力争在未使用抗生素之前或停用抗菌药 5d 后留取尿液，注意避免消毒剂污染标本。采集方法有：

1）清洁中段尿法：最常用。推荐留取早晨清洁中段尿标本。

患者准备：睡前少饮水，清晨起床后用肥皂水清洗会阴部，女性应用手分开大阴唇，男性应上翻包皮，仔细清洗，再用清水冲洗尿道口周围。

采样：开始排尿，将前段尿排去，中段尿约 5 ~ 10 ml 直接排入专用的无菌试管中，不少于 1ml，立即送检。

婴儿：消毒其阴部后，将无菌小瓶直接对准尿道口以橡皮膏贴于皮肤上，待排尿后立即送检。该方法易受到会阴部细菌污染，注意正确采集。

2）耻骨上膀胱穿刺法：使用无菌注射器直接从耻骨上经皮肤消毒穿入膀胱吸取尿液，是评估膀胱内细菌感染的"金标准"方法，尤其做厌氧菌检查时必须采用膀胱穿刺法。但一般患者难以接受。穿刺时膀胱应充盈，皮肤严格消毒后用装有 19 或 20 号针头的注射器在耻骨联合距脐 1/3 处穿刺。主要用于厌氧菌培养或留取标本困难的婴儿尿标本采集。

3）留置导尿管收集尿液：彻底消毒导尿管外部，按无菌操作方法用注射器穿刺导尿管吸取 5 ~ 10ml 尿液，置于无菌试管中送检。操作时应防止混入消毒剂。不能从尿液收集袋中采集尿液，导尿管末端的尿液也不能用于培养。

4）直接导尿：会阴局部消毒后，用导尿管直接经尿道插入膀胱，获取膀胱尿液，一般插入导管后先让尿流 15ml 再留取培养标本。本法易将下尿道细菌引入膀胱导致继发感染，一般不提倡使用；禁止把导尿管与尿袋接口断开后收集尿液。

5）小儿收集包：对于无自控能力的小儿可应用收集包收集尿液，这种装置由于很难避免会阴部菌群污染产生假阳性，所以只有在检验结果为阴性时才有意义。如果检验结果为阳性，应结合临床进行分析，必要时可使用耻骨上膀胱穿刺或导尿法留取尿液进行复检。怀疑结核分枝杆菌感染时，可用一清洁容器留 24h 尿液取其沉渣 10 ~ 15ml 送检。

（4）标本运送和验收：标本采集后立即送检，如 30min 内不能及时培养，因室温有利于病原菌和污染菌生长繁殖，因此尿液必须 4℃冷藏，最长不能超过 24h 送检。多次收集或 24h 尿不能用作培养。

（5）标本验收：标本标识与申请单相符，标本容器无溢漏、渗出，加盖密封，送检时间未超过规定的标本保存时间。申请单上必须注明病人症状是否明显，这对于定量培养分析非常重要，尤其只有少量尿液标本。

标本离心镜检，凡有较多鳞状上皮，脓细胞较少而细菌较多或有大量尿结晶析出的均为不合格标本。

2．导尿管相关尿路感染（CA-UTI）监测流程图

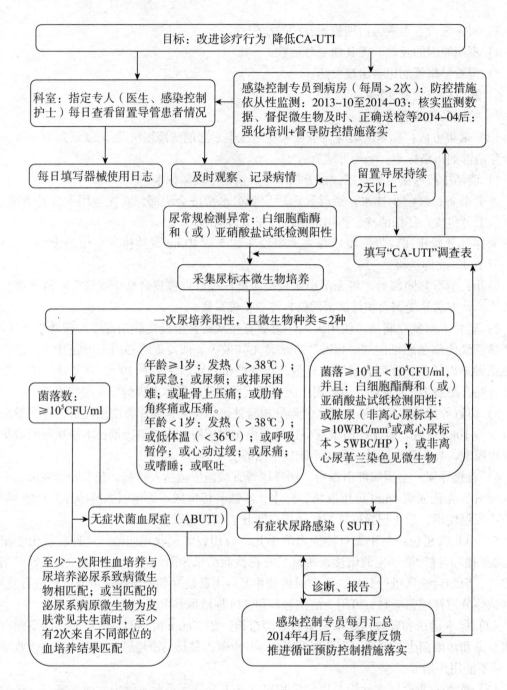

（八）CA-UTI监测项目结果

1. 项目覆盖范围广、示范作用强、取得预期目标

（1）通过此项目建立的CA-UTI医院感染标准监测体系，将有助于标准监测体系在当地以至于全国的推行，并通过建立关键性的标准工作流程（如尿标本微生物培养标准工作流程、CA-UTI监测流程等）规范CA-UTI的预防与控制；有利于获得真实的、可靠的CA-UTI监测数据，从而真实反映CA-UTI的流行特点，为管理提供依据。

在全国范围内，来自北京市、重庆市、湖南省、四川省、浙江省、江苏省、辽宁省、河南省、山西省、贵州省、山东省、广东省等 12 个省、直辖市的 47 所二级以上医院、62 个 ICU 参加了"医院感染预防与控制能力建设项目子项目 - 导尿管相关尿路感染的监测与控制"。在监测期限内（2013 年 10 月至 2014 年 9 月）共收到 CA-UTI 监测数据有效数据 18945 例。参与监测的 47 家医院多是在当地的医院感染管理中有示范作用的地区性大医院；62 家 ICU 中包括综合 ICU 病房 37 家，内科 ICU 病房 6 家，外科 ICU 病房 4 家，急诊 ICU 病房 5 家，呼吸 ICU 病房 4 家，神外 ICU 1 家，心内 ICU 病房 2 家，感染 ICU 1 家、儿科 ICU 1 家、新生儿 ICU 1 家。

（2）通过对医务人员预防与控制措施依从性监测，如手卫生依从性、CA-UTI 预防与控制措施依从性以及干预表的发展形成，有利于规范落实 CA-UTI 的防控措施，促使医务人员养成良好的诊疗习惯，培养建立规范的 CA-TUI 诊疗、监测、防控思维模式与行为模式。

（3）感染管理人员在项目实施中获得锻炼，有利于医院感染管理专职人员职业成长。

（4）通过微生物检验人员、临床医务人员以及医院感染管理专职人员之间的密切合作，形成并建立更顺畅、更有效的 CA-UTI 多学科联合防控合作机制，有利于提升医院感染预防与控制整体防控能力。

（5）通过此项目监测，明确了进一步完善 CA-UTI 监测体系的方向：对 CA-UTI 监测体系涉及的多层面、多流程以及相关影响因素进行进一步研究从而进一步完善标准流程建设与监测流程质控，明确干预措施相关因素与尿标本培养送检影响因素研究将非常有必要。

2．CA-UTI 监测主要发现

（1）不同类型 ICU 留置尿管使用率、CA-UTI 感染率与微生物送检率：2013 年 10 月至 2014 年 9 月收集有效监测数据 14124 例，导尿管使用率是 79.3%，有 410 例发生导尿管相关性尿路感染，千日感染率为 2.0‰，尿标本培养送检率为 46.5%，见表 4-2 不同类型 ICU 留置尿管使用率、CA-UTI 感染率与微生物送检率；内科 ICU 的泌尿道插管使用率最高，其次是外科 ICU，神外 ICU，综合 ICU；呼吸 ICU 的 CA-UTI 千日感染率排位第一，其次分别是综合 ICU、外科 ICU、内科 ICU；综合 ICU 的尿标本培养送检率最高，其次为外科 ICU、感染 ICU、内科 ICU。

表4-2　不同类型ICU留置尿管使用率、CA-UTI感染率与微生物送检率

ICU 类型	ICU 数	监测患者数	住院总日数	泌尿道插管总日数	尿道插管使用率（%）	CAUTI 感染例数	CAUTI 发病率（‰）	尿培养送检例数	尿培养送检率#（%）
综合	37	10903	192597	155793	80.89	344	2.21	5717	52.44
内科	6	569	10260	9360	91.23	13	1.39	164	28.82
外科	4	943	12178	10558	86.70	21	1.99	296	31.39
急诊科	5	976	13589	10361	76.25	9	0.87	258	26.43
呼吸科	4	258	10321	6279	60.84	24	3.82	71	27.52
神经外科	1	378	10410	8746	84.02	0	0.00	45	11.9
心内科	2	48	3281	663	20.21	0	0.00	6	12.5
感染科	1	42	908	671	73.90	0	0.00	13	30.95
儿科	1	6	959	533	55.58	0	0.00	0	0
新生儿	1	1	1539	150	9.75	0	0.00	0	0
合计	62	14124	256042	203114	79.33	410	2.02	6570	46.52

在 14124 例次的监测数据中，有 10903 例次来自 37 个综合 ICU 病房，占全部合格监测病例的 77.2%；综合 ICU 泌尿道插管使用率 80.89%，略高于 2012 年 NHSN 报道的 68%，CATUI 千日感染率为 2.21‰，略低于 2012 年 NHSN 报告的 2.4‰。总体上看，我国综合 ICU 器械使用密度略高于美国 NHSN，而千日 CA-UTI 感染率相对较低（见表 4-3、表 4-4）。说明干预措施取得良好效果。但同时应注意，监测数据显示在干预措施依从性监测上，"每日评估导管留置的必要性并记录"依从性较低，应加强导管留置必要性监测。

表4-3　项目中综合ICU中 CA-UTI感染率及其不同百分位分布与美国NHSN对比

区域	ICU 数	千日 CA-UTI 感染率（‰）	不同百分位感染率				
			10	25	50	75	90
综合 ICU	37	2.2	0	0	0	3.8	7.9
NHSN	325	2.4	0	0.9	2	3.5	5.2

表4-4　项目中综合ICU中 泌尿道置管使用率及其不同百分位分布与美国NHSN对比

区域	ICU 数量	泌尿道插管使用率	不同百分位感染率				
			10	25	50	75	90
综合 ICU	37	0.79	0.65	0.78	0.9	0.96	1
NHSN	327	0.68	0.46	0.58	0.69	0.77	0.83

（2）CA-UTI 感染病原体：在 410 例次感染中共分离出 389 株病原体，居于前五位的是屎肠球菌 69 株，占 17.74%；白假丝酵母菌 66 株，占 16.97%；其他念珠菌 52 株，占 13.37%；大肠埃希菌 50 株，占 12.85%；其他真菌 32 株，占 8.23%，详见表 4-5 CA-UTI 病原体检出统计。

表4-5　CA-UTI病原体检出统计

病原体名称	菌株数	构成比（%）
屎肠球菌	69	17.74
白假丝酵母菌	66	16.97
其他念珠菌	52	13.37
大肠埃希菌	50	12.85
其他真菌	32	8.23
肺炎克雷伯菌	29	7.46
不动杆菌	17	4.37
铜绿假单胞菌	12	3.08
粪肠球菌	10	2.57
其他肠杆菌	6	1.54

续表

病原体名称	菌株数	构成比（%）
变形杆菌	6	1.54
金黄色葡萄球菌	5	1.29
其他肠球菌	5	1.29
阴沟肠杆菌	5	1.29
其他克雷伯菌	3	0.77
其他革兰阳性球菌	3	0.77
嗜麦芽黄单胞菌/假单胞菌	3	0.77
其他革兰阴性球菌	3	0.77
表皮葡萄球菌	2	0.51
其他肠球菌	2	0.51
枸橼酸菌	2	0.51
其他假单胞菌	2	0.51
革兰阳性杆菌	2	0.51
溶血性链球菌	1	0.26
产碱杆菌	1	0.26
厌氧菌	1	0.26
合计	389	100.00

（3）干预前后泌尿道插管使用率、CA-UTI 发生情况：2014 年 4 月监测项目进入干预阶段，监测数据显示在医院总体器械使用密度增加、尿标本培养送检率增加的情况下，CA-UTI 千日感染率呈现下降趋势，说明干预措施有效。见图 4-1 导尿管使用率及 CA-UTI 感染率及图 4-2 尿标本培养送检率（%）趋势图。按季度统计的尿标本培养送检率由第一监测季度的 31.6%，提升至第四监测季度的 49.8%。

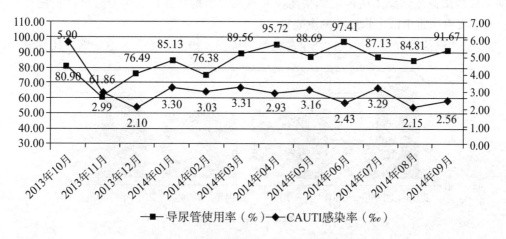

图4-1 导尿管使用率及CA-UTI感染率

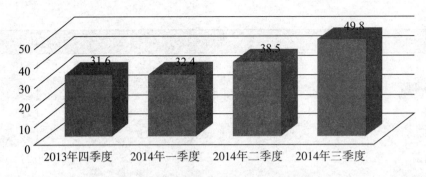

图4-2　尿标本培养送检率（%）趋势图

（4）CA-UTI 发生特点

1）发生时间：402 例 CA-UTI 发生在导尿管留置状态下，占全部感染病例的 97.8%，9 例发生在拔管后两天内，占全部感染病例的 2.2%。见图 4-3 CA-UTI 发生时间构成比。

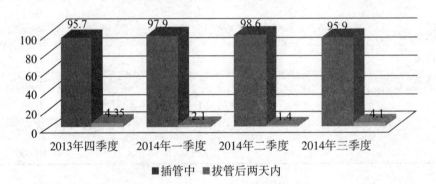

■插管中　■拔管后两天内

图4-3　CA-UTI发生时间构成比（%）

2）不同 CA-UTI 诊断类型构成：在全部 CA-UTI 诊断病例中，有 219 例为有症状性尿路感染（SUTI），占全部病例的 52.3%，174 例为无症状菌血尿路感染（ABUTI），占全部感染病例的 42.3%，见图 4-4 不同 CA-UTI 诊断类型构成比（%）。值得注意的是，此监测发现无症状菌血尿路感染所占比例很高，若忽视微生物培养，这部分感染就不能被及时发现。有必要再次重申微生物培养的重要性。

3）泌尿道插管置管者构成：在全部监测时限内，护士在置管人群中所占比例最高，其

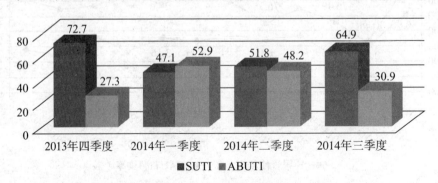

■SUTI　■ABUTI

图4-4　不同CA-UTI诊断类型构成比（%）

次是 ICU 医生、外科医生，见图 4-5 泌尿道插管置管人员构成比（%）；提示 ICU 病房的护士、医生、外科医生应该被作为 CA-UTI 防控主要培训对象。

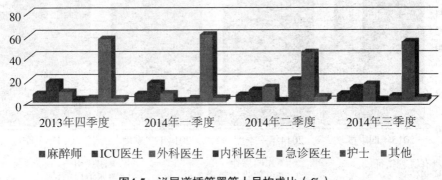

■麻醉师　■ICU医生　■外科医生　■内科医生　■急诊医生　■护士　■其他

图4-5　泌尿道插管置管人员构成比（%）

4）其他：对泌尿道插管置管地点、引流袋类型及其感染情况等进行监测分析，可对 CA-UTI 防控范围（如重点科室）、引流袋选择提供参考信息。

（5）不同泌尿道插管天数与感染率：监测数据显示泌尿道插管置管天数 ≥ 11 天的患者 CA-UTI 发生率明显高于留置 3 ～ 10 天组与留置 2 天组，CA-UTI 感染率均有显著差异（$P = 0.000$），见图 4-6。留置尿管时间越长，感染率越高。

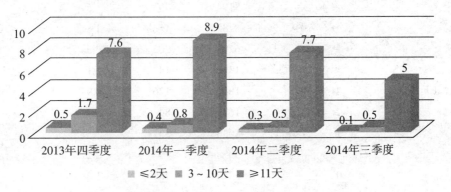

■≤2天　■3～10天　■≥11天

图4-6　置管天数与千日CA-UTI发生率（‰）

（6）CA-UTI 防控措施依从性：CA-UTI 防控措施依从情况结果显示（见图 4-7），自 2013 年四季度至 2014 年三季度，严格执行无菌操作一项略有下降；闭式引流一项依从率四个季度以来呈现下降趋势；使用个人专用收集容器及时清空集尿袋中尿液一项的依从率呈现上升趋势；"每日评估插管的必要性并有记录"的依从性相对较低，仍有待督促提高。

（7）CA-UTI 危险因素分析：不同泌尿道置管及防控措施感染情况结果显示（见表 4-6），年龄，住院天数，是否患有基础疾病，基础疾病者种类，置管人员，置管天数，留置导尿期间尿道口的清洁及是否每日评估留置导尿管的必要性及记录共计 8 项因素对 CA-UTI 的发生影响显著，有统计学差异。

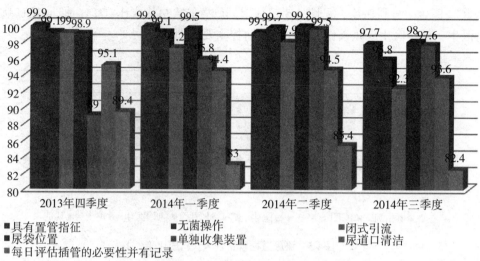

图例:
- 具有置管指征
- 尿袋位置
- 每日评估插管的必要性并有记录
- 无菌操作
- 单独收集装置
- 闭式引流
- 尿道口清洁

图4-7　CA-UTI防控措施依从率（%）

表4-6　CA-UTI危险因素及防控措施分析

置管及防控措施情况		监测例数	感染例数	感染率（%）	P值
性别	男	10341	277	2.7	0.239
	女	7640	134	1.8	
年龄（岁）	≤ 40	3194	49	1.5	< 0.01
	41～70	8782	158	1.8	
	≥ 71	6205	203	3.3	
住院天数（天）	≤ 20	13538	147	1.1	< 0.01
	21～40	1820	126	6.9	
	≥ 41	1679	84	5.0	
基础疾病	是	10366	337	3.3	< 0.01
	否	5958	74	1.2	
基础疾病种类（种）	0	5714	73	1.3	< 0.01
	1	6204	166	2.7	
	2	2628	107	4.1	
	≥ 3	1336	65	4.9	
置管人员	医生	724	12	1.66	< 0.01
	麻醉师	3692	153	4.14	
	护士	5408	510	9.43	
	其他	508	20	3.94	
置管地点	手术室	1984	62	3.13	0.134
	ICU	4625	457	9.88	
	病房	1878	107	5.70	
	急诊室	1251	46	3.68	
	其他	594	23	3.87	

续表

置管及防控措施情况		监测例数	感染例数	感染率（%）	P 值
置管天数（天）	3～10	6337	335	5.29	< 0.01
	≥ 11	3995	360	9.01	
尿道口清洁	合格	9029	574	6.36	< 0.01
	不合格	1303	121	9.29	
每日评估插管必要性并记录	合格	8015	518	6.46	0.046
	不合格	2317	177	7.64	

（九）监测数据对CA-UTI防控管理的指导意义

1. 本项目监测发现的尿标本培养送检率与 CA-UTI 千日感染率以及 CA-UTI 不同诊断类型构成关系上，对 CA-UTI 管理考核体系改进有重要指导意义。项目中统一采用的美国 CDC/NHSN 导管相关尿路感染诊断标准（2013 年 1 月修订版），前提是采集尿标本进行微生物培养，尿标本微生物培养送检率应作为质量评价的重要参考指标。

从 CA-UTI 诊断构成比看，在全部监测到的 411 例 CA-UTI 病例中，无症状菌血尿路感染（AB-UTI）占全部感染病例的 42.3%（174/411），有症状尿路感染（SUTI）占 52.3%（219/411）；而尿标本培养送检率最高的省份（77.6 %，599/772）AB-UTI 占该省全部 CA-UTI 病例的 78.6%（11/14），而 SUTI 只占 21.4%（3/14），无培养送检，就无法发现 AB-UTI。尿标本培养送检率最高的省份其 CA-UTI 千日感染率为 1.2‰，低于平均水平，在其他条件（如检验能力等）相同的条件下，其 CA-UTI 防控能力与防控质量较高；此项目中尿标本培养送检率最低的省份其送检率为 12.8%，其 CA-UTI 千日感染率为 0.0‰，虽然感染率低，但监测数据的可信度要远远低于之前的省份。

尿标本培养送检是 CA-UIT 诊断的前提和基础，有尿标本微生物培养指征的应采集标本进行培养，有利于及时诊断 CA-UTI，尤其是无症状菌血尿路感染的诊断、管理上应避免只看感染率忽视微生物培养送检率对诊断的影响。

2. 从泌尿道置管地点及置管者的构成比看，ICU、病房、与手术室置管的主要地点，护士、ICU 医生及外科医生是主要的置管人员，提示 ICU 病房的护士、医生、外科医生应该被作为 CA-UTI 防控主要培训对象，定期培训考核，监测预防与控制措施依从性，可以有效提高其 CA-UTI 防控水平，进而在一定程度上减少 CA-UTI 的风险。

3. CA-UTI 风险防控目标与方法更明确　监测发现：患者年龄越大、住院时间越长、患有基础疾病、且基础疾病种类越多，发生 CA-UTI 的概率就越大，为 CA-UTI 危险人群，应作为 CA-UTI 主要防控对象；置管天数越长发生 CA-UTI 的概率越大，提示在日常诊疗及护理工作中，每日评估是否需要拔管是非常必要的；通过对七项导尿管相关尿路感染防控依从性监测结果的分析，严格执行无菌操作，集尿袋位置正确，正确清洁留置导尿期间尿道口及每日评估留置导尿管，可以有效降低 CA-UTI 的发生率，同时也是 CA-UTI 防控工作的重点。

附表 4-1

导尿管相关尿路感染（CA-UTI）个案调查表

项目医院名称：　　　　　　　　患者姓名：　　　　床号：　　　　住院号：

ICU 类型：1. 综合　2. 内科　3. 外科　4. 急诊科　5. 呼吸　6. 心内科　7. 心外科　8. 儿科

9. 新生儿　10. 移植　11. 神经外科　12. 烧伤　13. 其他科室

性别：1. 男　2. 女	年龄：　　岁
入院日期：　　年　月　日	出院日期：　　年　月　日
疾病诊断：1.　　　2.　　　3.　　　4.　　　5.	
CA-UTI 诊断时插管状态：1. 插管中　2. 拔管后 2 天内	
请选择留置导尿管指征：	
1. 患者有急性尿潴留或膀胱出口梗阻； 2. 危重症患者尿量精确测量； 3. 接受泌尿系手术或其他泌尿生殖道毗邻结构手术的患者； 4. 手术过程需进行尿量监测； 5. 预期手术时间长（需在麻醉复苏室拔出尿管）； 6. 患者手术过程中预计进行大容量灌注或用利尿剂； 7. 有开放性骶骨或会阴伤口的尿失禁患者的辅助治疗； 8. 患者需长期固定卧床（如：潜在的不稳定胸椎、腰椎、骨盆骨折等多重外伤者）； 9. 临终关怀患者需要提高患者生活质量者； 10. 其他	
插管人员：1. 麻醉师　2. ICU 医生　3. 外科医生　4. 内科医生　5. 急诊医生　6. 护士　7. 其他	
插管地点：1. 手术室　2. ICU　3. 病房　4. 急诊室　5. 其他	

引流袋类型	插管日期	拔管日期	CA-UTI 诊断类型	感染日期
1. 抗反流　2. 普通	年　月　日	年　月　日	1.SUTI 2.ABUTI 3. 否	年　月　日

临床表现与实验室检查培养：

1 岁及以上患者临床表现	＜ 1 岁患者临床表现
1. 发热（＞ 38℃）；2. 耻骨上压痛；3. 肋脊角疼痛或压痛　4. 尿急；5. 尿频；6. 排尿困难	1. 发热（＞ 38℃）；2. 低体温（＜ 36℃）；3. 呼吸暂停；4. 心动过缓；5. 尿痛；6. 嗜睡；7. 呕吐

检查与培养	尿标本微生物送检日期：(1) 年　月　日；(2) 年　月　日；(3) 年　月　日	
	血标本微生物送检日期：(1) 年　月　日；(2) 年　月　日；(3) 年　月　日	
	1. 一次阳性尿培养微生物种类不多于 2 种，且菌落数 ≥ 10^5CFU/ml	
	2. 一次阳性尿培养微生物种类不多于 2 种，菌落数 ≥ 10^3 且 ＜ 10^5CFU/ml	a. 白细胞酯酶和（或）亚硝酸盐试纸检测阳性
		b. 脓尿（非离心尿标本 ≥ 10WBC/mm³ 或离心尿标本 ＞ 5WBC/HP）
		c. 非离心尿检革兰染色可见微生物
	3. 一次阳性血培养至少有一次与尿培养泌尿系致病微生物相匹配；或者，当匹配的泌尿系病原微生物为皮肤常见共生菌时，至少有 2 次来自不同部位的血培养结果匹配	

续表

死亡：1．是　2．否		CA-UTI 导致死亡：1．是　2．否	
1．病原体检测阳性：如果是，标本来源：1．尿培养　2．血培养			
病原菌名称		送检日期：年　月　日	
是否为多重耐药菌	如果是，请选择：1．MRSA　2．VRE　3．ESBLs　4．CRE　5．CRAB　6．其他		
2．病原体检测阳性：如果是，标本来源：1．尿培养　2．血培养			
病原菌名称		送检日期：年　月　日	
是否为多重耐药菌	如果是，请选择：1．MRSA　2．VRE　3．ESBLs　4．CRE　5．CRAB　6．其他		

填表说明：

1．年龄：不足 1 岁的换算成小数点后一位数字。

2．留置导尿＞2 天（留置尿管当天为第一天）的患者需要填写此表，一患一表，由患者负责医生填写，由科室感染控制护士协助收集、汇总，拔管 2 天后填写完整，报给医院感染管理专职人员，若需等待微生物检测结果进行诊断，可适当延长上报时间。

3．CA-UTI 诊断类型中 SUTI 表示有症状性尿路感染，ABUTI 为无症状菌血尿路感染。

4．医务人员应及时查看患者尿常规检查，若白细胞酯酶和（或）亚硝酸盐试纸检测阳性，应留尿标本培养。无临床表现的患者应结合血培养情况，及时诊断报告 ABUTI。

5．只有当尿急、尿频、排尿困难、耻骨上压痛、肋脊角疼痛或压痛、呼吸暂停、心动过缓、尿痛、嗜睡、呕吐等症状与体征不能用其他原因解释且呈现的时间间隔不超过一天时，才认为与 CA-UTI 诊断相关，在对应的选项上画钩（✓）；尽可能将表格填写完整。

6．泌尿系病原微生物包括革兰阴性杆菌，葡萄球菌，酵母菌，溶血性链球菌，肠球菌，阴道加德纳菌，脲气球菌，棒状杆菌（脲酶阳性）；棒状杆菌（脲酶阳性）可非特指棒状杆菌种，也可特指解脲棒状杆菌。

7．英文缩写的意义：①MRSA：耐甲氧西林金黄色葡萄球菌（对苯唑西林或头孢西丁耐药）；②VRE：耐万古霉素肠球菌，包括屎肠球菌、粪肠球菌；③ESBLs：是指产超广谱 β 内酰胺酶细菌：主要有大肠埃希菌及肺炎克雷伯菌；④CRE：耐碳青霉烯类抗菌药物肠杆菌科细菌；⑤CR-AB：耐碳青霉烯类抗菌药物鲍曼不动杆菌，对耐碳青霉烯类抗菌药物均耐药。

附表 4-2

能力建设项目中CA-UTI监测表（节选）

医院名称：_____ 监测月份：_____年_____月

ICU 类型：_____1. 综合　2. 内科　3. 外科　4. 急诊科　5. 呼吸（科）6. 心内科　7. 心外科

8. 儿科　9. 新生儿　10. 移植科　11. 神经外科　12. 烧伤（科）13. 其他科室_____（请详细填写）

一、病人基本情况

姓名：_____住院号：_____床号：_____性别：_____1. 男　2. 女　年龄 [1]：_____岁（保留 1 位小数）

入院日期：_____年____月____日　主要入院诊断：_____

疾病转归 [2]：_____1. 治愈　2. 好转　3. 未愈　4. 死亡　5. 其他

转入 ICU 日期：_____年____月____日　转出 ICU/ 死亡日期：_____年____月____日；

基础疾病：_____（可多选）

1. 糖尿病　2. 心脏手术　3. 高血压　4. 冠心病心力衰竭　5. 呼吸衰竭　6. 肾衰竭　7. 肝衰竭

8. 腹部手术　9. 胸部手术　10. 创伤　11. 卒中 - 昏迷　12. 实体或血液系统肿瘤

13. 免疫抑制状态（放化疗、激素免疫抑制剂治疗）14. 脑部手术　15. 脊柱及四肢手术

二、侵入性操作情况

留置导尿管 > 2 天_____　　　1. 是　2. 否

置管人员：_____1. 麻醉师　2. ICU 医生　3. 外科医生　4. 内科医生　5. 急诊医生

　　　　　　6. 护士　7. 其他

置管地点：_____1. 手术室　2. ICU　3. 病房　4. 急诊室　5. 其他

置管日期：_____年____月____日　拔管日期：_____年____月____日　引流袋类型：_____

1. 抗反流　2. 普通

三、感染情况

CA-UTI：_____1. 有　2. 无

感染日期：_____年____月____日

CA-UTI 诊断类型 [3]：_____1. SUTI　2. ABUTI　CA-UTI 诊断时插管状态：_____1. 插管中

2. 拔管后两天内

送检标本：_____　送检日期：_____年____月____日　感染病原体：_____　耐药机制：_____

CA-UTI 与死亡关系：_____1. 直接　2. 间接　3. 无关

感染日期	感染部位	送检标本	送检日期	病原体	耐药机制	病原体	耐药机制

填表说明：

[1] 年龄：不足 1 岁的换算成小数点后一位数字。

[2] 疾病转归：仅填写主要入院诊断的疾病转归即可。

[3] CA-UTI 诊断类型中 SUTI 表示有症状性尿路感染，ABUTI 为无症状菌血尿路感染。医务人员应及时查看患者尿常规检查，若白细胞酯酶和（或）亚硝酸盐试纸检测阳性，应留尿标本培养。依据检测结果，无临床表现的患者应综合分析血培养情况，依据 CA-UTI 标准及时诊断报告。只有当尿急、尿频、排尿困难、

耻骨上压痛、肋脊角疼痛或压痛、呼吸暂停、心动过缓、尿痛、嗜睡、呕吐等症状与体征不能用其他原因解释且呈现的时间间隔不超过一天时，才认为与 CA-UTI 诊断相关，填写对应选项序号。

导尿管相关尿路感染（CA-UTI）监测日志

日期	新住进患者数	在住患者人数	留置导尿管人数
1			
2			
3			
4			
……			
28			
29			
30			
31			
总计			

延伸阅读

1. Jacobsen SM，Stickler DJ，Mobley HI，et al. Complicated catheter associated urinary tract infections due to Escherichia coli and Proteus mirabilis. Clin Micro boil Rev，2008，2t（I）：26-59.

2. Horan TC，Andrus HM，and Dudeck，MA. CDC/NHSN surveillance definition of health care-associated infection and criteria for specific types of infections in the acute care setting，Am J Infect Control，2008，36：309-332.

3. Horan TC，Andrus HM，and Dudeck，MA，CDC/NHSN Surveillance definition of healthcare-associated infection and criteria for specific types of infections in the acute care setting，Am J Infect Control，2012，17：27-30.

4. Horan TC，Andrus HM，and Dudeck，MA，CDC/NHSN Surveillance definition of healthcare-associated infection and criteria for specific types of infections in the acute care setting. Am J Infect Control，2013，17：45-49.

5. Lo E，Nicolle L，Classen D，et al. Strategies to prevent catheter-associated urinary tract infections in acute care hospitals. Infect Control Hosp Epidemiol，2008，29：S41-50.

6. 中华人民共和国卫生部 . 导尿管相关尿路感染预防与控制技术指南（试行），2010.

7. Guideline for Prevention of Catheter-associated Urinary Tract Infections，2009，HICPAC.

8. Evelyn Lo，MD，Lindsay E. Nicolle，et al. Strategies to prevent catheter associated urinary tract infections in

acute care hospitals 2014 update. Infect Control Hosp Epidemiol，2014，35（5）：464-479.

9．热伊拜·亚迪伕尔，吴安华．英国 NHS 医院——预防医院感染循证指南（Ⅰ）．中国感染控制杂志，2014，13（7）：447-448.

10．热伊拜·亚迪伕尔，吴安华．英国预防医院感染循证指南——预防留置导尿管相关感染的指南（Ⅲ）．中国感染控制杂志，2014，13（10）：639-640.

11．刘思娣，吴安华．美国急性病医院预防医院感染策略纲要（2014更新版）Ⅰ．中国感染控制杂志，2014，13（11）：702-704.

（张秀月　程莉莉）

第五章　手术部位感染的监测与防控

一、概述

手术部位感染（surgical site infection，SSI）是最常见的医院感染类型之一，美国每年大约发生 30 万起 SSI 事件，占所有医院感染的 17%，发生率仅次于导尿管相关性尿路感染。在不同的研究中，SSI 的发病率差异较大，原因包括缺乏统一的 SSI 诊断标准、纳入手术类型以及监测方法不同等，但是一般来说，发展中国家 SSI 发病率普遍高于发达国家水平。SSI 会增加病人的住院时间、再住院率和病死率，死亡风险是非手术部位感染患者的 2 ～ 11 倍。此外，SSI 还会带来严重的经济负担，据报道每例 SSI 患者额外支出费用为 3000 ～ 29000 美元，美国每年因为 SSI 的经济损失高达 100 亿美元。目前中国缺乏关于 SSI 的前瞻性、全国性研究，相关信息相对匮乏。对 SSI 进行监测，一方面有助于了解我国 SSI 的发生现状；另外一方面也能有效预防 SSI 的发生及评价防控效果，从而提高我国的 SSI 防控能力。

二、手术部位感染的定义与监测

（一）SSI的诊断标准

1. 表浅切口感染　指术后 30 日内发生仅累及手术切口的皮肤或者皮下组织的感染，并至少符合下述条件之一：

（1）来自表浅切口的脓性引流液，无论有无实验室诊断。

（2）通过无菌方式从表浅切口中取得的液体或组织培养分离出微生物。

（3）至少有一项感染的症状或体征：疼痛或压痛，局部水肿，红肿或发热，以及由外科医生有意敞开的表浅切口，除非培养阴性。

（4）由外科医生或主治医师诊断的表浅切口感染。

2. 深部切口感染　无植入物手术后 30 日内，有植入物手术后 1 年内出现的与手术有关的感染，并且感染累及手术切口深部软组织（如筋膜和肌层），符合下述条件之一：

（1）来自手术部位深部切口的脓性引流液，不涉及手术部位的器官/腔隙。

（2）自发性裂开，或由手术医生有意敞开的深部切口，患者至少有以下一项症状体征：发热（> 38℃），局部疼痛或压痛，除非培养阴性。

（3）通过直接检查或再次手术，或通过组织病理学或放射学检查发现脓肿或其他累及深部切口的感染证据。

（4）由手术医生或主治医生诊断的深部切口 SSI。

3. 器官/腔隙感染 无植入物手术后 30 日内，有植入物手术后 1 年内出现的与手术有关的感染，并且感染累及除切口外的任何手术中打开或进行操作的解剖部位（如器官或腔隙），并至少符合下述条件之一：

（1）通过伤口进入器官/组织，用棉签发现脓性引流物。

（2）采用无菌技术从器官/腔隙中获得的液体或组织培养出微生物。

（3）通过直接检查、再次手术或组织病理学或放射学检查发现累及器官/腔隙的脓肿或其他感染证据。

（4）由手术医生或主治医生诊断的器官（腔隙）感染。

4. 关于手术部位感染定义的说明

（1）术后仅在引流处发生而未累及深部及器官（腔隙）的感染应归入浅表切口感染。

（2）某些情况下，从切口处对器官（间隙）感染引流。这些情况下通常无需再次手术，认为是切口并发症，因此归入深层切口感染；如果两者都存在，请参考"特定部位器官/间隙感染的定义"以确定是否为器官（间隙）感染。

（3）若表浅切口感染、深部切口感染同时存在，则归入深部切口感染。

（4）临床医生诊断：定义为 SSI 之前应仔细评估。仅凭抗生素处方，而未确认 SSI 为治疗原因，不足以作为临床医生诊断为 SSI 的依据。

（5）培养出微生物：还需要有脓细胞存在，以防培养出的细菌为正常菌群，而不是伤口感染的病原菌。

（6）SSI 感染日期的确定：即第一次发现手术部位感染的体征或症状的日期。

1）如果本信息无法获得或不清楚，应将取微生物标本日期作为手术部位感染确诊的日期，而不是将获得阳性报告的日期作为手术部位感染日期。

2）如果手术部位感染是在出院后检查出来的，而发生感染的日期不明，则应记录发现病人感染的日期，即病人再次入院的日期或健康护理专家第一次看到该病人的日期。

3）如果手术部位标本在病人出院或死亡前取得，而微生物检查阳性结果在病人出院后报告，必须复核医生和护士的记录以确定该病人是否发生了符合标准的手术部位感染。如果发生了就必须填写手术收集表当中关于感染的数据。

（7）注意与脂肪液化的鉴别

1）脂肪液化多发生于术后 3～7 天，大部分病人诉切口有较多渗液，无其他自觉症状。

2）部分病人于常规检查切口时发现敷料上有黄色渗液，按压切口皮下有较多渗液。

3）切口边缘无红、肿、热、痛及皮下组织坏死征象。

4）切口愈合不良，皮下组织游离，渗液中可见漂浮的脂肪滴。

5）渗出液涂片镜检可见大量脂肪滴，连续 3 次培养无细菌生长。

5. 器官/间隙感染可分成下列特定部位的感染 即动脉或静脉、骨（骨髓炎）、心内膜（心内膜炎）、胃肠道[包括食管、胃、小肠、大肠和直肠（不包括阑尾炎和胃肠炎）]、腹腔内（包括腹膜、膈下或隔膜下间隙、胆囊、胆管、肝（不包括肝炎）、脾、胰和其他腹腔内组织或区域）、关节或关节囊、纵隔（纵隔炎）、心肌或心包膜（心肌炎或心包膜炎）、其他女性生殖道（包括阴道、子宫、卵巢或其他深层骨盆组织）和阴道断端。

（1）动脉或静脉感染：动脉或静脉感染，包括动静脉移植，必须至少符合下列标准之一：

标准 1：手术中去除的动脉或静脉能够培养出微生物，并且血液的培养无微生物生长或没有做。

标准 2：手术时或组织病理学检查发现动脉或静脉感染的证据。

标准 3：病人的血管处引流出化脓性物质，并且血液的培养无微生物生长或没有做。

（2）心内膜炎：包括正常心脏瓣膜或人工心脏瓣膜的心内膜炎，必须至少符合下列标准之一：

标准 1：心瓣膜或赘生物能培养出微生物。

标准 2：病人具有下列未明原因引起的症状或体征中的两项或两项以上：发热（＞38℃），出现新的心脏杂音或心脏杂音发生改变，栓塞现象，皮肤的异常现象（即出现瘀点、破裂出血、皮下节结疼痛），充血性心力衰竭或心脏传导异常 *，并且至少符合下列条件之一：

a．两份以上的血液培养物有微生物生长。

b．当未进行血液培养或培养为阴性时，对心瓣膜进行革兰染色能够看到微生物。

c．手术或尸检时发现心瓣膜赘生物。

d．血液或尿液的细菌抗原检测为阳性（例如：流感嗜血杆菌、肺炎链球菌、脑膜炎链球菌或者 B 群链球菌）。

e．超声心动图发现新的赘生物。

诊断时如果病人已经奄奄一息，医生应当进行恰当的抗生素治疗。

* 对于小于 1 岁的病人至少要有下列未明原因引起的症状或体征中的两项：发热（＞38℃），体温过低（＜37℃），呼吸暂停，心搏缓慢，出现新的心脏杂音或心脏杂音发生改变，栓塞现象，皮肤的异常现象（即出现瘀点、破裂出血、皮下节结疼痛），充血性心力衰竭或心脏传导异常。

（3）胃肠道感染：包括食管、胃、小肠、大肠和直肠（不包括阑尾炎和胃肠炎），必须至少符合下列标准之一：

标准 1：手术时或组织病理学检查发现有脓肿或感染的其他证据。

标准 2：病人具有下列未明原因引起的、与器官或组织感染相符的症状或体征中的至少两项：发热（＞38℃），恶心，呕吐，腹痛或敏感，并且至少符合下列条件之一：

a．由手术或内窥镜取得的组织、外科引流管上获取的组织或引流物的能培养出微生物。

b．对由手术或内窥镜取得的组织、外科引流管上获取的组织或引流物进行革兰染色能够看到微生物，或者显微镜下观察上述组织或引流物能够看到多核巨细胞。

c．血液能够培养出微生物。

d．放射线学检查发现病理变化。

e．内窥镜检查发现病理变化（例如：念珠菌食管炎或直肠炎）。

（4）腹腔内：包括胆囊、胆管、肝（不包括病毒性肝炎）、脾、胰、腹膜、膈下或隔膜下间隙和其他腹腔内组织或区域，并且必须至少符合下列标准之一：

标准 1：通过手术或穿刺吸引从腹腔内取得化脓性物质能培养出微生物。

标准 2：手术时或组织病理学检查发现有腹腔内脓肿或感染的其他证据。

标准 3：病人具有下列未明原因引起的症状或体征中的至少两项：发热（＞38℃），恶心，呕吐，腹痛或黄疸，并且至少符合下列条件之一：

　　a．手术中放置的引流管（例如：闭式吸引引流系统、开放式引流管、T 型引流管）的引流物能培养出微生物。

　　b．对手术或穿刺吸引取得的组织或引流物进行革兰染色能够看到微生物。

　　c．血液能够培养出微生物，并且有放射线学上的感染的证据，例如：超声检查、CT 扫描、磁共振（MRI）或放射性标记扫描（镓、锝等）有异常发现或 X 线检查异常。

　　（5）关节或关节囊感染：关节或关节囊感染必须至少符合下列标准之一：

　　标准 1：关节液或滑膜活检能培养出微生物。

　　标准 2：手术时或组织病理学检查发现有关节或关节囊感染的证据。

　　标准 3：病人具有下列未明原因引起的症状或体征中的至少两项：关节疼痛、肿胀、敏感、发热、渗液或者运动障碍，并且至少符合下列条件之一：

　　a．对关节液进行革兰染色能够看到微生物和白细胞。

　　b．血液、尿液或关节液的微生物抗原检测为阳性。

　　c．细胞层面和关节液的化学性质与感染情况相符，而不符合风湿病。

　　d．感染的放射线学证据，例如：X 线检查、CT 扫描、磁共振（MRI）。

　　（6）纵隔炎：纵隔炎必须至少符合下列标准之一：

　　标准 1：手术中取得或穿刺吸出的纵隔组织或液体能培养出微生物。

　　标准 2：手术时或组织病理学检查发现纵隔感染的证据。

　　标准 3：病人具有下列原因未明的症状或体征中的一项以上：发热（> 38℃），胸痛，或胸骨不稳定，＊并且至少符合下列条件之一：

　　a．纵隔区化脓。

　　b．血液或纵隔区的脓液能培养出微生物。

　　c．X 射线检查发现纵隔扩张。

　　＊对于小于一岁的病人至少要有下列原因未明的症状或体征中的一项：发热（> 38℃），体温过低（< 37℃），呼吸暂停，心搏缓慢，胸骨不稳定。

　　（7）心肌炎或心包炎：心肌炎或心包炎必须至少符合下列标准之一：

　　标准 1：手术或穿刺取得心包组织或液体能培养出微生物。

　　标准 2：病人具有下列未明原因引起的症状或体征中的至少两项：发热（> 38℃），胸痛，奇脉或心脏增大，＊并且至少符合下列条件之一：

　　a．心电图异常，符合心肌炎或心包炎。

　　b．血液微生物抗原检测为阳性（例如：流感嗜血杆菌，肺炎链球菌）。

　　c．心脏组织的组织学检查有心肌炎或心包炎的证据。

　　d．特异性抗体有四倍以上升高，从咽部或粪便中有 / 无分离到病毒。

　　e．超声心动图、CT 扫描、磁共振（MRI）或血管造影发现心包渗液。

　　＊对于小于一岁的病人至少要有下列原因未明的症状或体征中的两项：发热（> 38℃），体温过低（< 37℃），呼吸暂停，心搏缓慢，奇脉，或心脏增大。

　　（8）骨髓炎：骨髓炎必须至少符合下列标准之一：

　　标准 1：骨骼能培养出微生物。

　　标准 2：手术时或组织病理学检查发现有骨髓炎的其他证据。

　　标准 3：病人具有下列未明原因引起的症状或体征中的至少两项：发热（> 38℃），局部肿胀，敏感，发热或感染可疑部位有引流物，并且至少符合下列条件之一：

　　a. 血液能培养出微生物。

　　b. 血液微生物抗原检测为阳性（例如：流感嗜血杆菌，肺炎链球菌）。

　　c. 感染的放射线学依据，例如：X 线检查、CT 扫描、磁共振（MRI）。

　　d. 或放射性标记扫描（镓、锝等）有异常发现。

　　(9) 其他女性生殖道：其他女性生殖道包括阴道、子宫、卵巢或其他深层骨盆组织的感染（不包括子宫内膜炎或阴道断端），必须至少符合下列标准之一：

　　标准 1：感染部位的组织或液体能培养出微生物。

　　标准 2：手术时或组织病理学检查发现感染部位有脓肿或其他感染证据。

　　标准 3：病人具有下列未明原因引起的症状或体征中的至少两项：发热（> 38℃），恶心，呕吐，疼痛，敏感，或排尿困难，并且至少符合下列条件之一：

　　a. 血液能培养出微生物。

　　b. 医生诊断。

　　(10) 阴道断端：阴道断端感染必须至少符合下列标准之一：

　　标准 1：子宫切除术后，阴道断端有化脓性引流物。

　　标准 2：子宫切除术后，阴道断端有脓肿。

　　标准 3：子宫切除术后，从阴道断端取得的组织或液体能培养出病原体。

（二）SSI的监测

　　1. SSI 监测方法　SSIs 的监测方法包括直接法和间接法两种，直接法是指术后 24 ~ 48h 开始由医护人员或感染控制与预防专家每天对手术创口进行监察，是 SSI 监测方法中最准确的一种方法。虽然直接法可作为相关研究的金标准，但是临床实践中因可行性受限而很少使用；间接法是指由医院感染防控相关人员查阅微生物学报告、患者病历、筛查再入院和（或）二次手术情况、利用其他信息如诊断编码、操作编码、手术报告或抗菌药物使用记录等进行监测。间接法相较于直接法金标准，具有较高的灵敏度（84% ~ 89%）和特异度（99.8%）。间接法所包含的内容中敏感性最高的几项指标包括：回顾护理记录、国际疾病分类、第九版编码系统以及抗菌药物使用情况。但 SSI 间接监测法在监测浅表切口感染方面结果并不十分可靠，尤其是对于那些出院后的患者而言。

　　2. 监测时间　如果没有植入物，应于术后 30 天停止 SSIs 监测（因为术后 30 天之后发生的感染不符合 SSI 的定义）。如果存在植入物，则应该在病人术后住院期间持续监测（因为这种情况在术后一年内符合 SSI 的定义）。如果在监测周期结束时病人仍然住院，则继续监测 30 天或至病人出院。

　　3. 出院后监测　随着越来越多的外科手术从急诊医院转移到了门诊以及术后住院时间也逐渐缩短，这种趋势突出了出院后疾病监测的重要性，若没有后续跟踪监测，就可能低估了 SSI 发生率，以及错失了改善医疗服务、加强患者安全和预防 SSI 发生的机会。

　　SSI 发生率可随出院后监测方法、手术医院、SSI 类型或手术操作的不同而有所差异。目前还没有建立可靠的或标准的出院后监测方法，而基于外科医生和患者问卷调查结果的出院后监测法，其敏感性及特异性都并不尽如人意。对门诊而言，在常规监测患者术后恢复情况或管理并发症方面都面临了巨大的挑战，因为患者术后可能并不一定按规定复诊。

因此需要开展相关研究，以便更好地针对急症住院手术患者过渡到门诊流动复查而制订出院后监测方案。门诊处理的最常见的手术相关感染就是表浅切口 SSI；而深部切口和器官（间隙）感染则需要再入院接受进一步处理。

有研究发现，术后出院发生深部 SSI 比例范围，从结肠切除术的 SSI 发生率 6% 到膝关节置换术的 SSI 发生率 88%。解释这两项手术操作发生 SSI 比例差异如此之大的原因，可能是由于这两种手术操作伤口污染分类不同和出院后监测持续时长有关（前者与后者植入物相关操作监测时间分别为 30 天 vs 1 年）。国外另外一项研究表明，结肠术后 SSI 中有 10.5% 是在患者出院后发生的。通过各种方法完善出院监测以后，可以得到医疗机构真实的 SSI 发生率，减少不同出院监测方法所带来的潜在偏移，使不同医疗机构之间的 SSI 具有可比性。

三、手术部位感染的预防与控制措施

（一）SSI感染的预防与控制措施

研究指出，高达 60% 的 SSI 可通过循证干预措施避免。为了有效预防和控制 SSI，目前美国 CDC、英国 NICE、中国香港卫生署等多个国家、地区颁布了相应的 SSI 防控指南。2014 年美国感染病学会和美国医疗保健流行病学学会（IDSA/SHEA）发布了最新版《手术部位感染预防指南》。目前，国内外常用的基于现代循证医学研究的干预措施主要包括：①血糖控制；②抗菌药物管理；③手卫生；④皮肤消毒；⑤术中核心体温监测及保温；⑥术中供氧；⑦ SSI 监测及反馈。

1. 血糖控制

（1）控制时机：不同指南对血糖控制的时机建议不同，1999 年美国 CDC 版指南指出需严格控制糖尿病患者的血糖水平尤其注意防止围手术期出现高血糖；2009 年香港卫生署版指南中则强调应将高血糖症患者围手术期及术后 48h 的血糖水平控制在 < 11.1mmol/L 的水平；2014 年 IDSA/SHEA 最新版指南中则指出，术后要立刻控制血糖，血糖水平应维持在 ≤ 180mg/dl；而 2008 年英国 NICE 版指南中提出，对于非糖尿病患者，无需为了使患者术后达到最佳血糖水平而常规使用胰岛素。

（2）控制水平：血糖控制可以明显降低术后 SSI 的发生，但是血糖水平究竟应该控制到何种程度目前尚有争议。传统血糖控制是指将血糖水平控制在 < 11.2mmol/L，此外，国外也有一些学者提出严格或强化血糖控制方案（维持血糖水平 4.5 ~ 6.0 mmol/L），认为该方案可明显降低外科 ICU 血源性感染、急性肠功能衰竭、多神经病变等发生率。Yuan J 等在胃切除术后接受肠外营养的 212 例糖尿病患者中对比严格血糖控制方案（连续输注胰岛素使得目标血糖控制在 4.4 ~ 6.1 mmol/L）和传统血糖控制方案（间歇给胰岛素控制血糖在 < 11.1 mmol/L），结果发现严格血糖控制会降低 SSI（4.7% *vs.* 13.2%，$P < 0.030$），但同时会增加的低血糖的发生率（7.5 *vs.* 0.9 %，$P = 0.035$），有学者认为低血糖对手术患者的危害更大，有可能导致更高比例的不良预后如中风和死亡的出现。目前，国际重要指南包括 2014 年 IDSA/SHEA 最新版指南均未建议采取严格或强化血糖控制方案。

2. 抗菌药物管理　预防性使用抗菌药物可以降低 SSI 的发生风险，但应注意的是长时间预防性用药不仅会造成大量的医疗资源浪费，还会增加细菌的耐药率。除万古霉素和氟喹诺酮类外切皮前 1～2h 给药，其他抗菌药物切皮前 0.5～1h 内使用（根据不同药物代谢特点），静脉制剂快速给药保证皮下组织中药物浓度在切皮时达到有效抗菌浓度，并维持到术后 4h；若患者术中失血量＞1500ml 或手术时间＞3h 则术中追加一次抗菌药物的使用。各科室应根据各专科情况选择合适的抗菌药物种类。

3．**手卫生**　手卫生是降低包括 SSI 在内的各类医院感染最经济有效的干预措施。手卫生的目的是消除手术人员指甲、手和手臂的污物和暂居菌，将常驻菌减少到最低程度，抑制细菌的快速繁殖，防止在手术过程中微生物通过未察觉的小孔进入开放伤口，从而预防 SSI 的发生。

4．**皮肤消毒**　不同指南建议的皮肤消毒剂不同，美国 CDC 推荐酒精、氯己定和聚维酮碘进行皮肤消毒；英国 NICE 版指南指出聚维酮碘或氯己定是最合适的皮肤消毒剂；香港卫生署颁布的指南建议使用氯己定进行皮肤消毒；IDSA/SHEA 最新版指南则提出，若无禁忌证，术前使用含酒精的消毒液进行备皮，该指南认为酒精是一种可用来进行术前皮肤消毒的高效杀菌剂，但单独使用不能持久维持抗菌活性，将洗必泰或碘伏混合酒精可获得快速、持久的叠加消毒作用，但最有效的酒精消毒组合搭配目前还不清楚。不同的消毒剂有各自的优缺点，酒精对某些特殊手术操作、特定手术部位是禁忌使用的，如可能引起火灾的风险操作以及黏膜、角膜或耳部的手术等；聚维酮碘起效时间相对较慢，具有皮肤刺激性，可引起接触性皮炎等不良反应；氯己定具有刺激性，不可用于眼、中耳、脑膜或其他敏感组织。因此，选择何种消毒剂应根据患者、手术部位等各种因素综合选择。

5．**术中核心体温监测及保温**　几乎所有的全身麻醉患者都会发生围手术期低温。低温可能直接影响中性粒细胞功能，或通过刺激皮下血管收缩及继发性组织缺氧间接损伤中性粒细胞功能，降低机体的免疫系统功能，从而增加患者术后 SSI 的风险。由于麻醉过程中并不是常规监测体温，因此可能有大量的低温患者没有被发现，更没有采取积极的干预措施。目前报道的术中保温措施有强力空气加热、循环温水床垫包绕患者传导加热、电阻加热（电热毯）、加热需输注的冷的血液等液体和加热冲洗液等。

6．**术中供氧**　组织中保证足够的氧分压对于组织抗感染、切口愈合具有十分重要的意义。低氧会影响中性粒细胞、巨噬细胞、成纤维细胞的抗感染、抗炎和修复功能，手术过程中及复苏期间血氧饱和度应维持在 95% 以上，缺氧会影响巨噬细胞、中性粒细胞功能，当 PO_2 降至 20～40mmHg 以下时，中性粒细胞的杀菌能力迅速下降。多项研究表明，围手术期补充氧气可降低 SSI 发生率。目前，英国 NICE 版指南及 2014 年 IDSA/SHEA 最新版指南建议手术患者术中或术后供氧，而 1999 年美国 CDC 版及 2009 年香港卫生署版指南均未提及围手术期供氧相关建议。

7．**SSI 监测及反馈**　监测是减少医院感染的重要手段。有研究发现，通过数据收集、分析以及将感染率反馈给医生等监测手段，能显著降低 SSI 发生率。进行 SSI 监测，至少应建立地区级别的监测系统，完善监测规范，提高监测的准确性，并将监测所得的信息分析汇总后及时反馈给各临床医生。

（二）不推荐的防控措施

1．**进行不必要的备皮**　术前一日剃毛可增加感染风险。传统观点认为，毛发特别是毛囊是微生物常见寄居处，术前剃毛可减少细菌数量，有利于消毒液灭菌，降低术后 SSI 风险。从 20 世纪 20 年代开始术前备皮去毛就被视为不可缺少的一项常规护理操作沿用至今。近年来，不断有研究对术前剃毛备皮提出质疑，认为完整的皮肤组织结构是机体与外界环境之间的天然屏障，术前剃毛备皮破坏皮肤完整性，造成肉眼看不见但实际存在的表皮组织损伤，这些损伤为细菌进入体内创造了条件；公用的剃毛刀具如果消毒的不彻底则会增加交叉感染的机会并传播疾病，这些都易导致 SSI 的发生。美国 CDC 发布的《手术部位感染预防指南》中指出：如果不涉及手术野，毛发可以不去除；如果要去除毛发，去除的时间距离手术越近越好，最好使用剪毛的去毛方式。

2．不常规使用万古霉素作为预防性抗生素用药　但在某些特殊情况下可考虑选用，如经证实的 MRSA 引起的 SSI 爆发、目标高危人群（包括接受心胸手术患者和老年糖尿病人群）MRSA 感染性 SSI、假体植入高危手术等。

3．不要经常使用消毒液浸泡过的缝线缝合作为预防 SSI 发生的策略　一项对 7 个随机对照试验进行荟萃分析的研究显示，实验组与对照组相比 SSI 发生率或伤口裂开率都没有显著统计学差异；此外，一项小型试验还担忧使用这些缝线有增加伤口裂开率的风险；至于使用这种缝线对机体抗生素耐药性的影响尚不清楚。

4．不要常规使用无菌巾作为预防 SSI 的策略　切口无菌巾是指切口部位覆盖一层无菌单，用来尽量减少创口内源性细菌污染，这种无菌巾可能是经过如碘伏这样的消毒液浸泡过的。

而 2007 年 Cochrane 对 5 项临床试验进行回顾分析发现，切口覆盖无菌巾组与没有无菌巾组相比，前者 SSI 发生率更高（RR = 1.23）。另有一项非随机回顾性研究得到了相似的结论，认为消毒液浸泡过的无菌巾并没有发挥预防疝修补术后 SSI 发生的作用。

（三）集束化干预

近年来，多模式干预措施即"干预组合"预防 SSI 的策略越来越被提倡，也就是所谓的集束化（bundles）理念。集束化干预（bundles of care）是指一组干预措施，每个元素都经临床证实能提高患者结局，它们的共同实施比单独执行更为有效，一个集束通常包含 3 ～ 6 个元素。

集束化干预在国外应用已日趋普遍，如 Schweizer 等收集了美国 9 个州 20 家医院接受心脏手术或髋（膝）关节置换术的患者，采取金黄色葡萄球菌筛查以及对鼻腔金黄色葡萄球菌阳性者莫匹罗星涂抹鼻腔＋氯已定肥皂沐浴去定植治疗（若金黄色葡萄球菌为 MRSA，则同时使用万古霉素和头孢唑啉或头孢呋辛作为围手术期预防用药）的干预 bundles 预防 SSI，结果显示干预后较干预前金黄色葡萄球菌相关 SSI 率明显下降（21% vs. 36%，RR = 0.58，95% CI = 0.37 ～ 0.92）。Waits 等纳入 24 家医院 4085 例直肠手术，对每个手术患者的干预组合措施进行评分，干预措施包括：①手术护理改善；②术后正常体温；③口服抗菌药物进行肠道准备；④围手术期血糖控制；⑤实施微创手术；⑥缩短手术时间，结果显示干预组合评分满分（6 分）者调整后的 SSI 率为 2.0%（95%CI：0.5 ～ 7.9%），显著低于干预组合评分为 1 分的患者（17.5%；95% CI：10.8 ～ 27.1%），提示"集束化干预"可作为降低患者术后 SSI 的有效措施。Marin 等为了评估一组干预措施组合（即鼻前庭去定植加糖肽类抗菌药物预防性用药）在心脏手术和关节置换术患者中能否有效减少由革兰阳性细菌所导致的 SSI，对 39 项相关研究进行了 meta 分析，结果表明此干预组合对 MRSA 携带者起到了显著的保护性作用（RR = 0.41，95%CI：0.30 *vs.* 0.56）。

（四）国内现状及存在的主要问题

尽管中国 SSI 的预防工作开展较晚，但卫生部近年出台一些相关的技术规范、标准，如《消毒供应室规范》、《医务人员手卫生规范》和《外科手术部位感染控制指南》，特别是 2011 年开展的抗菌药物专项整治工作，有效地规范了抗菌药物的使用，提高了手术安全性。然而近年来，由于各种高难度手术的开展，感染病原菌的变迁及细菌耐药性的增加，手术部位感染的预防和控制又面临新的挑战，主要包括：

1. 部分医疗机构特别是基层医疗机构没有完善的医院感染监测信息系统，不利于手术部位感染的监测与防控。

2. 目前我国医院感染管理人员来自外科专业的较少，对手术过程中的各个环节不甚了解，对国际 SSI 防控知识的更新不够。

3. 由于临床外科医生一般比较专注于手术技巧和手术难度，而对包括 SSI 在内的医院感染防控不甚重视，增加了 SSI 防控的难度。

4. SSIs 医院感染的诊断标准、监测方法不一致，不同医院监测的手术类型不同，监测结果未调整不同手术风险度，结果不具有可比性。

5. 相当一部分的 SSI 发生在出院后，目前国内尚未有 SSI 出院后随访情况的数据，也还未建立完善及有效的出院后监测方案。

四、手术部位感染监测、预防与控制实例

（一）诊断标准：采取前面"二、手术部位感染的定义与监测"中的标准。

（二）术语与定义

1．ASA 评分

表5-1　ASA评分标准

ASA 分值	标准
1	正常健康。除局部病变外，无系统性疾病
2	有轻度或中度系统性疾病
3	有严重系统性疾病，日常活动受限，但未丧失工作能力
4	有严重系统性疾病，已丧失工作能力，威胁生命安全
5	病情危重，生命难以维持的濒死病人

2．切口类型

（1）清洁切口，用"Ⅰ"代表，是指非外伤性的、未感染的伤口；手术未进入呼吸道、消化道、泌尿生殖道及口咽部位。既指的是缝合的无菌切口，如甲状腺次全切除术等。

（2）可能污染的切口，用"Ⅱ"代表，是指手术时可能带有污染的缝合切口，如胃大

部切除术等。皮肤不容易彻底灭菌的部位、6h 内伤口经过清创术缝合、新缝合的切口又再度切开者，都属此类。

（3）污染切口，用"Ⅲ"代表，是指临近感染区或组织直接暴露与感染物的切口，如化脓性阑尾炎手术、肠梗阻坏死的手术、局部含有坏死组织的陈旧性创伤伤口等。

3．手术时间　手术时间是伤口暴露于潜在污染源的时间长短的衡量指标，指皮肤从切开到关闭的时间，要尽量准确，单位为分钟。

表5-2　NNIS 规定的各类手术时间的T值

手术分类	T 值（小时）	手术分类	T 值（小时）
腹式子宫切除术	2	大肠手术	3
股骨颈修复手术	2	血管手术	3

* 该 T 值来源于 NINSS 数据

记录手术时间注意事项：

（1）当病人在同一台手术中，通过一个切口进行不止一种手术时，不管这些手术是否属于不同类别，记录手术的总时间。

（2）当病人在同一台手术中，通过不同切口进行几项手术时，记录通过每个切口进行手术的时间。不过，对于既有胸部切口又有大腿切口的冠状动脉搭桥术，只要在一张数据收集表上记录通过两个切口进行的手术的总时间。

（3）如果病人在第一次手术后 72h 内由于早期并发症（例如：出血）而再次手术，将两次手术的时间相加作为"手术时间"。

（4）NNIS 危险指数：要在医院之间、医生之间和不同时间进行比较，必须对患者的危险程度进行分层，目前 NNIS 危险指数是根据危险程度区分手术部位感染率的最佳方法。NNIS 危险指数是对根据每项手术时有无下列危险因素进行评分。

表5-3　NNIS危险指数的评分标准

	危险因素	评分标准
手术时间（h）	≤ 75 百分位（T 值）	0
	> 75 百分位（T 值）	1
手术切口清洁度	Ⅰ 类切口、Ⅱ 类切口	0
	Ⅲ 类切口	1
ASA 评分	1、2	0
	3、4、5、6	1

T 值是手术时间的第 75 个百分点，根据手术类别而定（表 5-2）。

每个危险因素在危险指数中占 1 分，因此危险指数分为 0、1、2、3 四个等级。

（三）监测方法与干预措施

1. 监测方法

（1）监测手术种类

1）选择监测的手术类型：从手术列表里选择一类或几类参加监测，也可根据本院情况增加监测手术类型。

表5-4　监测手术种类

分类	手术说明	ICD9
腹式子宫切除术	剖开腹部切除子宫，伴有或不伴有卵巢和（或）输卵管切除	
大肠手术	切开、切除或接合大肠，包括大小肠吻合术	
股骨颈修复手术	置换股骨头，包括对以前的半关节成形术进行修正（但不包括转变为全关节置换）、采用开放固定术的股骨颈切开复位术	
血管手术	动静脉手术，包括主动脉瘤修补、血管移植以及颈动脉、髂动脉、股动脉或腘动脉的手术。不包括静脉曲张修复、动脉插管、冠状动脉搭桥或肺动脉手术	

2）监测对象：所选手术类型的所有急诊和择期病人。

3）不包括以下手术

a．内窥镜或腹腔镜手术：SSI风险与一般手术不同，住院时间很短；

b．手术室内未完全关闭切口的手术：扩创术、血肿引流等；

c．Ⅲ诊断性手术：活组织检查、支气管镜检查、吸引术、注射或导管插入术等。

（2）监测方法：感染控制小组专职人员采用主动性及预防性监测，对手术患者切口感染进行前瞻性调查，包括查看患者病程记录单、各种感染相关检查结果，与临床医生及感染控制护士协调合作，完成SSI监测、明确感染诊断。监测期间，医护人员填写手术感染部位监测登记表（附表5-1）、感染控制专职人员负责填写干预措施观察表（附表5-2）。

2. 干预措施与干预方法

（1）感染控制部门

1）制订相关制度：包括抗菌药物的合理使用、手术室的医院感染管理、手术器械的消毒灭菌制度、手卫生制度等。

2）教育培训：开展相关科室的教育培训，对所有医护人员、保洁人员分别进行培训和宣教，提高他们对手术部位感染的认识，严格执行工作中涉及的SSI预防控制措施。培训内容包括SSI现状、危害、相关制度和操作规程。

3）获取上级行政支持，提高领导对SSI防控的重视，增加对SSI防控的人力、物力投入。

4）与临床科室合作，保证SSI的顺利进行，及时获取SSI监测的反馈数据。

5）与各临床科室进行沟通，确定本科室有效的干预措施，并对干预措施的依从性进行观察和记录。

6）定期向监测科室反馈SSI监测情况及干预措施执行情况，提出改进建议。

7）项目结束后对SSI的防控措施评价，可进行成本效益分析。

（2）临床科室

1）必选的干预措施

a. 术前沐浴：教育或协助患者在术前一晚淋浴或沐浴。

b. 去除毛发：教育临床科室尽量减少不必要的去毛，如确实需要，尽量缩短备皮时间并选用剪毛方式，有条件的医院可采用安全剪毛设备。

c. 手套：术中有破损高度危险性及污染会造成严重后果时，应考虑戴 2 副手套。

d. 手术衣及铺单：有条件的医院尽量采用低絮或无絮材料制成的一次性防水手术衣或铺单。

e. 手卫生：科室手卫生设施配备齐全，加强培训和检查，提高全体人员（包括医护人员、保洁人员、陪护人员等）的手卫生依从性。

f. 合理预防使用抗菌药物：切皮前 30min 至 1h 内使用（根据不同药物代谢特点，万古霉素和氟喹诺酮类药物可以于切皮前 2h 给药），静脉制剂快速给药保证皮下组织中药物浓度在切皮时达到有效抗菌浓度，并维持到术后 4h；若患者术中失血量＞1500ml 或手术时间＞3h 则术中酌情追加一次抗菌药物的使用。各科室应根据各专科情况选择合适的抗菌药物种类。

g. SSI 监测及反馈：密切观察患者切口情况，怀疑感染时及时采集样本送检，明确诊断，并填写相关信息。有条件的医院可建立患者出院后追踪档案，病人出院时告知病人切口一旦出现异常，应及时与临床科室联系。监测所得的信息进行分析汇总后应及时反馈给各临床医生。

2）可选措施

a. 手术切口贴膜：有条件的医院推荐使用含碘手术贴膜。

b. 供氧：手术过程中及复苏期间血氧饱和度应维持在 95% 以上。

c. 术中保温及核心体温监测：围手术期对患者核心体温进行动态监测，尽可能及早为围手术期患者采用保温或加热措施，有条件的医院推荐采用更为安全的保温设备和措施，如加热冲洗液、强力空气加热毯等。

3. 随访

（1）出院时告知病人，伤口有红、肿、痛或有分泌物（原无分泌物）或分泌物增多、有异味（原来就有分泌物者）及时来医院就诊。有条件的医院，可于术后 30 天内查阅门诊就诊患者列表，观察术后患者门诊就诊情况。

（2）无植入物手术患者，术后 30 天随访一次即可；有植入物患者每 3 个月随访一次，随访 1 年。

（四）监测与干预效果的统计分析

1. 监测感染指标

（1）SSI 累计发生率：每 100 项手术中发生 SSI 的数量，考虑了同一病人在同一项手术中发生多个 SSI 的情况。

$$\text{SSI 累计发生率（\%）} = \frac{\text{观察期间某种手术病人的 SSI 数}}{\text{观察期间某种手术病人数}} \times 100$$

（2）各类手术切口感染专率：观察期间各类手术患者中手术切口感染发生的频率。

$$某类手术切口感染专率（\%）=\frac{观察期间某类手术切口感染患者数}{观察期间某类手术患者总数}\times100$$

（3）外科医生 SSI 专率：监测期间某医生实施的手术中发生 SSI 的频率

$$某外科医生 SSI 专率（\%）=\frac{观察期间该医生手术中发生的 SSI 数}{观察期间某医生实施的手术总数}\times100$$

（4）不同 NNIS 分值外科手术医生感染专率

$$某外科医生不同 NNIS 分值 SSI 专率（\%）=\frac{观察期间该医生不同 NNIS 分值手术中发生的 SSI 数}{观察期间某医生实施的不同 NNIS 分值手术总数}\times100$$

（5）平均危险指数

$$平均危险指数=\frac{\sum（危险指数等级 \times 手术例数）}{手术例数总和}$$

（6）医生调整 SSI 专率

$$医生调整 SSI 专率（\%）=\frac{观察期间某医生的 SSI 专率}{某医生的平均危险指数}\times100$$

2．干预措施依从性指标

（1）手卫生依从性（%）=（实际手卫生人次数 / 应进行手卫生人次数）×100

（2）术前沐浴依从性（%）=（实际术前沐浴人次数 / 应进行术前沐浴人次数）×100

（3）手术当日备皮依从性（%）=（实际手术当日合理备皮或未备皮人次数 / 总的观察人次数）×100

（4）抗菌药物使用时机合理率（%）=（切皮前 30min 至 1h 内或万古霉素、氟喹诺酮类药物切皮前 2h 给药人次数 / 总的观察人次数）×100

（5）术中追加抗菌药物合理率（%）=（术中失血量＞1500ml 或手术时间＞3h 术中实际追加抗菌药物人次数 / 术中失血量＞1500ml 或手术时间＞3h 总人次数）×100

（6）使用抗菌手术贴膜依从性（%）=（实际使用抗菌手术贴膜人次数 / 总的观察人次数）×100

（7）术中供氧饱和度 95% 以上依从性（%）=（实际术中供氧饱和度 95% 以上人次数 / 总的观察人次数）×100

（8）术中保温依从性（%）=（实际采取术中保温措施人次数 / 总的观察人次数）×100

（五）期望通过项目改进的目标

1．规范 SSI 防控的监测工作。

2．统一 SSI 诊断标准、监测方法，使数据真实、可靠，具有可比性。

3．了解了我国 SSI 发病率情况、SSI 类型构成、SSI 病原体构成以及 SSI 发生危险因素，提高各项干预措施的依从性，降低 SSI 发病率。

（六）项目结果

1. SSI 发病情况

（1）不同手术类型 SSI 发生情况：2013 年 10 月—2014 年 9 月期间全国各省、市共 29 家医院参与了 SSI 监测项目，共监测手术 6309 例，其中 101 名患者发生术后手术部位感染，SSI 总发生率为 1.60%；其中，大肠手术术后 SSI 发生率最高，为 4.47%（74/1655），其次为腹式子宫切除术（1.03%，22/2139）、股骨颈修复手术 SSI 发生率相对较低，为 0.21%（5/2372），血管手术 SSI 发生率为 0，143 例患者均未发生手术部位感染，详见表 5-5。

表5-5　2013年10月—2014年9月参与监测医院与手术一般情况

	医院数量	手术量	SSI 病例数	%SSI
大肠手术	17	1655	74	4.47
腹式子宫切除术	18	2139	22	1.03
股骨颈修复手术	15	2372	5	0.21
血管手术	4	143	0	0.00
合计	29	6309	101	1.60

（2）不同 NNIS（National Nosocomial Infections Surveillance）评分 SSI 发生率：术后 SSI 的风险与病人的一般健康状况、手术类型和手术操作相关。风险指数是用来测量这些变化的，SSI 的主要危险因素包括：污染的伤口（表示可能的微生物污染伤口）；美国麻醉医师学会（ASA）评分 3 分或 3 分以上（表明病人有严重的潜在的系统性疾病）；手术持续时间大于在第 75 百分位，满足以上 1 个条件得 1 分，每个手术 NNIS 得分在 0 和 3 之间。本项目根据不同危险指数（NNIS）计算 SSI 发生率发现，NNIS 评分越高，SSI 感染率有逐渐增加的趋势，与国内外报道一致。

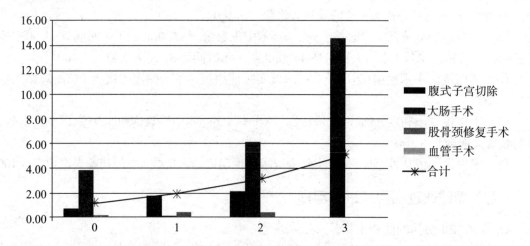

2. SSI 医院感染干预效果　项目基线调查期（2013 年第四季度—2014 年第一季度）与项目干预期（2014 年第二季度—2014 年第三季度）四类手术 SSI 发生率的变化情况见表 5-6。由表 6-5 可以看到，股骨颈修复手术术后 SSI 率则呈小幅度下降趋势，而大肠手术和

腹式子宫切除术项目干预期SSI发生率较基线调查期均有小幅度上升，但经卡方分析，项目基线调查期与项目干预期四类手术的SSI发生率以及四类手术总的SSI率差异均无统计学意义。

表5-6　四类手术不同时期SSI发生率变化情况

	基线调查期（SSI%）	项目干预期（SSI%）	χ^2	P值
大肠手术	3.99	4.75	0.520	0.471
腹式子宫切除术	0.90	1.21	0.493	0.483
股骨颈修复手术	0.25	0.19	0.107	0.744
血管手术	0.00	0.00	—	—
合计	1.40	1.75	1.215	0.270

3．采取干预措施前后防控措施依从性分析　干预前后的各集束化措施依从性见表5-7，在干预期的依从性低于基线期的有：大肠手术的"术中供氧饱和度95%以上"和"术中保温"与腹式子宫切除术的"手术当日备皮"、"使用抗菌手术贴膜"和"术中供氧饱和度95%以上"；其余各措施在干预期均有不同程度的提高，大肠手术"手术部位含氯己定消毒剂消毒"的依从率提高了29.09%。提高率超过20%的措施有：大肠手术的"术前沐浴"（22.95%）和"手术当日备皮"（20.75%）；股骨颈修复手术的"术前沐浴"（26.24%）。提高率超过10%的选项有：腹式子宫切除手术的"术前沐浴"（18.41%）、"手术部位含氯己定消毒剂消毒"（15.19%）；股骨颈修复手术的"手术当日备皮"（12.59%）、"手术部位含氯己定消毒剂消毒"（11.95%）、"用药时间合理"（13.36%）；其余选项的提高率低于10%。

表5-7　不同手术不同阶段干预措施的依从率（%）

手术种类	干预阶段	术前沐浴	手术当日备皮	手术部位含氯己定消毒剂消毒	使用时机合理	用药时间合理	使用抗菌手术贴膜	术中供氧饱和度95%以上	术中保温	手卫生
大肠手术	基线期	37.45	70.01	0.92	84.16	65.31	19.00	82.09	61.28	63.44
	干预期	60.40	90.76	30.01	91.15	72.46	26.78	70.80	51.16	71.78
腹式子宫切除手术	基线期	71.25	76.62	27.30	92.05	91.62	18.49	77.33	69.99	69.42
	干预期	89.66	70.24	42.49	95.19	92.01	10.74	74.82	71.37	78.25
股骨颈修复手术	基线期	65.97	63.38	17.60	86.53	78.35	59.01	89.82	84.32	61.55
	干预期	92.21	75.97	29.55	96.26	91.71	67.33	95.26	84.42	67.53

附表 5-1

手术部位感染监测表

一、基本信息

科室：_____ 姓名：_____ 住院号：_____ 性别：_____ 1. 男 2. 女

身高：_____cm（保留整数）   体重：_____kg（保留整数）

入院日期：_____年_____月_____日 手术日期：_____年_____月_____日

出院日期：_____年_____月_____日

二、手术情况

1. 手术类别：_____ 1. 腹式子宫切除术 2. 大肠手术 3. 股骨颈修复手术 4. 血管手术

2. 手术名称【ICD 编码】：①_____【 】 ②_____【 】
　　　　　　　　　　　　③_____【 】 ④_____【 】

3. 手术类型：_____ 1 急诊 2 择期

4. 一个切口多项手术：_____ 1 是 2 否

5. 植入物：_____ 1 是 2 否

6. ASA 评分：_____ 级（1-5 级）

7. 切口类型：_____ 1. Ⅰ类切口 2. Ⅱ类切口 3. Ⅲ类切口

8. 手术持续时间：_____分钟 开始时间：_____时_____分 结束时间：_____时_____分

9. 主刀医生级别：_____ 1. 主任医师 2. 副主任医师 3. 主治医师 4. 住院医师

三、手术部位感染情况

1. 是否发生：_____ 1 是 2 否

2. 感染日期：_____年_____月_____日

3. SSI 类型：_____ 1. 浅表 2. 深部 3. 器官／腔隙（具体填写感染部位）_____

4. SSI 诊断标准（请在□内划✓）

　□①脓肿或通过组织病理学／放射学检查发现的其他感染证据　　□⑥手术部位疼痛或压痛

　□②手术部位分泌物或拭子经涂片，培养，发现微生物和脓细胞　□⑦手术部位肿胀

　□③由手术医生或主治医生诊断的 SSI　　　　　　　　　　　　□⑧脓性引流液

　□④发热（≥ 38℃）　　　　　　　　　　　　　　　　　　　　□⑨手术部位发红

　□⑤由手术医生有意敞开的切口　　　　　　　　　　　　　　　□⑩其他_____

5. SSI 病原体[1]：

　A 标本采样日期：_____月_____日

　B 检查方法：_____ 1. 镜检 2. 培养 3. 血清学

　C 病原体名称[1]：病原体 1_____ 病原体 2_____ 病原体 3_____

　D 是否进行药敏试验：_____ 1. 是 2. 否

　E 耐药机制[2]：病原体 1_____ 病原体 2_____ 病原体 3_____

四、出院后监测

1. 电话随访[3]：_____ 1. 是 2. 否，请说明原因：_____

2. 患者术后情况：_____ 1. 良好 2. 怀疑感染 3. 确诊感染

注：

1 病原体名称：1. 金黄色葡萄球菌 2. 凝固酶阴性葡萄球菌 3. 肠球菌 4. 大肠埃希菌
　　　　　　　5. 肺炎克雷伯菌 6. 鲍曼不动杆菌 7. 铜绿假单胞菌 8. 变形杆菌 9. 其他

2 耐药机制：0. 非耐药 1. 耐甲氧西林 2. 耐万古霉素 3. 耐头孢噻肟或头孢曲松（ESBL+）
　　　　　　 4. 耐碳青霉烯类 5. 多重耐药 6. 其他

3 电话随访：无植入物患者术后 30 天电话随访；有植入物患者术后每 3 个月电话随访 1 年。

附表 5-2

手术部位感染防控措施依从性监测表

科室：_____　监测时间：_____年_____月_____　监测人员姓名：_____

病历号	手术类型[1]	干预措施（是用"√"表示，否用"×"表示）							
		必选干预措施						可选干预措施	
		术前沐浴	手术当日备皮或未备皮	抗菌药物使用情况				使用抗菌手术贴膜	术中供氧饱和度95%以上	术中保温及核心体温监测
				术前0.5～1h内使用（除万古霉素和氟喹诺酮类）	万古霉素和氟喹诺酮类术前1～2h	是否术中失血量>1500ml或手术时间>3h	失血量>1500ml或手术时间>3h是否追加			
合计										

填表说明：

1. 手术类型：①腹式子宫切除术；②大肠手术；③股骨颈修复手术；④血管手术。
2. 干预措施观察表按所选监测的手术类型进行收集，进行该手术的所有病人都需要进行观察。

延伸阅读

1. Anderson DJ，Kaye KS，Classen D，et al. Strategies to prevent surgical site infections in acute care hospitals. Infect Control Hosp Epidemiol，2008，29（suppl 1）：S51-S61.

2. Anderson DJ，Pyatt DG，Weber DJ，Rutala WA. Statewide costs of health care-associated infections：estimates for acute care hospitals in North Carolina. Am J Infect Control，2013，41（9）：764-768.

3. Klevens RM，Edwards JR，Richards CL Jr，et al. Estimating health care-associated infections and deaths in U.S. hospitals，2002.Public Health Rep，2007，122（2）：160-166.

4. Apisarnthanarak A，Jones M，Waterman BMJ. Risk factors for spinal surgical-site infections in a community hospital：a case-control study. Infect Control Hosp Epidemiol，2003，24（1）：31-36.

5. Mannien J，Wille JC，Snoeren RL，et al. Impact of post discharge surveillance on surgical site infection rates for several surgical procedures：results from the nosocomial surveillance network in the Netherlands.Infect Control Hosp Epidemiol，2006，27（8）：809-816.

6. Chalfine A，Cauet D，Lin WC，et al. Highly sensitive and efficient computer-assisted system for routine surveillance for surgical site infection.Infect Control Hosp Epidemiol，2006，27（8）：794-801.

7. Berrı'os-Torres SI，Mu Y，Edwards JR，Horan TC，Fridkin SK. Improved risk adjustment in public reporting：coronary artery bypass graft surgical site infections.Infect Control Hosp Epidemiol，2012，33（5）：463-469.

8. Haley RW，Culver DH，White JW，et al. The efficiency of infection surveillance and control programs in preventing nosocomial infections in US hospitals. Am J Epidemiol，1985，121（2）：182 - 205.

9. Gaynes RP，Culver DH，Horan TC，et al. Surgical site infection（SSI）rates in the United States，1992-1998：the national nosocomial infections surveillance system basic SSI risk index. Clin Infect Dis，2001，33（Suppl 2）：S69-77.

10. Rioux C，Grandbastien B，Astagneau P，et al. The standardized incidence ratio as a reliable tool for surgical site infection surveillance. Infect Control Hosp Epidemiol，2006，27（8）：817-824.

11. Gustafson TL. Three uses of the standardized infection ratio（SIR）in infection control. Infect Control Hosp Epidemiol，2006，27（4）：427-430.

12. Yokoe DS，Anderson DJ，Berenholtz SM，et al. A compendium of strategies to prevent healthcare-associated infections in acute care hospitals：2014 updates. Infect Control Hosp Epidemiol，2014，35 Suppl 2：S21-31.

13. Mangram AJ，Horan TC，Pearson ML，et al. Guideline for prevention of surgical site infection，1999. Centers for Disease Control and Prevention（CDC）Hospital Infection Control Practices Advisory Committee. Am J Infect Control，1999，27（2）：96 -134.

14. Leaper D，Burman-Roy S，Palanca A，et al. Prevention and treatment of surgical site infection：summary of NICE guidance. BMJ.2008，337：a1924.

15. Centre for Health Protection，Recommendations on Prevention of Surgical Site Infection. Hong Kong：Centre for Health Protection，2008.

16. Anderson DJ，Podgorny K，Berrios-Torres SI，et al. Strategies to prevent surgical site infections in acute care hospitals：2014 update. Infection control and hospital epidemiology，2014，35（6）：605-627.

17. Tanner J，Norrie P，Melen K. Preoperative hair removal to reduce surgical site infection. Cochrane Database Syst Rev，2011，11：CD004122.

18. Berwick DM，Calkins DR，Mccannon CJ，et al. The 100000 lives campaign：setting a goal and a deadline for improving health care quality. JAMA，2006，295（3）：324-327.

19. Yuan J，Liu T，Zhang X，et al. Intensive versus conventional glycemic control in patients with diabetes

during enteral nutrition after gastrectomy. J Gastrointest Surg，2015，Epub ahead of print.

20．Hopf HW，Hunt TK，West JM，et al. Wound tissue oxygen tension predicts the risk of wound infection in surgical patients. Arch Surg，1997，132（9）：997-1005.

21．Jonsson K，Hunt TK，Mathes SJ. Oxygen as an isolated variable influences resistance to infection. Ann Surg，1988，208（6）：783-787.

22．Qadan，Akca O，Mahid SS，et al. Perioperative supplemental oxygen therapy and surgical site infection：a meta-analysis of randomized controlled trials. Arch Surg，2009，144（4）：359-367.

23．Al-Niaimi A，Safdar N，Supplemental perioperative oxygen for reducing surgical site infection：a meta-analysis. J Eval Clin Pract，2009，15（2）：360-365.

24．Togioka B，Galvagno S，Sumida S，et al. The role of perioperative high inspired oxygen therapy in reducing surgical site infection：a meta-analysis. Anesth Analog，2012，114（2）：334-342.

25．Schweizer ML，Chiang HY，Septimus E，et al. Association of a bundled intervention with surgical site infections among patients undergoing cardiac，hip，or knee surgery. JAMA，2015，313（21）：2162-2171.

26．Waits SA，Fritze D，Banerjee M，et al. Developing an argument for bundled interventions to reduce surgical site infection in colorectal surgery. Surgery，2014，155（4）：602-606.

27．Schweizer M，Perencevich E，McDanel J，et al. Effectiveness of a bundled intervention of decolonization and prophylaxis to decrease Gram positive surgical site infections after cardiac or orthopedic surgery：systematic review and meta-analysis. BMJ，2013，doi：10.1136/bmj.f2743.

28．热伊拜·亚迪伋尔，吴安华. 英国 NHS 医院——预防医院感染循证指南（Ⅰ）. 中国感染控制杂志，2014，13（7）：447-448.

29．刘思娣，吴安华. 美国急性病医院预防医院感染策略纲要（2014 更新版）Ⅱ. 中国感染控制杂志，2014，13（12）：767-770.

（侯铁英　张　玉）

第六章　抗菌药物合理应用的管理

一、抗菌药物合理应用管理的意义

2010年8月11日著名医学杂志《柳叶刀感染病》2010年第9期载文称，在印度、巴基斯坦、英国出现一种新的抗生素耐药机制，部分大肠埃希菌和肺炎克雷伯菌能产生一种新的新德里金属β-内酰胺酶（new delhi-metallo-1，NDM-1），能破坏包括美罗培南和亚胺培南在内的碳青霉烯类抗生素的β-内酰胺类抗生素，仅对个别新的或临床少用的抗生素（如替加环素和多黏菌素）部分敏感；NDM-1基因存在于这些细菌携带的质粒中，后者可以在细菌间传播，耐药基因也随之传播。在印度Hayana地区分离的产NDM-1的肺炎克雷伯菌还呈克隆分布，其他产NDM-1的细菌还有阴沟肠杆菌、变形杆菌、弗劳地枸橼酸杆菌、产酸克雷伯菌、摩根摩根菌、普罗威登菌等。这些细菌主要引起尿路、血流、伤（切）口、肺部和导管相关感染等，既有医院感染也有社区感染。随后多个国家和地区先后报道分离到产NDM-1细菌。近年来，国内外细菌耐药性监测资料都显示细菌耐药性仍在发展和进化，比如出现耐碳青霉烯的大肠埃希菌、肺炎克雷伯菌，携带KPC酶等。现在细菌耐药性已经成为公共卫生问题，受到多学科的共同关注。

抗菌药物合理应用管理的意义主要体现在三个方面：一是延缓细菌产生耐药性，减轻耐药菌感染对患者预后的影响；二是减少不良反应及其对患者预后的影响；三是减少因耐药细菌感染的诊断与治疗带来的额外费用。

耐药细菌向抗感染治疗武器——抗菌药物提出严峻挑战，任何抗菌药物只要使用足够长的时间，细菌都会对之产生耐药性，二者之间形成恶性循环。抗菌药物压力已经成为细菌产生耐药性的主要动力，因此抗菌药物管理是抵御细菌耐药性的主要措施之一。针对细菌耐药的严峻形势，世界卫生组织将2011年世界卫生日的主题定为：抵御耐药性，今天不采取行动，明天就无药可用，其中就包括细菌、真菌的耐药性问题。世界卫生组织将不合理应用抗菌药物、缺乏感染控制、监测不力、药品质量差、缺乏研究、有关部门没有承诺列为细菌耐药性发展的六大原因，可见抗菌药物管理在抵御细菌耐药性中的重要作用。

除促使细菌耐药性之外，包括滥用和不合理使用在内的抗菌药物不合理应用，会增加抗菌药物不良反应，严重不良反应会导致患者死亡或残疾；同时诊断与治疗耐药菌感染的额外费用会增加医疗费用的支出。这从另外两个方面彰显出抗菌药物合理应用管理的价值。

2014年美国CDC公布上年度细菌耐药监测结果，显示在2013年美国至少有204万人感染多重耐药菌，其中至少23000例患者死于多重耐药菌感染。我国多个细菌耐药监测网的资料显示，医院分离细菌的耐药性仍是十分严重的，除耐甲氧西林金黄色葡萄球菌、多重耐药铜绿假单胞菌、多重耐药鲍曼不动杆菌、耐万古霉素肠球菌、多重耐药的产超广谱β-内酰胺酶革兰阴性杆菌（主要是大肠埃希菌和肺炎克雷伯菌）外，目前部分医院已经出现耐碳青霉烯类肠杆菌（主要为大肠埃希菌和肺炎克雷伯菌），全耐药的铜绿假单胞菌和鲍曼不动杆菌等，且呈现增长势头，甚至在个别医院出现由此引起的医院感染流行或暴发。因此抗菌药物合理应用与管理，减轻抗菌药物压力刻不容缓，势在必行，功在当代，利在千秋。但这绝不能只限于临床使用抗菌药物，同样包括畜牧水产养殖业等非临床使用抗菌药物。

（吴安华 李春辉）

二、抗菌药物合理应用管理国内外现状及进展

自抗菌药物问世以来，抗菌与细菌对抗菌药物的耐药就成了一个永恒的话题。几十年来，细菌对抗菌药物耐药出现突飞猛进的态势，并已成为全球性问题，多重耐药菌，特别是泛耐药菌的出现和传播，使人类陷入了困境。为此，世界各国都在致力于遏制细菌耐药性的产生，这其中就包括抗菌药物合理应用的管理。

（一）美国抗菌药物管理策略及现状

美国作为全球药事管理最严格的国家之一，也同样面临着抗菌药物滥用的威胁。如作为美国抗菌药物的"明星产品"——环丙沙星被大量使用，曾一度排在全美抗菌药物使用量的前三位；20 世纪 70 年代，美国食品与药品管理局（Food and Drug Administration，FDA）对抗生素饲用问题展开调查，发现在家禽和畜牧饲料中大量添加了青霉素和四环素。鉴于严重的抗菌药物滥用及细菌耐药问题，美国建立一系列十分严格的抗菌药物管理措施。

1. 针对细菌对抗菌药物产生的耐药性，2000 年美国政府成立了一个跨部门的工作研究小组，由美国疾病控制与预防中心（Centers for Disease Control and Prevention，CDC）、FDA、美国国立卫生研究院（National Institutes of Health，NIH）共同召集，实施"抗击细菌耐药公共卫生行动计划"（Public Health Action Plan to Combat Antimicrobial Resistance）。

2. 美国感染病学会（Infectious Diseases Society of America，IDSA）发布了专门针对管理抗菌药物使用的计划——"抗菌药物管理计划（Antimicrobial Stewardship Program，ASP）"，此计划是一项指导方案，对医院如何建立 ASP 提供一个大框架，各个医院根据此框架建立适合自己医院的抗菌药物管理方案。ASP 的目标旨在医疗卫生保健机构实施综合性的管理措施来提高抗菌药物使用的质量，达到好的使用效果，同时降低药品不良反应，并通过 ASP 的实施来控制耐药性的产生和传播。要求在医疗机构中建立跨学科的 ASP 管理小组，医院管理层、药事管理委员会、医院感染控制等部门合作，小组成员以感染科医师、临床药师为主体，并加入微生物、ICU、外科等部门的中高级职称人员组成。目前，全美多数医疗卫生保健机构都开启了该项计划，如美国霍普金斯医院为响应对抗细菌耐药与抗生素的高额费用，于 2001 年 7 月启动了 "The Johns Hopkins Antimicrobial Stewardship Program"，并设立了 ASP 管理团队，2002 年由 Arjun Srinivasan，M.D. 和 Alpa Patel，Pharm. D 制订了 "JHH specific adult antibiotic guideline"，这项指南每年均进行了修订和扩展；美国内布拉斯加大学医学中心于 2004 年 8 月开启了 ASP 计划，并在其网站主页中专门设立了 ASP 的教育板块；美国西奈山医学中心于 2009 年开始了 "The Mount Sinai Hospital-

University Health Network Antimicrobial Stewardship Program（MSH-UHN ASP）"行动计划，MSH-UHN ASP 通过协作式和证据为基础的方法促进抗菌药物的正确使用，通过"plan-do-study-act"的质量提升模式给予患者最好的临床结果。

3．美国"抗击耐药细菌国家计划"和"白宫抗生素管理论坛（White House Antibiotic Stewardship Forum）"

2014 年 9 月 18 日美国总统奥巴马发布行政命令，要求政府部门与学术界、产业界、医疗界协同行动，制订国家战略，加大力度减少抗菌药物耐药性细菌的出现和蔓延，并加快步伐研制新的药物对付超级细菌。要求建立一个"抗击耐药性细菌专责机构"（Task Force for Combating Antibiotic-Resistant Bacteria），制订 5 年期的"国家行动计划"，这个机构由国防部长、农业部长以及卫生和公众服务部长共同领导，参加的联邦部门包括国务院、司法部、退伍军人事务部、国土安全部、环境保护署、国际发展署、管理和预算办公室、国内政策委员会、国家安全委员会、科学和技术政策办公室、国家科学基金会等部门。"抗击耐药性细菌专责机构"的主要职责是负责监督，保证抗击超级细菌的国家战略的实施以及协调各部门的行动。2015 年 3 月美政府发布了一份为期 5 年的《抗击耐药细菌国家计划》，共有 9 点以及一条总则：①行政上监测、预防、控制耐药菌，进行策略性地可持续合作；②预见耐药菌的危害和暴发，进行报告，必要时推荐特别行动小组进行工作。在有情况发生时，抵御耐药菌疫情是确保国家安全的首要任务；③抗击耐药性细菌专责机构将与各个部门展开合作；④成立抗击耐药菌总统顾问委员会；⑤加强抗生素使用的管理；⑥强化耐药菌的国家监测工作；⑦预防并对疫情暴发进行快速回应；⑧推广新型抗菌药物和诊疗方式；⑨加强国际合作。

2015 年 6 月 2 日，美国政府举办了白宫抗生素管理论坛（White House Antibiotic Stewardship Forum），论坛上 150 多名兽医、卫生、人类健康和畜牧业的代表承诺：负责任地使用抗菌药物。美国的政府部门和机构，以及包括人类和动物健康的利益相关者，致力于未来 5 年内实现对抗菌药物的创新性管理，以减缓耐药细菌的出现，防止耐药性感染的传播。白宫论坛的目的就是以交流的方式促进公共和私营部门通过合作提高和改善抗菌药物的使用。

（二）世界卫生组织遏制抗菌药物耐药的全球战略

WHO 强调抗菌药物耐药是一个全球性的问题，不仅在发展中国家问题严重，发达国家同样存在问题，并且可能传播到发达地区，因此需要全球通力合作，共同应对抗菌药物耐药带来的威胁。1998 年世界卫生大会（The World Health Assembly，WHA）敦促各成员国采取措施鼓励正确使用价格合适的抗菌药物；禁止无处方自行使用抗菌药物；改进行为规范以阻止感染的传播，进而阻止耐药菌的扩散；加强立法，禁止假冒伪劣抗菌药物的生产、销售和流通，禁止在非正规市场上销售抗菌药物；减少在食用动物中使用抗菌药物。鼓励各国建立有效的体系以检测耐药菌、监测抗菌药物的使用量与使用模式，并评估控制措施对它们的影响。自 WHO 在世界卫生大会上做出上述倡议以来，许多国家越来越关注细菌耐药性问题，有些国家已制订了国家行动计划着手解决这一问题。

2001 年，WHO 发表了《WHO 遏制抗菌药物耐药的全球战略》（WHO Global Strategy for Containment of Antimicrobial Resistance）为应对抗菌药物耐药提出了建议。该战略提供

了一个延缓耐药菌的出现和减少耐药菌扩散的干预框架，主要措施有：减少疾病所带来的负担和感染的传播；完善获取合格抗菌药物的途径；改善抗菌药物的使用；加强卫生系统及其监控能力；加强规章制度和立法；鼓励开发合适的新药和疫苗。这项战略以人为本，干预对象是与耐药性问题有关并需要参与解决这一问题的人群：包括医师、药剂师、兽医、消费者以及医院、公共卫生、农业、专业社团和制药产业等的决策者们。改善抗菌药物的使用是遏制耐药性行动的关键。

2005 年 2 月 15 日—18 日，WHO 在澳大利亚堪培拉召开了为保护抗菌药物——这一人类健康资源，按重要级别起草抗菌药物目录的国际专家会议，会议起草并发布了对人类《极为重要的抗菌药物》、《高度重要的抗菌药物》、《重要的抗菌药物》三个目录。2007 年在世界卫生组织的报告中把细菌耐药列为威胁人类安全的公共卫生问题之一。

WHO 将 2011 年世界卫生日主题定为"遏制细菌耐药：今天不采取行动，明天就无药可用"（Combating Drug Resistance：No Action Today，No Cure Tomorrow），期望提高全球对防范细菌耐药的认识，应对耐药菌对人类健康带来的威胁。4 月 7 日当天，中国卫生部与世界卫生组织在北京联合主办了首届合理用药会议暨 2011 年世界卫生日主题活动启动仪式。围绕当年世界卫生日主题，世界卫生组织制订并在各成员国推广实施抵御细菌耐药的六项政策，提高公众对细菌耐药的认识和关注，倡导公众合理使用抗菌药物，积极应对细菌耐药给人类健康带来的威胁。在启动仪式上，中国卫生部合理用药专家委员会也发出倡议，倡议医师、药师、护师、药品生产商和销售商等专业人士以及广大民众，切实减少抗菌药物的不合理使用，使合理使用抗菌药物成为全社会的广泛共识。

然而，全球抗菌药物耐药情况仍然日益严峻，面对这种情况，2014 年 4 月 30 日WHO 发布了该组织首份抗菌药物耐药监测报告《抗菌药物耐药：全球监测报告 2014》（Antimicrobial Resistance Global Report on Surveillance 2014）。首次审视了全球的抗菌药物耐药情况，表明这种严重威胁不再是未来的一种预测，目前正在世界上所有地区发生，有潜力影响每个人，无论其年龄或国籍。当细菌发生变异，抗菌药物对需要用这种药物治疗感染的人们不再有效，就称之为抗菌药物耐药，现在已对公共卫生构成重大威胁。

"如果没有众多利益攸关方的紧急协调行动，世界就会迈向后抗生素时代，多年来可治疗的常见感染和轻微伤痛可再一次置人于死地"，WHO 卫生安全事务助理总干事 Keiji Fukuda 博士表明，"有效的抗生素一直是使我们能够延长寿命、更健康地生活和受益于现代医学的支柱之一。除非我们采取显著行动加强努力预防感染并改变我们生产、发放和使用抗生素的方法，否则世界将失去越来越多的全球公共卫生产品，其影响将是灾难性的"。

（三）欧洲抗菌药物管理策略及现状

欧洲通过多种方法和举措规范抗菌药物的使用和控制耐药菌的产生和传播。1998 年欧盟资助建立了欧洲抗菌药物耐药性监测系统（European Antimicrobial Resistance Surveillance System，EARSS）。这是一项欧洲范围内的监测系统，旨在收集可靠的耐药数据，为相关机构制订预防计划和相关政策提供基本数据。2001 年成立的欧洲抗菌药物消耗监测网（European Surveillance of Antimicrobial Consumption，ESAC），是一个统计欧洲各国抗菌药物使用量的网络数据库，用于对抗菌药物使用量的持续监测，为各有关机构的研究提供长期的数据支持。EARSS 和 ESAC 的监测统计数据显示，欧洲地区细菌的耐药性和抗菌药物使用情况存在着巨大的南北差异。

2014 年 3 月，由德国科学院和荷兰科学院主导，欧洲科学院学术咨询委员会（European Academies Science Advisory Council，EASAC）在德国汉诺威召开了一次高层峰会，旨在引导欧洲学者跳出陈旧模式，鼓励提出新的理念和方法。发布声明《抗菌药物发现：更大的前进步伐》，提出了一种新的应对微生物抗菌药物耐药性的协同策略。EASAC 提出了 6 个重要建议，构成了新战略的基础框架。第一，支持基础研究，涵盖社会科学和生物科学，并且联合多个学科，从而理解抗菌药物耐药性，为抗击病原体的多学科方法提供资源。第二，发展化合物发现，先导化合物优化和特征描述的平台，例如，利用转录组学定义和区分这些化合物的作用机制；探索新的天然产物资源；解密化合物进入细胞的规律；利用前体药物，其他的药物运载系统以及组合化学的方法；使激活沉默基因的机制标准化；培养迄今为止无法培养的微生物；明确脱靶效应。第三，通过开发欧盟公共资源，突破临床前及早期临床研发相关研究中的瓶颈。需要明确当前科学知识和技术所具备的能力，特别是与动物模型、药物化学、药物代谢和毒性，以及资助学术界研究的资金来源等相关的问题。第四，通过创新药物计划，抗菌药物耐药性联合计划等一系列战略部署，进一步优化当前欧盟范围内的合作，确保欧盟科研资金有效使用，确保对优秀研究、工具及治疗资源的关注，确保对新的研究方向的探索。第五，重新思考当前的科学监管框架，在适当的领域引入更为简单的数据要求，增加条件性许可的数量以促进全面的疫情监控，同时还要考虑新的诊断检测的预期可用性。第六，提高对抗生素耐药性造成的威胁以及应对挑战所必须采取的行动的公众与政治意识。想要维持现有抗菌药物的疗效，同时促进对研究和创新的持续性支持，还需要和公众以及决策者一起做很多的工作。需要更好地认识到：研究中动物的重要性，发展完全无副作用的药物不太可能，需要在提供更多公共资源的同时减少官僚作风，从而加速创新。

（四）中国抗菌药物管理策略及取得的成绩与存在的问题

中国抗菌药物滥用及细菌耐药问题也同样令人堪忧，WHO 曾多次警告，若不控制抗菌药物的滥用问题，将危害全世界。为此，中国政府及卫生行政部门一直在采取措施努力强化抗菌药物的管理，同时，对公众的宣传力度也明显增大。最近几年，中国各级医院、药店、社区卫生服务机构的抗菌药物滥用问题得到明显的改善。

1. 规范抗菌药物合理使用相关措施　2004 年，为推动合理使用抗菌药物、规范医疗机构和医务人员用药行为，卫生部、国家中医药管理局和总后卫生部共同委托中华医学会会同中华医院管理学会药事管理专业委员会和中国药学会医院药学专业委员会，组织有关专家制订了《抗菌药物临床应用指导原则》，并于当年 10 月正式发布。这是我国首次颁布的关于合理应用抗菌药物的文件，针对临床上抗菌药物使用指征、抗菌药物选用品种和抗感染治疗方案作出规范指导。《指导原则》对促进抗菌药物的合理应用、降低不良反应、减缓细菌耐药性的产生，提高医疗质量，产生了深远的影响。在随后十多年中，我国各级医疗机构均以此为参考，制订了相关的抗菌药物管理制度及手册。直到 2014 年，国家再次启动《指导原则》的修订和再版，2015 年版基本成型，即将正式发布。2004 年后，国家先后出台了关于抗菌药物管理的系列部门规章，以规范医务人员用药行为，推进临床合理使用抗菌药物。自 2011 年我国开始了史上最严格的抗菌药物管理行动，先后出台了 2011—

2013 年《全国抗菌药物临床应用专项整治活动方案》和 2012 年的《抗菌药物临床应用管理办法》。目的十分明确，就是为了加强抗菌药物临床应用管理，优化用药结构，规范临床应用行为，提高用药水平，控制细菌耐药，保障医疗质量和医疗安全。经过为期三年的抗菌药物整治活动，在抗菌药物的合理应用上取得了一定成绩，鉴于成绩主要在城市三级医院，我国还有广大偏远地区以及二级以下医疗机构还需要重点关注，该项工作应该成为常态工作，防止反弹。加大对我国欠发达地区和基层的抗菌药物指导与管理，是抑制细菌耐药势头的重要基础工作之一。

抗菌药物分级管理（antibiotic formulary restriction，AFR）是世界各国抗菌药物管理的核心内容，我国在 2004 版《指导原则》发布起，就明确提出了医疗机构需要执行抗菌药物分级管理，并在 2009 年制订了特殊使用级抗菌药物目录。2012 年颁布的《抗菌药物临床应用管理办法》的总则中，也提出了抗菌药物分级管理的要求。我国将抗菌药物分为非限制、限制和特殊使用级进行管理，分级管理还对医师抗菌药物处方权限加以规定，不同职称医师使用相应级别的抗菌药物（所有医师均可开具非限制级抗菌药物，主治医师以上职称可开具限制级抗菌药物，副主任医师以上可开具特殊使用级抗菌药物）。所有医师获得抗菌药物处方权均需要经过培训，考核合格后，由医疗机构授予；开具特殊使用级抗菌药物前还必须获得抗感染会诊专家的同意。抗菌药物分级管理及医师处方权的限制对减少降低抗菌药物使用量，减少抗菌药物的滥用，遏止细菌耐药性的产生将具有重要意义。

2. 抗菌药物横断面使用监测网及细菌耐药性监测网　2001 年卫生部建立了卫生部全国医院感染监测网，这是一个全国性的医院感染和抗菌药物横断面使用情况的监测系统，建立至今，每两年开展一次监测任务，目前已进行了 7 次全国范围内的抗菌药物使用情况调查，成功监测到我国抗菌药物使用率在 2012 年进行"最严格的抗菌药物管理"举措之后，出现了明显的下降。该监测系统主要反映的是各医疗机构在某一天患者抗菌药物使用的情况，包括预防性、治疗性和治疗 + 预防性使用的抗菌药物。

细菌耐药监测网的建立是国家对抗菌药物管理提出的另一重大举措，1998 年在北京大学临床药理研究所成立了中国细菌耐药监测研究组（China Bacterial Resistance Surveillance Study Group，CBRSSG）。2004 年北京大学临床药理研究所受卫生部委托成立了"卫生部全国细菌耐药监测网"（MOH National Antibacterial Resistance Investigation Net，Mohnarin）。此外，一些大型医院和研究机构，也先后成立了不同的细菌耐药监测系统，如中国药品生物制品检定所，成立了国家抗生素细菌耐药性监测中心；北京协和医院，牵头组织了 E-test 法和琼脂稀释法监测全国临床分离菌株耐药性（SEANIR 监测），中国侵袭性真菌监测网（CHIF-NET），SMART 全球监测项目的国内组织者；复旦大学附属华山医院抗生素研究所，成立了中国 CHNET 细菌耐药监测。目前各省也成立了一些国家级下面的省级细菌耐药监测网，如湖南省细菌耐药监测网，上海市细菌耐药性监测网，广州地区细菌耐药性监测网。

Mohnarin 是目前覆盖范围最广的全国性细菌耐药监测网，该网包括细菌耐药监测基础网（B 网）与中心网（C 网）这两个大型细菌耐药监测网。其中，B 网主要是收集并分析各家医院提供的药敏数据；C 网是对收集到的致病菌，进行统一的琼脂稀释法药物敏感性试验，并对其结果进行分析。自 2004 年成立以来，全国按地理特点划分为六大区域（华北地区、东北地区、华东地区、中南地区、西南地区和西北地区）的一些三级甲等医院，参加了这项监测工作。2009 年，中心网参加单位 20 家，收到菌株数量 5000 余株；基础网参加单位 114 家，收集到 20 多万株临床分离菌的监测数据。为获取我国有科学价值的细菌耐药及变迁资料，掌握我国细菌耐药流行情况，建立相关国际领域交流合作平台，为我国抗菌药物合理使用提供了科学指导与政策依据。

3. 我国抗菌药物管理存在的盲区　尽管国家加大力度力争最大限度管理好抗菌药物的使用，但我国目前仍然存在抗菌药物管理的盲区。"史上最严限抗令"的《抗菌药物临床应用管理办法》正式实施以来，要求全国各级医疗机构都严格按照指征来使用抗菌药物。但是，抗菌药物的获得来源除了医院，还有零售药房。按照国家规定，零售药房必须严格区分处方药和非处方药销售，而绝大多数含有抗菌药物的药品，都属于处方药。近几年国家也对零售药房抗菌药物加大管理力度，一些大的药房严格按照国家要求实行使用处方购买抗菌药物，但一些小的零售药房及个体诊所仍然存在抗菌药物随意购买及不合理使用的现象。畜牧养殖业的抗菌药物管理是另外一大盲区。在我国养殖行业中，很多养殖户缺乏科学养殖技术和兽医知识，不懂合理防疫、用药的方法，他们视抗菌药物为预防和治疗畜禽病的万能药，发现动物发病首选抗菌药物，这种凭感觉用药已成为动物疾病治疗中的常态。而我国的食品安全法律体系的不完善，直接影响到监管措施的实施。

（李春辉　刘思娣　段菊屏）

三、抗菌药物的分类及特点

临床常用的抗菌药物分为 β- 内酰胺类、大环内酯类、氨基糖苷类、四环素类、喹诺酮类、肽类（包括糖肽类和多黏菌素类）、磺胺类、林可霉素类、磷酸类、硝基呋喃类、氯霉素类、其他类 [包括链阳菌素类、噁唑烷酮类、夫西地酸，脂肽类（达托霉素）] 等。其中β- 内酰胺类又可分为青霉素类、头孢菌素类、头霉素类、单环 β- 内酰胺类、碳青霉烯类等。此外还有 β- 内酰胺类酶抑制剂，如舒巴坦、他唑巴坦、克拉维酸钾，其中舒巴坦对不动杆菌有抗菌作用。

抗菌药物作用机制主要包括：①抑制细菌细胞壁合成；②作用于细菌细胞膜；③影响细菌合成蛋白质；④影响细菌核酸代谢；⑤影响细菌某些代谢途径。不同类别药物作用机制差异明显，即使是属于同一类药物的几种药物，其药物代谢动力学与药效学、不良反应也可有明显差异，因此掌握抗菌药物的分类及作用特点对于正确选择使用抗菌药物非常重要。

细菌对抗菌药物耐药主要机制包括，①产生灭活酶灭活抗菌药物；②改变抗菌药物的作用靶位；③改变细菌细胞膜通透性使抗菌药物不易进入细菌细胞；④在细菌细胞膜上产生外排泵将进入细菌细胞的抗菌药物外排；⑤改变代谢途径逃避抗菌药物作用。其中产生灭活酶是细菌耐药最重要机制。此外，细菌在其生长环境如假体、导管、植入物上形成生物膜后也可以逃避抗菌药物的作用。

抗菌药物分类、代表性药物及主要特点见表 6-1。详细资料可以查阅有关资料。

表6-1 常见抗细菌药物分类、代表性药物及主要抗菌特点

分类	代表药物	特点
β- 内酰胺类		
青霉素类		
青霉素类	青霉素 G、青霉素 V、苄星青霉素等	1. 杀菌作用强，毒性较小； 2. 除 G^+ 球菌外，对 G^+ 杆菌（如白喉杆菌、破伤风梭菌）、革兰阴性球菌（如脑膜炎球菌）及螺旋体有效； 3. 窄谱，对肠道革兰阴性菌无效； 4. 口服不吸收，对酸不稳定，不耐酶； 5. 约 90% 以上金黄色葡萄球菌对其有不同程度耐药； 6. 有过敏反应，严重者发生过敏性休克
耐酶青霉素类	苯唑西林、氯唑西林、双氯西林、氟氯西林等	1. 耐青霉素酶，能抑制产青霉素酶的金黄色葡萄球菌； 2. 对厌氧菌和需氧的革兰阴性菌无效
广谱青霉素类	氨苄西林、阿莫西林等	1. 对 β- 内酰胺酶不稳定； 2. 对流感嗜血杆菌、肠球菌、部分肠杆科细菌有活性； 3. 铜绿假单胞菌和克雷伯杆菌属对其天然耐药
广谱抗铜绿假单胞青霉素类	哌拉西林、羧苄西林、美洛西林等	1. 对 G^+ 球菌的抗菌作用与青霉素 G 相似； 2. 对 G^- 杆菌（如大肠埃希菌、变形杆菌、流感嗜血杆菌等）及假单胞菌属细菌有较强的抗菌作用
头孢菌素类		
第一代头孢菌素	头孢唑林、头孢拉定、头孢氨苄、头孢羟氨苄、头孢硫脒等	1. 对肺炎链球菌、金黄色葡萄球菌和表皮葡萄球菌的作用较第 2、3 代强； 2. 对 G^- 菌的作用较第 2、3、4 代弱，对铜绿假单胞菌和厌氧菌（如产气杆菌、类杆菌、普通变形杆菌）无效； 3. 对 β- 内酰胺酶的稳定性较第 2、3 代差； 4. 有不同程度的肾损害
第二代头孢菌素	头孢呋辛等	1. 对肠杆科细菌和克雷伯菌属的作用较第 1 代强，对流感嗜血杆菌活性也增加； 2. 抗 G^+ 球菌的活性与第 1 代相似或稍弱； 3. 对铜绿假单胞菌及大多数沙雷菌属、不动杆菌属等无效
第三代头孢菌素	头孢他啶、头孢曲松、头孢哌酮、头孢噻肟等	1. 有强大抗 G^- 杆菌作用，明显强于 1 代与 2 代； 2. 抗菌谱扩大，对铜绿假单胞菌及厌氧菌有不同程度作用；口服 3 代头孢菌素不宜用于铜绿假单胞菌等非发酵菌感染； 3. 对 G^+ 球菌抗菌作用不如 1 代和 2 代； 4. 体内分布广，组织通透性较好，大多数能透过血 - 脑脊液屏障
第四代头孢菌素	头孢吡肟、头孢匹罗、头孢噻利等	1. 对 G^- 杆菌活性增强，特别是抗铜绿假单胞菌活性增强； 2. 对 G^+ 球菌，如葡萄球菌、链球菌作用强于三代头孢，但对耐甲氧西林金黄色葡萄球菌（MRSA）无效； 3. 对 β- 内酰胺酶较三代稳定，但对部分产超广谱 β- 内酰胺酶（ESBLs）仍不稳定，并非对所有耐三代头孢的 G^- 杆菌都有效

分类	代表药物	特点
头霉素类	头孢西丁、头孢美唑、头孢米诺等	1. 对产 ESBLs 的细菌有效，一般将抗菌谱归入二代头孢菌素，但活性略差； 2. 对厌氧菌作用较头孢菌素强
氧头孢烯类	拉氧头孢、氟氧头孢	1. 为广谱抗生素，对肠杆菌科细菌、流感嗜血杆菌、脑膜炎奈瑟菌、链球菌属、甲氧西林敏感葡萄球菌和拟杆菌属等厌氧菌具有良好抗菌活性，但对铜绿假单胞菌活性较弱； 2. 使用拉氧头孢过程中应补充维生素 K_1
单环 β- 内酰胺类	氨曲南	1. 抗菌谱狭窄，对大多数肠杆菌科细菌、铜绿假单胞菌等需氧 G^- 菌有较强的抗菌活性； 2. 对需氧 G^+ 菌和厌氧菌无抗菌活性； 3. 对于病原菌未明的严重感染，不能排除 G^+ 菌或厌氧菌混合感染时，需联合应用抗 G^+ 菌或厌氧菌药物； 4. 不良反应少而轻微，本品与青霉素和头孢菌素类药物交叉过敏反应较少
碳青霉烯类 具有抗非发酵菌作用 不具有抗非发酵菌作用	美罗培南、亚胺培南西司他丁钠等 厄他培南	1. 抗菌谱较广，对各种 G^+ 球菌、G^- 杆菌和多数厌氧菌具强大抗菌活性，抗菌活性较强，对绝大多数 β- 内酰胺酶都稳定（但可被金属 β 内酰胺酶等碳青霉烯酶水解）； 2. 主要适用于医院内获得性重度耐药菌感染； 3. 对嗜麦芽窄食单胞菌天然耐药； 4. 与青霉素和头孢菌素之间交叉过敏反应，对 β 内酰胺类药物过敏者慎用
青霉烯类	法罗培南	1. 对链球菌属、甲氧西林敏感葡萄球菌、流感嗜血杆菌、卡他莫拉菌和大肠埃希菌、克雷伯菌属等多数肠杆菌科细菌具有良好抗菌活性，对拟杆菌属等厌氧菌亦有良好抗菌活性； 2. 对不动杆菌属、铜绿假单胞菌抗菌活性差； 3. 对超广谱 β- 内酰胺酶等多数 β- 内酰胺酶稳定
β- 内酰胺酶抑制剂	舒巴坦、他唑巴坦、克拉维酸钾	1. 本身对细菌无抗菌作用（除外舒巴坦对鲍曼不动杆菌）； 2. 与药代动力学相似的 β- 内酰胺类药物组合，可扩大 β- 内酰胺类药物抗菌谱，增强后者的抗菌活性
大环内酯类 第一代大环内酯类 第二代大环内酯类	红霉素、吉他霉素、交沙霉素等 阿奇霉素、克拉霉素、罗红霉素、地红霉素等	1. 快速抑菌剂，窄谱抗菌药，主要作用于需氧 G^+ 菌，对支原体、衣原体、军团菌等非典型病原体作用良好，新型大环内酯类克拉霉素及阿奇霉素抗菌谱略广； 2. 本属内存在不完全交叉耐药性； 3. 碱性环境内作用强； 4. 组织内浓度高，但不易透过血脑屏障；部分品种具有很强的细胞内穿透作用； 5. 多由胆汁排泄（胆系主要为 G^- 杆菌感染，一般不用本类药物）； 6. 毒性低，主要为胃肠道反应、静脉炎

续表

分类	代表药物	特点
氨基糖苷类		
链霉菌素中提取	链霉素、妥布霉素、卡那霉素等	1. 抗菌谱广，对葡萄球菌属、需氧 G⁻ 杆菌均具良好抗菌活性，某些品种对结核分枝杆菌及其他分枝杆菌属亦有良好作用，其作用在碱性环境中较强；
从小单胞菌属中提取	庆大霉素等	2. 细菌对不同品种之间有部分或完全性交叉耐药；
		3. 水溶性好，性质稳定，胃肠道吸收差，注射给药后大部分经肾以原型排出，与人血清蛋白结合率低，大多低于 10%；
半合成氨基糖苷类	阿米卡星、奈替米星、依替米星等	4. 具有不同程度的肾毒性和耳毒性，后者包括前庭功能损害或（和）听力减退，并可有神经肌肉接头的阻滞作用
喹诺酮类		
第一代	萘啶酸	抗菌谱较窄，仅对大肠埃希菌、变形杆菌属、沙门菌属和志贺菌属的部分菌株有抗菌活性，且作用较弱，对铜绿假单胞菌、不动杆菌属、葡萄球菌属和其他 G⁺ 球菌均无抗菌作用
第二代	吡哌酸	对沙门菌属、志贺菌属等肠杆菌科细菌的抗菌活性较强，对铜绿假单胞菌的作用仍较差，葡萄球菌属、肺炎链球菌等 G⁺ 菌对吡哌酸耐药
第三代（氟喹诺酮类）	氟哌酸、氧氟沙星、环丙沙星、莫西沙星等	1. 大部分口服吸收良好，体内分布广泛，组织浓度高； 2. 抗菌谱广，尤其是 G⁻ 杆菌作用强，如大肠埃希菌、肺炎克雷伯菌、铜绿假单胞菌、产气肠杆菌、阴沟肠杆菌、变形杆菌属、沙门菌属、志贺菌属、柠檬酸杆菌属和沙雷菌属等具强大抗菌活性，对支原体、衣原体、军团菌等非典型病原体有抑制杀灭作用； 3. 左氧氟沙星、氧氟沙星、环丙沙星对结核分枝杆菌具有一定抗菌作用，可作为二线抗结核药物； 4. 各品种之间存在交叉耐药性； 5. 18 岁以下人群禁用
肽类抗生素		
糖肽类	万古霉素、去甲万古霉素、替考拉宁	1. 对 G⁺ 球菌和杆菌均有效，治疗 MRSA 首选； 2. 对耐药肠球菌有抑制作用； 3. 对厌氧菌有效，是抗脆弱拟杆菌作用最强的抗生素之一； 4. 对 G⁻ 杆菌无效； 5. 肾毒性、耳毒性
多黏菌素类	多黏菌素 B、多黏菌素 E	1. 抗菌谱较窄，G⁺ 菌均耐药，对需氧 G⁻ 杆菌包括铜绿假单胞菌作用强； 2. 肾毒性明显，全身用药已较少应用，主要供局部使用

分类	代表药物	特点
磺胺类		
口服易吸收磺胺类	磺胺甲噁唑、磺胺异噁唑、磺胺嘧啶等	1．口服易吸收者体内分布广泛，可透过血脑屏障和血眼屏障； 2．口服不吸收者，从肠壁结缔组织中释放出磺胺吡啶起局部抗菌、消炎和免疫抑制作用； 3．与磺胺增效剂 TMP 组成复方制剂； 4．对肝肾功能有一定影响； 5．该类药物之间存在完全交叉耐药
口服不易吸收磺胺类	柳氮磺胺吡啶	
局部使用磺胺类	磺胺嘧啶银、磺胺醋酰钠等	
四环素类		
链霉菌属发酵获得	四环素、土霉素、金霉素等	1．抗菌谱广，除对常见的需氧和厌氧菌外（G^+菌优于G^-菌），对支原体属、衣原体属、立克次体属、非典型分枝杆菌、螺旋体、阿米巴原虫等均有抑制作用；对布鲁菌有良好作用； 2．各类药物间口服吸收率差别大，半合成口服吸收较好；米诺环素（100%）＞多西环素＞四环素、土霉素、地美环素（60%～80%）＞金霉素（25%～30%）； 3．组织分布性好，能很好地渗入大多数组织、体液和细胞内，半合成类脂溶性更好，组织浓度更高； 4．同类药物间可产生交叉耐药性； 5．8岁以下儿童禁用
半合成四环素类	多西环素、米诺环素等	
甘氨酰环素类	替加环素	1．对葡萄球菌属（甲氧西林敏感及耐药株）、糖肽类中介金黄色葡萄球菌、粪肠球菌、屎肠球菌和链球菌属具高度抗菌活性；对棒状杆菌、乳酸杆菌、单核细胞增生李斯特菌等其他G^+菌也敏感； 2．对肠杆菌科细菌具有良好的抗菌作用，对鲍曼不动杆菌、嗜麦芽窄食单胞菌体外具抗菌活性； 3．铜绿假单胞菌和变形杆菌属对其耐药； 4．对于厌氧菌有较好作用；对支原体属、快速生长分枝杆菌亦具良好的抗菌活性
林可酰胺类	林可霉素、克林霉素	1．对G^+菌、厌氧菌有良好的抗菌作用，目前肺炎链球菌等细菌对其耐药性高，常用于对青霉素类过敏及厌氧菌治疗 2．克林霉素几乎对所有厌氧菌有效，但对艰难梭菌无效，使用时易引起伪膜性肠炎
磷酸类抗生素	磷霉素	1．繁殖期快速杀菌剂，分子量小，抗菌谱广，对葡萄球菌、大肠埃希菌、志贺菌属、沙雷菌属有较强抗菌活性，对铜绿假单胞菌、变形杆菌、链球菌、肺炎球菌及部分厌氧菌有一定抗菌活性； 2．与β-内酰胺类、氨基糖苷类常呈协同作用，与万古霉素联合可提高 MRSA 治疗效果； 3．与其他抗菌药物之间无交叉耐药，单药一般用于轻、中度尿路及肠道感染

续表

分类	代表药物	特点
呋喃类	呋喃妥因、呋喃唑酮等	1. 广谱，对许多 G+ 及 G- 需氧菌具有一定抗菌作用，对铜绿假单胞菌无效； 2. 细菌不易产生耐药性； 3. 口服吸收差，血药浓度低，且药物的组织渗透性差，不宜用于较重感染，仅适用于肠道与尿路感染； 4. 局部用药时药物接触脓液后仍保持抗菌效能； 5. 呋喃妥因有一定的肾毒性，呋喃唑酮偶可引起溶血性贫血及黄疸
氯霉素类	氯霉素、甲砜霉素	1. 广谱抑菌剂，对流感杆菌、脑膜炎球菌和淋球菌等在低浓度即有强大杀菌作用，对 G- 菌的抑制作用比对 G+ 菌的抑制作用强； 2. 体内分布广，脑脊液和眼房水均可达到较高的浓度； 3. 由于对骨髓造血功能有抑制，现已较少使用
利福霉素类	利福平、利福霉素 SV、利福喷汀及利福布汀	抗菌谱广，对分枝杆菌属、G+ 菌、G- 菌和不典型病原体有效
硝基咪唑类	甲硝唑、奥硝唑、替硝唑等	1. 对革兰阳性及革兰阴性厌氧菌有较好的抗菌作用； 2. 对阴道滴虫病、阿米巴、贾第鞭毛虫等原虫疗效较好； 3. 口服吸收迅速完全，体内分布广泛，胆汁、胎盘、脑脊液等组织中均可达到有效治疗浓度
链阳菌素类	奎奴普丁-达福普汀	1. 对甲氧西林敏感与甲氧西林耐药的金黄色葡萄球菌、凝固酶阴性葡萄球菌、链球菌属具有杀菌作用； 2. 对屎肠球菌包括万古霉素耐药与多重耐药菌株具有抑菌作用，对粪肠球菌无抗菌活性； 3. G- 菌中，对卡他莫拉菌、奈瑟球菌属具抗菌活性，对嗜血杆菌属、肠杆菌科细菌、铜绿假单胞菌等非发酵菌无抗菌作用； 4. 与其他种类抗菌药间无交叉耐药情况； 5. 可广泛分布于各组织，但不能透过血脑屏障和胎盘，主要经胆道排泄，蛋白结合率约 90%
噁唑烷酮类	利奈唑胺	1. 对葡萄球菌属、肠球菌属、链球菌属均显示良好的抗菌作用，对拟杆菌属和梭杆菌属具有一定抗菌作用； 2. 对 G- 菌作用差，对卡他莫拉菌、流感嗜血杆菌、淋病奈瑟球菌具有抗菌作用，对肠杆菌科细菌、假单胞菌属和不动杆菌属等非发酵菌无效； 3. 口服吸收快速且完全，生物利用度 100%，广泛分布于血液灌注良好的组织

续表

分类	代表药物	特点
夫西地酸	夫西地酸	1. 为抑菌剂，但高浓度时具杀菌作用，对 G^+ 菌如金黄色葡萄球菌、表皮葡萄球菌（包括耐甲氧西林菌株）有高度抗菌活性，对腐生葡萄球菌及其他 G^+ 菌如链球菌属、肺炎链球菌、肠球菌属作用差； 2. G^- 需氧菌除淋病奈瑟球菌、脑膜炎奈瑟球菌外均耐药； 3. 在厌氧菌中，除梭菌属外多较敏感； 4. 可静脉、口服或局部使用，主要经胆汁排泄，广泛分布于各种组织，能通过胎盘，但难以通过血脑屏障
环脂肽类	达托霉素	1. 体外对大多数临床 G^+ 菌有作用，主要用于耐万古霉素肠球菌（VRE）、耐甲氧西林金黄色葡萄球菌（MRSA）、万古霉素中度敏感的金黄色葡萄球菌、凝固酶阴性葡萄球菌（CNS）、耐青霉素肺炎链球菌（PRSP）的治疗； 2. 主要经肾排泄，蛋白结合率约 92%，组织穿透性弱，分布容积小

（段菊屏　李春辉　吴安华）

四、抗菌药物合理应用管理的基本要求

抗菌药物合理使用是在明确指征下，选用适宜的抗菌药物，采用适当的剂量与疗程，达到杀灭致病微生物和（或）控制感染的目的；同时采用各种相应措施增强患者的免疫力和防止各种不良反应的发生；同时注意优化抗菌药物临床应用以提高疗效缩短疗程减少费用。首先强调抗菌药物临床应用指征，临床使用抗菌药物的指征只有两个，一是患者存在细菌性感染，使用抗菌药物治疗已经存在的感染；二是患者目前没有感染，但处于发生某种感染的高度危险性之中，使用抗菌药物在一定时间段内预防这种感染。

（一）治疗性使用抗菌药物应该遵循的原则

抗菌药物临床应用指导原则关于治疗性使用抗菌药物应该遵循的原则具体包括以下内容。

1. 用药指征　诊断为细菌性感染者方有指征应用抗菌药物，防止无用药指征地滥用抗菌药物。

在治疗用药时，最重要的是明确是否存在感染（定性）以及感染的诊断，如感染的部位（定位），感染的病原体及其可能存在的耐药性，当地细菌耐药性的流行病学资料，以及为明确感染病原体及其耐药性还需要进行和可以进行哪些检查等。还需要考虑患者的个体因素，如感染的严重性，病人的免疫力，肝肾功能，伴随疾病状态，既往用药情况及过敏史等。发热和感染是两个不同的概念，炎症和感染也是两个不同的概念，感染只是发热和炎症的常见原因之一，并非所有的发热和炎症都是感染引起的。

临床医师根据患者的症状、体征、实验室检查或放射、超声等影像学结果，诊断为细

菌、真菌感染者方有指征应用抗菌药物；由结核分枝杆菌、非结核分枝杆菌、支原体、衣原体、螺旋体、立克次体及部分原虫等病原微生物所致的感染亦有指征应用抗菌药物。如果缺乏细菌及上述病原微生物感染的临床或实验室证据，诊断不能成立者，以及病毒性感染者，均无应用抗菌药物指征。如普通感冒、麻疹、腮腺炎等，一般情况下无需使用抗菌药物。

　　联合用药也是有指征的，单一药物可有效治疗的感染不需联合用药，仅在下列情况时有指征联合用药：①病原菌尚未查明的严重感染，包括免疫缺陷者的严重感染，如中性粒细胞缺乏患者发生血流感染。②单一抗菌药物不能控制的严重感染，需氧菌及厌氧菌混合感染，2 种及 2 种以上复数菌感染，以及多重耐药菌或泛耐药菌感染。③需长程治疗，但病原菌易对某些抗菌药物产生耐药性的感染，如某些侵袭性真菌病；或病原菌含有不同生长特点的菌群，需要使用不同抗菌机制的药物联合使用，如结核和非结核分枝杆菌。④需要毒性较大的抗菌药物，联合用药时剂量可适当减少其剂量，但需有临床资料证明其同样有效。如两性霉素 B 与氟胞嘧啶联合治疗隐球菌脑膜炎时，前者的剂量可适当减少，以减少其毒性反应。

　　2. 选药原则　　对于临床诊断为细菌性感染的患者，在未获知细菌培养及药敏结果前，或无法获取培养标本时，可根据患者的感染部位、基础疾病、发病情况、发病场所、既往抗菌药物用药史及其治疗反应等推测可能的病原体，并结合当地细菌耐药性监测数据，先给予抗菌药物经验性治疗。对于重症脓毒症患者和脓毒性休克患者，宜选用覆盖可能的病原体（包括耐药性）的杀菌性抗菌药物。如急性化脓性胆管炎患者，除考虑是否需要外科治疗外，可以根据胆管感染的部位特征，常见由革兰阴性菌感染的已知经验，是否有肝硬化糖尿病等基础病，既往是否反复发作（是否可能为慢性），结合当地大肠埃希菌等的耐药监测结果，先经验性使用主要针对革兰阴性菌的抗菌药物治疗。待获知病原学检测及药敏结果后，结合先前的治疗反应调整用药方案；对培养结果阴性的患者，应根据经验治疗的效果和患者情况采取进一步的诊疗措施。

　　为尽快由经验治疗转换为目标治疗，实施精准抗感染治疗，须尽早查明感染病原，根据病原种类及药物敏感试验结果选择或调整抗菌药物。目标治疗时，抗菌药物品种的选用原则上应根据病原菌种类及病原菌对抗菌药物的敏感性，即细菌药物敏感试验（以下简称药敏试验）的结果而定。因此有条件的医疗机构，对临床诊断为细菌性感染的患者应在开始抗菌治疗前，尽可能及时留取相应合格标本（尤其血液等无菌部位标本）送病原学检测，以尽早明确病原菌和药敏结果，并据此调整抗菌药物治疗方案。由于各种抗菌药物的药效学和人体药动学特点不同，因此各有不同的临床适应证。临床医师应根据各种抗菌药物的药学特点，结合患者具体情况，按临床适应证正确选用抗菌药物。

　　3. 个体化给药，实施精准抗菌治疗　　临床医师需综合患者病情、病原菌种类及抗菌药物特点，根据患者的感染病原菌、感染部位、感染严重程度和患者的生理、病理情况及选择抗菌药物的药效学和药动学资料制订具体抗菌治疗方案，包括抗菌药物的选用品种、剂量、给药次数、给药途径、疗程及联合用药等。在制订个体化精准治疗方案时应遵循下列原则。

　　（1）品种选择：根据病原菌种类及药敏试验结果尽可能选择针对性强、窄谱、安全、价格适当的抗菌药物。进行经验治疗者可根据可能的病原菌及当地耐药状况选用抗菌药物。

联合用药时宜选用具有协同或相加作用的药物联合，如青霉素类、头孢菌素类或其他β-内酰胺类与氨基糖苷类联合。联合用药通常采用2种药物联合，3种及3种以上药物联合仅适用于个别情况，如结核病的治疗。此外必须注意联合用药后药物不良反应亦可能增多。

（2）给药剂量：一般按各种抗菌药物的治疗剂量范围给药。治疗重症感染（如血流感染、感染性心内膜炎等）和抗菌药物不易达到的部位的感染（如中枢神经系统感染等），抗菌药物剂量宜较大（治疗剂量范围高限）；而治疗单纯性下尿路感染时，由于多数药物尿药浓度远高于血药浓度，则可应用较小剂量（治疗剂量范围低限）。处方医师必要时可以咨询感染病医师或临床药师。

（3）给药途径：遵循能口服不注射原则。对于轻、中度感染的大多数患者，应予口服治疗，选取口服吸收良好的抗菌药物品种，不必采用静脉或肌内注射给药。仅在下列情况下可先注射给药：不能口服或不能耐受口服给药的患者（如吞咽困难者）；患者存在明显可能影响口服药物吸收的情况（如呕吐、严重腹泻、胃肠道病变或肠道吸收功能障碍等）；需在感染组织或体液中迅速达到高药物浓度以达杀菌作用者（如感染性心内膜炎、化脓性脑膜炎等）；感染严重、病情进展迅速，需紧急治疗的情况（如血流感染、重症肺炎患者等）；所选药物有合适抗菌谱，但无口服剂型；患者对口服治疗的依从性差。肌内注射给药时难以使用较大剂量，其吸收也受药动学等众多因素影响，因此只适用于不能口服给药的轻、中度感染者，不宜用于重症感染者。

接受注射用药的感染患者经初始注射治疗病情好转并能口服时，应及早转为口服给药治疗完成疗程。

尽量避免局部应用抗菌药物：皮肤黏膜局部应用抗菌药物后，很少被吸收，在感染部位不能达到有效浓度，反而易导致耐药菌产生，因此治疗全身性感染或脏器感染时应避免局部应用抗菌药物。抗菌药物的局部应用只限于以下情况：全身给药后在感染部位难以达到有效治疗浓度时加用局部给药作为辅助治疗（如治疗中枢神经系统感染时某些药物可同时鞘内给药，包裹性厚壁脓肿脓腔内注入抗菌药物等）；眼部及耳部感染的局部用药等；某些皮肤表层及口腔、阴道等黏膜表面的感染可采用抗菌药物局部应用或外用，但应避免将主要供全身应用的品种作局部用药。局部用药宜采用刺激性小、不易吸收、不易导致耐药性和过敏反应的抗菌药物。青霉素类、头孢菌素类等较易产生过敏反应的药物不可局部应用。氨基糖苷类等耳毒性药不可局部滴耳。

（4）给药次数：为保证药物在体内能发挥最大药效，杀灭感染灶病原菌，应根据药动学和药效学相结合的原则给药。青霉素类、头孢菌素类和其他β-内酰胺类、红霉素、克林霉素等时间依赖性抗菌药，应一日多次给药。氟喹诺酮类和氨基糖苷类等浓度依赖性抗菌药可一日给药一次。门诊给药时还需考虑患者用药依从性。

（5）疗程：抗菌药物疗程因针对的感染不同而异，一般宜用至体温正常、症状消退后72～96h，有局部病灶者需用药至感染灶明显控制或完全消散。但血流感染、感染性心内膜炎、化脓性脑膜炎、伤寒、布鲁菌病、骨髓炎、B组链球菌咽炎和扁桃体炎、侵袭性真菌病、结核病等需较长的疗程方能彻底治愈，并减少或防止复发。如细菌性心内膜炎，疗程通常需要4～6周；化脓性脑膜炎通常需治疗至脑脊液正常；骨髓炎依据患者情况差异较大，需较长疗程才能达到治愈目标；布鲁菌病需抗菌治疗6周或更长时间，伤寒需抗菌治疗至体温正常后 7 ~ 10 天，间隔 3 ~ 4 天抽血血培养 2 次阴性，否则容易复发；溶血性链球菌咽炎和扁桃体炎，抗菌治疗不少于 10 天等。

（二）预防性使用抗菌药物应该遵循的原则

首先需要明确，预防性使用抗菌药物用于患者已经暴露于某种病原体、具有手术或侵袭性操作等易感途径、机体免疫功能明显低下如中性粒细胞缺乏与艾滋病时，预防一定时间段内某些特定病原体的感染。预防性使用抗菌药物绝不是随意预防或普遍预防。

1. 非手术患者预防性使用抗菌药物　对于非手术患者预防性使用抗菌药物，需要考虑：①目标有限，预防用药是有针对性的，用于预防一种或两种特定病原菌入侵体内引起的感染，可能有效；如目的在于防止任何细菌入侵，则往往无效。②有实效性，预防在一段时间内发生的感染可能有效；长期预防用药，常不能达到目的。③效果因人而异，患者原发疾病可以治愈或缓解者，预防用药可能有效。原发疾病不能治愈或缓解者（如免疫缺陷者），预防用药应尽量不用或少用。对免疫缺陷患者，宜严密观察其病情，一旦出现感染征兆时，在送检有关标本作培养同时，首先给予经验治疗。④避免无效预防，通常不宜常规预防性应用抗菌药物的情况：普通感冒、麻疹、水痘等病毒性疾病，昏迷、休克、中毒、心力衰竭、肿瘤、应用肾上腺皮质激素等患者，以及留置导尿管、留置深静脉导管以及建立人工气道（包括气管插管或气管切口）患者。常见综合病症时的预防用药，特定情况下继发感染的预防用药，传染病的预防用药见表 6-2、6-3、6-4。

表6-2　综合病症预防用药

综合病征	预防用药指征	预防用药方法
昏迷	1. 体温 ≥ 38℃ 2. 周围血象 WBC > 10×10^9/L N > 80% 3. 呼吸道分泌物增多或性状改变 4. 糖尿病酮症酸中毒 5. 侵入性操作 6. 有器官功能衰竭 7. 心肺复苏后	1. 定期进行菌群调查 2. 符合左侧一项以上，酌情按优势菌给药 3. 左 6、7 可选择消化道去污染
中性粒细胞减少症（< 10×10^9/L）	1. 进行侵入性操作 2. 有皮肤、黏膜破损 3. 接触感染病人或感染材料后	1. 侵入操作前预防用药 1 次 2. 进行保护性隔离 3. 必要时进行选择性消化道去污染 4. 寻查感染灶和菌群调查
免疫缺陷或免疫功能低下	1. 进行导尿、内窥镜检查、安装起搏器、活检、腰穿、骨穿等侵入性操作 2. 接触传染病人后	1. 操作前预防用药 1 次 2. 根据不同传染病选药

表6-3　特定情况下继发感染的预防用药

预防的疾病名称	预防用药对象	预防用药方法
菌尿症	下述病人需留置导尿者： 1．妊娠妇女、老年人、婴幼儿 2．中性粒细胞＜$1×10^9$/L 3．糖尿病人 4．免疫缺陷或免疫功能低下	插导尿管前半小时口服阿莫西林2g或呋喃旦啶0.1，定期尿培养，若出现菌尿应尽早拔管，必要时在拔除导管前用药1次
肠源性感染	1．重度免疫缺陷 2．各种原因所致休克 3．器官或骨髓移植受体 4．中性粒细胞＜$1×10^9$/L 5．重症肝炎，肝昏迷 6．严重烧伤病人 7．多器官功能衰竭 8．接受直肠-结肠手术者	严重者进行肠道化肠局部去污染，可选用新霉素、多黏菌素E、妥布霉素、两性霉素B、制霉菌素等。国外介绍的配方有： 多黏菌素E　100mg 妥布霉素80mg　口服 qid×1～3天 两性霉素B　500mg 同时可用2%糊剂涂抹口腔黏膜每日4次，也可根据菌群调查结果选用适宜的抗菌药物
细菌心内膜炎	风心病、先心病、人工瓣膜患者进行下列手术者： 1．拔牙、扁桃体切除或呼吸道及其他手术操作 2．尿路或胃肠道手术或其他侵入性操作	1．术前用青霉素G　80万U～160万U术后同量q8h×1～2天，对青霉素过敏者可选用大环内酯类或林可霉素 2．预防肠球菌感染术前用氨苄西林2g加用庆大霉素；MRSA或肠球菌心内膜炎病人做赘生物切除术时可用去甲万古霉素静滴
风湿病复发	1．反复发作的甲组溶血性链球菌感染的青少年 2．有风湿病病史者 3．有风湿性心脏病者	1．有急性链球菌感染用青霉素G 10～14天，对青霉素过敏者用红霉素口服 2．长效青霉素120万U肌注每4周1次，无心脏炎者连续用药5年或到患者18岁，有心脏炎者连续用药10年或更长
真菌感染	1．长期应用广谱抗菌药物、激素及其他免疫抑制治疗者 2．营养不良免疫功能低下者伴有菌失调	1．定期送咽拭子，尿、粪便真菌培养或抹片 2．观察有无浅表真菌感染 3．注意口腔护理　可用制霉菌素混悬液涂抹口腔黏膜，每日2～3次，持续3～5天 4．长期应用免疫抑制剂及广谱菌药物者可每2～3周或选用抗真菌药物预防用药2～3天进行清扫
卡氏肺孢子菌病	1．艾滋病 2．长期应用糖皮质激素及其他免疫抑制剂者 3．器官、组织移植受体	可用 SMZ 25mg/(kg·d) + TMP 5mg/(kg·d) 分2次口服，长期用药，对磺胺过敏者用喷他脒
新生儿感染	1．产妇分娩前有生殖道B组溶血性链球菌感染 2．产妇有生殖道淋球菌或衣原体感染 3．产妇胎膜早破12h以上，第2产程延长、羊水Ⅱ度以上污染、且有异味，胎儿有宫内呼吸窘迫，羊膜腔感染等 4．新生儿室内有某种细菌性感染流行	1．选用青霉素G20万U或氨苄西林0.1g肌注或静滴q8h×3天 2．淋球菌：1%硝酸银滴眼 衣原体：0.5%红霉素眼膏或1%四环素眼膏搽眼 3．氨苄西林0.1g或头孢噻肟钠0.1g肌注或静脉用药q8h×3天 4．根据不同流行株选药

预防的疾病名称	预防用药对象	预防用药方法
脾切除后/功能无脾者菌血症	1. 脾切除后儿童	定期接种肺炎链球菌、B型流感嗜血杆菌疫苗和四价脑膜炎奈瑟菌疫苗 5岁以下儿童：每日阿莫西林或青霉素V口服，直到满5岁 5岁以上儿童：每日青霉素口服，至少1年
	2. 患镰状细胞贫血和地中海贫血的儿童（属于功能性无脾）	根据年龄定期接种上述疫苗 5岁以下儿童：每日青霉素V口服，直到满5岁 5岁以上儿童：每日青霉素口服，有人建议至少用药至18岁 出现发热时可予阿莫西林/克拉维酸或头孢呋辛 青霉素过敏者可予磺胺甲噁唑/甲氧苄啶（SMZ/TMP）或克拉霉素
新生儿B组溶血性链球菌（GBS）感染	①孕妇有GBS菌尿症 ②妊娠35～37周阴道和肛拭子培养筛查有GBS ③孕妇有以下情况之一者：<37周早产；羊膜早破≥18h；围生期发热，体温38℃以上者；以往出生的新生儿有该菌感染史者	青霉素G 氨苄西林 青霉素过敏但发生过敏性休克危险性小者：头孢唑啉 青霉素过敏，有发生过敏性休克危险性者：克林霉素或红霉素

表6-4 传染病接触者的预防用药

传染病名称	预防用药指征	预防用药方法
流行性脑膜炎	有密切接触史的家属（特别是小孩）、陪护、医务人员	磺胺嘧啶1～2g/d(成人)，分3～4次，口服2～3天；同服等量碳酸氢钠 对磺胺过敏者可用利福平
百日咳	<7岁有百日咳接触史者	红霉素50mg/(kg·d)分次口服2周
霍乱	1. 流行地区或有密切接触史者 2. 流行期间非典型腹泻病人	四环素0.25，qid或多西环素0.1～0.2g，bid，用药3天
结核病	1. PPD试验阳转的糖尿病人及未接种卡介苗的婴幼儿 2. 与痰结核分枝杆菌阳性病人接触的PPD试验（-）者 3. 以往患过结核，现需用免疫抑制剂或放疗者	异烟肼成人0.3g/d，小儿10mg/(kg·d)，连续用药6个月
性传播性疾病（淋球菌或衣原体）	受性袭击者或有性传播性疾病的伴侣	头孢曲松250mg肌注单剂加多西环素100mg，口服，bid×7天

2. 特殊侵袭性操作时的预防性使用抗菌药物 特殊侵袭性操作时的预防性使用抗菌药物需根据患者免疫状态、操作特性、进入部位、操作环境等评估感染危险性确定是否需要

预防用药。

　　某些特殊侵袭性操作，如主动脉内支架植入术，心脏射频消融术，先天性心脏病封堵术，腹膜透析管植入术，淋巴管造影术，经皮内镜胃造瘘置管，食管静脉曲张硬化治疗，经内镜逆行胰胆管造影（ERCP），经皮肝穿刺胆道引流或支架植入术，经皮椎间盘摘除术及臭氧、激光消融术，经颈静脉肝内门腔静脉分流术（TIPS），肝动脉化疗栓塞（TACE），脾动脉、肾动脉栓塞术等，虽然不是经典意义上的手术，而是一个治疗操作，建议在操作前半小时可以给予 1 剂抗菌药物预防感染，一般选择一代头孢或二代头孢即可，预防用药时间不超过 24h。

　　一般不推荐预防性使用抗菌药物的特殊侵袭性操作，如血管（包括冠状动脉）造影术、成形术、支架植入术及导管内溶栓术，下腔静脉滤器植入术，血管畸形、动脉瘤、血管栓塞，肾、肺或其他（除肝外）肿瘤化疗栓塞，子宫肌瘤 - 子宫动脉栓塞术，肿瘤的物理消融术（包括射频、微隧道式血管导管或药盒置入术和冷冻等），输尿管镜和膀胱镜检查，尿动力学检查，震波碎石术，各种中心静脉置管时，经口气管插管与气管切开插管时，以及内镜黏膜下剥离术等。如遇特殊情况如高龄、免疫功能低下、穿孔等时妥善处理，用药时间也不超过 24h。

　　3．围手术期抗菌药物的预防性应用

　　（1）明确用药目的，围手术期抗菌药物的预防性应用主要是预防手术部位感染，但不包括与手术无直接关系的、术后可能发生的其他部位感染。而与手术无直接关系的术后可能发生的其他部位感染的预防应参考有关内容掌握指征。

　　（2）掌握预防用药原则与指征，应根据手术切口类别、手术创伤程度、可能污染细菌种类、手术持续时间、患者免疫功能状态、感染发生概率和后果严重程度、抗菌药物预防效果的循证医学证据、对细菌耐药性的影响和经济学评估等因素，综合考虑决定是否预防用抗菌药物。但任何情况下，预防性应用抗菌药物不能代替消毒、灭菌与无菌操作、具有循证医学证据的其他预防措施等非药物预防措施的作用，绝不能因为药物预防而忽视非药物预防措施的重要作用。

　　具有围手术期（手术前）预防性使用抗菌药物指征的手术：

　　1）清洁 - 污染手术（Ⅱ类切口）因手术部位存在大量人体寄殖菌群，手术时可能污染手术部位引致感染，通常需预防用抗菌药物。

　　2）污染手术（Ⅲ类切口）的手术部位严重污染，需预防用抗菌药物。

　　3）清洁手术（Ⅰ类切口）但在下列情况时可考虑预防用药：①手术范围大、手术时间长、污染机会增加；②手术涉及重要脏器，一旦发生感染将造成严重后果者，如头颅手术、心脏手术等；③异物植入手术，如人工心瓣膜植入、永久性心脏起搏器放置、人工关节置换等；④有感染高危因素如高龄、糖尿病、免疫功能低下（尤其是接受器官移植者）、营养不良等患者。一般情况下因为手术脏器为人体无菌部位，局部无炎症、无损伤，也不涉及呼吸道、消化道、泌尿生殖道等人体与外界相通的器官，手术部位无污染，通常不需预防用抗菌药物。

　　污秽 - 感染手术（Ⅳ类切口），在手术前即已开始治疗性应用抗菌药物，术中、术后继续，此不属预防应用范畴。

　　（3）谨慎选择抗菌药物，根据手术切口类别、可能的污染菌种类及其对抗菌药物敏感性、药物能否在手术部位达到有效浓度等综合考虑。选用对可能的污染菌针对性强、有充分的预防有效的循证医学证据、安全、使用方便及价格适当的品种。应尽量选择单一抗菌药物预防用药，避免不必要的联合使用。常见手术预防用药常见表 6-5。

预防用药应针对手术中可能存在的污染菌选择药物。如心血管、头颈、胸腹壁、四肢软组织手术和骨科手术等经皮肤的手术，通常选择针对金黄色葡萄球菌的抗菌药物。结肠、直肠和盆腔手术，应选用针对肠道革兰阴性菌和脆弱拟杆菌等厌氧菌的抗菌药物。头孢菌素过敏者，针对革兰阳性菌可用万古霉素、去甲万古霉素、克林霉素；针对革兰阴性杆菌可用氨曲南、磷霉素等。对某些手术部位感染会引起严重后果者，如心脏人工瓣膜置换术、人工关节置换术等，若术前评估耐甲氧西林金黄色葡萄球菌（MRSA）定植的可能性大或者该机构 MRSA 感染发生率高时，可选用万古霉素、去甲万古霉素预防感染，但应严格控制用药持续时间。不应随意选用广谱抗菌药物作为围手术期预防用药。鉴于国内大肠埃希菌对氟喹诺酮类药物耐药率高，应严格控制氟喹诺酮类药物作为外科围手术期预防用药。

（4）给药方案，选择给药方法时考虑在手术开始时与手术过程中手术部位组织中具有较高药物浓度。给药途径为静脉输注，仅在个别情况下可以口服给药。静脉输注应在皮肤、黏膜切开前 0.5 ～ 1h 内或麻醉开始时给药，在手术开始时已经输注完，保证手术部位暴露时局部组织中抗菌药物已达到足以杀灭手术过程中沾染细菌的药物浓度。万古霉素或氟喹诺酮类等由于需输注较长时间，应在手术前 1 ～ 2h 开始给药。

抗菌药物的有效覆盖时间应包括整个手术过程，由于细菌沾染主要发生在手术过程中，过长时间的覆盖并不能进一步提高预防效果。手术时间较短（< 2h）的清洁手术术前给药一次即可。如手术时间超过 3h 或超过所用药物半衰期的 2 倍以上，或成人出血量超过 1500ml，术中应追加一次。清洁手术的预防用药时间不超过 24h，心脏手术可视情况延长至 48h。清洁 - 污染手术和污染手术的预防用药时间亦为 24h，污染手术必要时延长至 48h。

表6-5　抗菌药物在围手术期预防应用的品种选择

手术名称	切口类别	可能的污染菌	抗菌药物选择
脑外科手术（清洁，无植入物）	I	金黄色葡萄球菌，凝固酶阴性葡萄球菌	第一、二代头孢菌素[3]，MRSA 感染高发医疗机构的高危患者可用（去甲）万古霉素
脑外科手术（经鼻窦、鼻腔、口咽部手术）	II	金黄色葡萄球菌，链球菌属，口咽部厌氧菌（如消化链球菌）	第一、二代头孢菌素[3]±[5]甲硝唑，或克林霉素 + 庆大霉素
脑脊液分流术	I	金黄色葡萄球菌，凝固酶阴性葡萄球菌	第一、二代头孢菌素[3]，MRSA 感染高发医疗机构的高危患者可用（去甲）万古霉素
脊髓手术	I	金黄色葡萄球菌，凝固酶阴性葡萄球菌	第一、二代头孢菌素[3]

续表

手术名称	切口类别	可能的污染菌	抗菌药物选择
眼科手术（如白内障、青光眼或角膜移植、泪囊手术、眼穿通伤）	Ⅰ、Ⅱ	金黄色葡萄球菌，凝固酶阴性葡萄球菌	局部应用妥布霉素或左氧氟沙星等
头颈部手术（恶性肿瘤，不经口咽部黏膜）	Ⅰ	金黄色葡萄球菌，凝固酶阴性葡萄球菌	第一、二代头孢菌素[3]
头颈部手术（经口咽部黏膜）	Ⅱ	金黄色葡萄球菌，链球菌属，口咽部厌氧菌（如消化链球菌）	第一、二代头孢菌素[3]±[5]甲硝唑，或克林霉素＋庆大霉素
颌面外科（下颌骨折切开复位或内固定，面部整形术有移植物手术，正颌手术）	Ⅰ	金黄色葡萄球菌，凝固酶阴性葡萄球菌	第一、二代头孢菌素[3]
耳鼻喉科（复杂性鼻中隔鼻成形术，包括移植）	Ⅱ	金黄色葡萄球菌，凝固酶阴性葡萄球菌	第一、二代头孢菌素[3]
乳腺手术（乳腺癌、乳房成形术，有植入物如乳房重建术）	Ⅰ	金黄色葡萄球菌，凝固酶阴性葡萄球菌，链球菌属	第一、二代头孢菌素[3]
胸外科手术（食管、肺）	Ⅱ	金黄色葡萄球菌，凝固酶阴性葡萄球菌，肺炎链球菌，革兰阴性杆菌	第一、二代头孢菌素[3]
心血管手术（腹主动脉重建、下肢手术切口涉及腹股沟、任何血管手术植入人工假体或异物，心脏手术、安装永久性心脏起搏器）	Ⅰ	金黄色葡萄球菌，凝固酶阴性葡萄球菌	第一、二代头孢菌素[3]，MRSA感染高发医疗机构的高危患者可用（去甲）万古霉素
肝、胆系统及胰腺手术	Ⅱ、Ⅲ	革兰阴性杆菌，厌氧菌（如脆弱拟杆菌）	第一、二代头孢菌素或头孢曲松[3]±[5]甲硝唑，或头霉素类
胃、十二指肠、小肠手术	Ⅱ、Ⅲ	革兰阴性杆菌，链球菌属，口咽部厌氧菌（如消化链球菌）	第一、二代头孢菌素[3]，或头霉素类
结肠、直肠、阑尾手术	Ⅱ、Ⅲ	革兰阴性杆菌，厌氧菌（如脆弱拟杆菌）	第一、二代头孢菌素[3]±[5]甲硝唑，或头霉素类，或头孢曲松[3]±[5]甲硝唑
经直肠前列腺活检	Ⅱ	革兰阴性杆菌	氟喹诺酮类[4]
泌尿外科手术：进入泌尿道或经阴道的手术（经尿道膀胱肿瘤或前列腺切除术、异体植入及取出，切开造口、支架的植入及取出）及经皮肾镜手术	Ⅱ	革兰阴性杆菌	第一、二代头孢菌素[3]，或氟喹诺酮类[4]
泌尿外科手术：涉及肠道的手术	Ⅱ	革兰阴性杆菌，厌氧菌	第一、二代头孢菌素[3]，或氨基糖苷类＋甲硝唑

续表

手术名称	切口类别	可能的污染菌	抗菌药物选择
有假体植入的泌尿系统手术	II	葡萄球菌属，革兰阴性杆菌	第一、二代头孢菌素 [3]＋氨基糖苷类，或万古霉素
经阴道或经腹腔子宫切除术	II	革兰阴性杆菌，肠球菌属，B 组链球菌，厌氧菌	第一、二代头孢菌素（经阴道手术加用甲硝唑）[3]，或头霉素类
腹腔镜子宫肌瘤剔除术（使用举宫器）	II	革兰阴性杆菌，肠球菌属，B 组链球菌，厌氧菌	第一、二代头孢菌素 [3]±[5] 甲硝唑，或头霉素类
羊膜早破或剖宫产术	II	革兰阴性杆菌，肠球菌属，B 组链球菌，厌氧菌	第一、二代头孢菌素 [3]±[5] 甲硝唑
人工流产 - 刮宫术 引产术	II	革兰阴性杆菌，肠球菌属，链球菌，厌氧菌（如脆弱拟杆菌）	第一、二代头孢菌素 [3]±[5] 甲硝唑，或多西环素
会阴撕裂修补术	II、III	革兰阴性杆菌，肠球菌属，链球菌属，厌氧菌（如脆弱拟杆菌）	第一、二代头孢菌素 [3]±[5] 甲硝唑
皮瓣转移术（游离或带蒂）或植皮术	II	金黄色葡萄球菌，凝固酶阴性葡萄球菌，链球菌属，革兰阴性菌	第一、二代头孢菌素 [3]
关节置换成形术、截骨、骨内固定术、腔隙植骨术、脊柱手术（应用或不用植入物、内固定物）	I	金黄色葡萄球菌，凝固酶阴性葡萄球菌，链球菌属	第一、二代头孢菌素 [3]，MRSA 感染高发医疗机构的高危患者可用（去甲）万古霉素
外固定架植入术	II	金黄色葡萄球菌，凝固酶阴性葡萄球菌，链球菌属	第一、二代头孢菌素 [3]
截肢术	I、II	金黄色葡萄球菌，凝固酶阴性葡萄球菌，链球菌属，革兰阴性菌，厌氧菌	第一、二代头孢菌素 [3]±[5] 甲硝唑
开放骨折内固定术	II	金黄色葡萄球菌，凝固酶阴性葡萄球菌，链球菌属，革兰阴性菌，厌氧菌	第一、二代头孢菌素 [3]±[5] 甲硝唑

注：[1] 所有清洁手术通常不需要预防用药，仅在有前述特定指征时使用。

[2] 胃十二指肠手术、肝胆系统手术、结肠和直肠手术、阑尾手术、II 或 III 类切口的妇产科手术，如果患者对 β- 内酰胺类抗菌药物过敏，可用克林霉素 ＋ 氨基糖苷类，或氨基糖苷类 ＋ 甲硝唑。

[3] 有循证医学证据的第一代头孢菌素主要为头孢唑啉，第二代头孢菌素主要为头孢呋辛。

[4] 我国大肠埃希菌对氟喹诺酮类耐药率高，预防应用需严加限制。

[5] 表中"±"是指两种及两种以上药物可联合应用，或可不联合应用。

（吴安华）

五、抗菌药物合理应用的管理与多重耐药菌感染防控

临床应用抗菌药物管理的宗旨，是根据《抗菌药物临床应用管理办法》与《抗菌药物临床应用指导原则》的要求，通过科学化、常态化的管理，促进抗菌药物合理使用，减少和遏制细菌耐药，安全、有效、经济地治疗患者。管理措施主要包括以下内容。

（一）医疗机构建立抗菌药物临床应用管理体系

医疗机构应建立抗菌药物临床应用管理体系，制订符合本机构实际情况的抗菌药物临床合理应用的管理制度，制度应明确医疗机构负责人和各临床科室负责人在抗菌药物临床应用管理中的责任，并将其作为医院评审、科室管理和医疗质量评估的考核指标，确保抗菌药物临床应用管理得到有效的行政支持。

抗菌药物临床应用管理体系包括但不限于：

1. 设立抗菌药物管理工作组，应由医务、感染、药学、临床微生物、医院感染管理、信息、质量控制、护理等多学科专家组成抗菌药物管理工作组，多部门、多学科共同合作，各部门职责、分工明确，并确定管理工作的牵头单位。

2. 建设抗菌药物临床应用管理专业技术团队，应建立包括但不限于感染性疾病、药学（尤其临床药学）、临床微生物、医院感染管理等相关专业人员组成的专业技术团队，为抗菌药物临床应用管理提供专业技术支持，对临床科室抗菌药物临床应用进行技术指导和咨询，为医务人员和下级医疗机构提供抗菌药物临床应用相关专业培训。不具备条件的医疗机构应与有关医院合作，通过聘请兼职感染科医师、临床药师，共享微生物诊断平台等措施，弥补抗菌药物临床应用管理专业技术力量的不足。

3. 制订抗菌药物供应目录和处方集，应按照《抗菌药物临床应用管理办法》的要求，严格控制抗菌药物供应目录的品种、品规数量。抗菌药物购用品种遴选应以"优化结构、确保临床合理需要"为目标，保证抗菌药物类别多元化，在同类产品中择优选择抗菌活性强、药动学特性好、不良反应少、性价比优、循证医学证据多和权威指南推荐的品种。同时应建立对抗菌药物供应目录定期评估、调整制度，及时清退存在安全隐患、疗效不确定、耐药严重、性价比差和频发违规使用的抗菌药物品种或品规。临时采购抗菌药物供应目录之外品种应有充分理由，并按相关制度和程序备案。

4. 制订感染性疾病诊治指南，依据《抗菌药物临床应用指导原则》，各临床科室应结合本地区、本医疗机构病原学构成及细菌耐药监测数据，制订或选用适合本机构感染性疾病诊治与抗菌药物应用指南，并定期更新，科学引导抗菌药物临床合理应用。

5. 开展抗菌药物临床应用监测，监测项目包括但不限于：住院患者抗菌药物使用率、使用强度和特殊使用级抗菌药物使用率、使用强度；I类切口手术抗菌药物预防使用率和品种选择，给药时机和使用疗程合理率；门诊抗菌药物处方比例、急诊抗菌药物处方比例；抗菌药物联合应用情况；感染患者微生物标本送检；抗菌药物品种、剂型、规格、使用量、使用金额，抗菌药物占药品总费用的比例；分级管理制度的执行情况以及临床医师抗菌药物使用合理性评价等指标。

同时在抗菌药物临床应用管理中充分利用信息化手段，及时收集、分析、评价、反馈有关数据，坚持质量持续改进。

（二）实施临床应用抗菌药物的分级管理

抗菌药物临床应用的分级管理是抗菌药物管理的核心策略之一。医疗机构应当建立健全抗菌药物临床应用分级管理制度，按照"非限制使用级"、"限制使用级"和"特殊使用级"的分级原则，明确各级抗菌药物临床应用的指征，落实各级医师使用抗菌药物的处方权限。

1. 卫生行政部门与医疗机构根据安全性、疗效、细菌耐药性、价格等因素，将抗菌药物分为三级，制订本地区、本医疗机构抗菌药物分级使用目录。

经长期临床应用证明安全、有效，对病原菌耐药性影响较小，价格相对较低的抗菌药物列入非限制使用级。非限制使用级药物应是已列入基本药物目录、《国家处方集》和《国家基本医疗保险、工伤保险和生育保险药品目录》的抗菌药物品种。经长期临床应用证明安全、有效，对病原菌耐药性影响较大，或者价格相对较高的抗菌药物列入限制使用级。特殊使用级指具有明显或者严重不良反应，不宜随意使用；抗菌作用较强、抗菌谱广，经常或过度使用会使病原菌过快产生耐药的；疗效、安全性方面的临床资料较少，不优于现用药物的；新上市的，在适应证、疗效或安全性方面尚需进一步考证的、价格昂贵的抗菌药物。

2. 明确不同级别医师处方权限与临床应用　根据《抗菌药物临床应用管理办法》规定，二级以上医院按年度对医师和药师进行抗菌药物临床应用知识和规范化管理的培训，按专业技术职称授予医师相应处方权和药师抗菌药物处方调剂资格。

临床应用抗菌药物应遵循《抗菌药物临床应用指导原则》，根据感染部位、严重程度、致病菌种类以及细菌耐药情况、患者病理生理特点、药物价格等因素综合考虑，对轻度与局部感染患者应首先选用非限制使用级抗菌药物进行治疗；严重感染、免疫功能低下者合并感染或病原菌只对限制使用级或特殊使用级抗菌药物敏感时，可选用限制使用级或特殊使用级抗菌药物治疗。

特殊使用级抗菌药物的选用应从严控制。临床应用特殊使用级抗菌药物应当严格掌握用药指征，经抗菌药物管理工作机构指定的专业技术人员会诊同意后，按程序由具有相应处方权医师开具处方。特殊使用级抗菌药物会诊人员应由医疗机构内部授权，具有抗菌药物临床应用经验的感染性疾病科、呼吸科、重症医学科、微生物检验科、药学部门等具有高级专业技术职务任职资格的医师和抗菌药物等相关专业临床药师担任。有下列情况之一可考虑越级应用特殊使用级抗菌药物：①感染病情严重者；②免疫功能低下患者发生感染时；③已有证据表明病原菌只对特殊使用级抗菌药物敏感的感染。使用时间限定在 24h 之内，其后需要补办审办手续并由具有处方权限的医师完善处方手续。

特殊使用级抗菌药物不得在门诊使用。

（三）积极开展病原微生物检测与细菌耐药性监测

医师应根据临床微生物标本检测结果合理选用抗菌药物，因此需要不断提高微生物标本尤其无菌部位标本的送检率和标本合格率，重视临床微生物（科）室规范化建设，提高病原学诊断的能力、效率和准确性。促进目标治疗、减少经验治疗，以达到更有针对性的治疗目的。

医疗机构、地区和全国性的细菌耐药监测有助于掌握临床重要病原菌对抗菌药物的敏感性，为抗感染经验治疗、耐药菌感染防控、新药开发以及抗菌药物的遴选提供依据。医疗机构的临床微生物（科）室应对本医疗机构常见病原微生物（重点为细菌）的耐药性进行动态监测，在机构内定期公布监测数据并检测数据，定期报送地区和全国细菌耐药监测网。临床微生物（科）室应按照所在机构细菌耐药情况，设定重点监测耐药菌，定期向临床科室发布耐药警示信息，并与抗菌药物管理工作组和医院感染管理科协作开展预防控制工作。

（四）注重综合措施，防止过度依赖抗菌药物

抗菌药物是治疗各种感染的重要甚至是关键手段，但不是唯一手段，必须重视综合措施的作用，如外科感染需要外科处置，药物治疗不能代替外科处置，如手术清除病灶、切开引流等；存在可以引流的局部病灶时必须充分穿刺引流或置管引流；血管导管相关感染等器械相关感染往往需要去除导管等。

（五）预防医院感染

医院感染是导致抗菌药物过度使用与细菌耐药性增长恶性循环的重要因素。我国住院患者横断面调查资料显示，住院患者现患感染中，医院感染占 10% ~ 20%。加强医院感染管理，预防医院感染是减少抗菌药物临床应用、阻断耐药细菌传播的重要手段。感染管理致力于预防获得感染和预防感染传播，从根本上减少抗菌药物应用，因此做好感染管理、落实感染管理措施应成为抗菌药物临床应用基本原则之一。其主要内容包括谨慎使用抗菌药物、监测耐药细菌、隔离感染者和携带者、切断传播途径、保护易感者、预防细菌感染的培训教育等。

1. 控制感染源　隔离耐药菌感染者和定植者，防止耐药菌和耐药基因传播。管理感染源是阻断耐药菌感染扩散的有效措施之一，尤其是发生多药耐药菌感染暴发时更重要。隔离就是管理多重耐药菌感染源，防止多药耐药菌从感染者和定植者传播到其他患者、探视人员、医务人员，以及医疗环境和医疗用品。对多药耐药菌包括超级细菌的隔离应按《医院隔离技术规范》的要求，主要采用接触隔离措施，多重耐药菌感染或定植者可以单间隔离，相同多重耐药菌感染或定植者可以同居一室。隔离房间门口悬挂隔离标识。无条件单间隔离时，可以采用床旁隔离的方式。不将多药耐药菌感染患者或者定植患者与气管插管、深静脉留置导管、有开放伤口或者免疫功能抑制患者安置在同一房间。

多药耐药菌感染者不难识别，多药耐药菌定植者的识别却是十分困难的，何况识别多药耐药菌感染者也需要时间。近年来，有人主张对住院患者（或者住重症监护病房患者）在入住时即进行主动筛查培养，发现感染者和定植者即进行隔离，并积极治疗感染或采取去定植措施，以图阻断多药耐药菌在医疗机构（或重症监护病房）扩散，诚然这些措施确实有一定效果，但还涉及筛查成本与筛查频次等问题。因此如何才能做好多药耐药菌感染者和定植者的发现和隔离仍值得进一步研究。

医务人员实施诊疗护理操作中，有可能接触多重耐药菌感染患者或者定植患者的伤口、溃烂面、黏膜、血液和体液、引流液、分泌物、痰液、粪便时，应当使用手套，必要时使用隔离衣。完成对多重耐药菌感染患者或者定植患者的诊疗护理操作后，必须及时脱去手

套和隔离衣。

2．切断耐药细菌传播途径 做好手卫生和医疗器械与环境的清洁与消毒，是阻断多重耐药菌扩散的关键。由于多重耐药菌传播的最重要途径是接触传播，包括呼吸道飞沫、排泄物、分泌物都是通过污染各种环境、各种物体表面和医疗器械而传播。患者直接接触被多重耐药菌污染的各种环境、各种物体表面和多种医疗器械表面可以感染和定植；即使患者不直接接触被多重耐药菌污染的各种环境、各种物体表面和多种医疗器械，还可以通过接触被这些物品表面污染的医务人员的手传播，由此可见在多重耐药菌传播中污染环境重要，被污染的医务人员的手同样重要，在医疗机构内阻断传播除有效隔离外，医疗环境清洁消毒和医务人员的手卫生同样重要，相辅相成。

医务人员对患者实施诊疗护理活动过程中，应当严格遵循《医务人员手卫生规范》。医务人员在直接接触患者前后、对患者实施诊疗护理操作前后、接触患者体液或者分泌物后、摘掉手套后、接触患者使用过的物品后以及从患者的污染部位转到清洁部位实施操作时，都应当实施手卫生。手上有明显污染时，应当卫生洗手；无明显污染时，可以使用醇基速干手消毒剂进行手部消毒。

医疗机构应当加强诊疗环境的卫生管理，对收治多重耐药菌感染患者和定植患者的病房，应当使用专用的清洁用品进行清洁和消毒，对患者经常接触的物体表面、设备设施表面，应当每天进行清洁和擦拭消毒。出现或者疑似有多重耐药菌感染暴发时，应当增加清洁和消毒频次。

在社区内如果存在多重耐药菌传播，如社区获得性 MRSA，尽量避免密切接触，做好环境清洁消毒和手的卫生同样是切断传播途径的最有效途径，同时要尽量避免共用物品如剃须刀、浴巾等。

3．保护易感者积极预防感染 预防感染保护易感者最有效措施为使用相应的疫苗，但除肺炎球菌疫苗外，目前尚无预防多重耐药菌感染的疫苗可用。在这种情况下，特别强调针对发生感染的高危因素与环节采取预防措施，如在医疗机构强调尽早拔除各种导管，如导尿管、气管插管与气管切口导管、血管导管、各种引流管，促进切口和伤口愈合。确保医疗器材的消毒灭菌符合要求。落实常见医院感染如呼吸机相关肺炎、血管导管相关血流感染、导尿管相关尿路感染、手术部位感染的预防控制规范与指南，落实无菌操作技术和手卫生规范、环境清洁消毒常规，执行多重耐药菌医院感染预防与控制中国专家共识推荐的有关措施等。同时积极改善患者营养状态，纠正低蛋白血症，积极治疗原发病，提高患者抵抗力。

抗菌药物管理工作组应与医院感染管理科密切合作，纠正过度依赖抗菌药物预防感染的理念和医疗行为，减少抗菌药物过度的预防应用；切实降低医院感染发病率，减少治疗性使用抗菌药物。

（六）做好培训、评估和督查，坚持持续质量改进

1．加强各级人员抗菌药物临床应用和管理知识、预防感染知识培训 医疗机构应强化对医师、药师等相关人员的培训，提倡遵循《抗菌药物临床应用管理办法》和《抗菌药物临床应用指导原则》、《医院感染管理办法》和基于循证医学证据的感染性疾病诊治预防指南，严格掌握抗菌药物尤其联合应用的适应证，争取目标治疗，减少经验治疗，确保抗菌

药物应用适应证、品种选择、给药途径、剂量和疗程对患者是适宜的。采取切实可行措施，预防感染和预防感染的传播。

2．评估抗菌药物使用合理性，根据医疗机构实际情况及各临床科室不同专业特点，科学设定医院和科室的抗菌药物临床应用控制指标，对抗菌药物使用趋势进行分析。重视抗菌药物处方、医嘱的专项点评。抗菌药物管理工作组应组织感染、临床微生物、药学等相关专业技术人员组成点评小组，结合医院实际情况设定点评目标，重点关注特殊使用级抗菌药物、围手术期（尤其是Ⅰ类切口手术）的预防用药以及重症医学科、感染科、血液科、外科、呼吸科等科室抗菌药物应用情况。同时评估手卫生、环境卫生等感染控制措施的依从性，尤其是对感染高发部门与耐药菌感染患者较多的部门进行评估，评估感染控制效果。

3．根据点评结果对不合理使用抗菌药物的突出问题在全院范围内进行通报，对责任人进行告知，对问题频发的责任人，按照有关法律法规和《抗菌药物临床应用管理办法》规定进行处罚。可以采取 PDCA、品管圈、QC 小组等多种形式，进行抗菌药物合理应用与感染防控质量的持续改进。

在医疗机构内部，既要看重监控指标，又要看重临床病历应用抗菌药物的点评，通过解剖麻雀的方法，发现抗菌药物应用指征、病原学送检与检测、药物选择、个性化给药方案、不良反应观察与防治等环节存在的问题，及时反馈给当事医师，往往更有说服力。既要防止过度用药，又要防止治疗不够。既要防止过分依赖抗菌药物，又要增强预防感染意识。

（七）加强监督检查，促进质量持续改进

卫生计生行政部门应当将医疗机构抗菌药物临床应用情况与医院感染防控工作纳入医疗机构考核指标体系；作为医疗机构定级、评审、评价的重要指标。各级卫生计生行政部门应当建立抗菌药物临床应用情况公布和诫勉谈话制度，对本行政区域内医疗机构抗菌药物使用量、使用率和使用强度等情况进行监测，定期向本行政区域进行社会公布，并报上级卫生计生行政部门备案；县级以上地方卫生计生行政部门负责对辖区内包括乡镇卫生院（村卫生室）、社区卫生服务中心（站）抗菌药物临床应用使用量、使用率等情况进行监控督查并组织专家对合理用药进行指导。

（吴安华　李春辉）

六、抗菌药物合理应用的管理举措

（一）落实医院抗菌药物临床应用管理领导责任制

抗菌药物管理需要得到医院负责人的重视，只有这样才能顺利推进抗菌药物管理制度的真正落实。医院主要负责人（院长或主管医疗工作的副院长）是抗菌药物临床应用管理第一责任人，将抗菌药物临床应用管理作为医疗质量和医院管理的重要内容纳入工作安排；明确抗菌药物临床应用管理组织机构，以及各相关部门在抗菌药物临床应用管理中的职责分工，层层落实责任制，建立、健全抗菌药物临床应用管理工作制度和监督管理机制。医院主要负责人与临床科室负责人（主任）分别签订抗菌药物合理应用责任状，医院抗菌药

物合理应用小组根据各临床科室不同专业特点、感染性疾病种类，按照国家有关规范、指南，科学设定抗菌药物应用控制指标。把抗菌药物合理应用情况作为科室主任综合目标考核以及晋升、评先评优的重要指标。

（二）严格控制医院抗菌药物品种和着实推进实施抗菌药物分级管理制度

对抗菌药物供应目录进行动态管理，清退存在安全隐患、疗效不确定、耐药严重、性价比差和违规使用的抗菌药物品种或品规。严格控制抗菌药物购用品种、品规数量，保障抗菌药物购用品种、品规结构合理。根据本省（区、市）抗菌药物分级管理目录，明确本机构抗菌药物分级管理目录，对不同管理级别的抗菌药物处方权进行严格限定，明确各级医师使用抗菌药物的处方权限；采取有效措施，保证分级管理制度的落实，杜绝医师违规越级处方的现象。按照《抗菌药物临床应用管理办法》、《抗菌药物临床应用指导原则》和《卫生部办公厅关于抗菌药物临床应用管理有关问题的通知》（卫办医政发〔2009〕38号），制定特殊使用级抗菌药物临床应用管理流程，并严格执行。

（三）落实抗菌药物处方点评制度，完善抗菌药物管理奖惩制度

医院组织感染、药学、微生物等相关专业技术人员组成抗菌药物管理小组，对抗菌药物处方、医嘱实施专项点评。充分运用信息化手段，每个月组织对25%的具有抗菌药物处方权医师所开具的处方、医嘱进行点评，每名医师不少于50份处方、医嘱，重点抽查感染科、外科、呼吸科、重症医学科等临床科室以及I类切口手术和介入诊疗病例。医疗机构根据点评结果，对合理使用抗菌药物前10名的医师，向全院公示；对不合理使用抗菌药物前10名的医师，在全院范围内进行通报。点评结果作为科室和医务人员绩效考核重要依据。对点评中发现的问题，要进行跟踪管理和干预，实现持续改进。

抗菌药物临床应用合理性评估结果作为医师职称晋升、评先评优、定期考核、收入分配、绩效考核等工作的重要内容，加大对于抗菌药物不合理使用责任人的处理和惩罚力度，加大对合理使用抗菌药物行为的奖励力度，引导医务人员摒弃不合理用药行为，逐步树立良好的执业风气和合理用药氛围。对于存在抗菌药物临床不合理应用问题的医师，医疗机构应当视情形依法依规予以警告、限期整改、暂停处方权、取消处方权、降级使用、暂停执业等处理；构成犯罪的，依法追究刑事责任。对于存在抗菌药物临床不合理应用问题的科室，医疗机构应当视情形给予警告、限期整改；问题严重的，撤销科室主任行政职务。

（四）加强医院临床微生物检测水平，规范和促进临床医务人员微生物标本送检，开展细菌耐药性监测和细菌耐药信息报告

目前各级医疗机构细菌微生物检测水平参差不齐，教学医院，大型三甲医院在微生物室的建设、人员配备、技术水平等方面明显强于其他医疗机构。加强微生物检测人员水平是后续工作的前提，因此，要通过学习、进修等方式提高其他医疗机构的微生物检测水平很重要。在此前提下，各临床科室要努力提高微生物标本质量，提高血液及其他无菌部位标本送检比例，保障检测结果的准确性。根据临床微生物标本检测结果合理选用抗菌药物，接受抗菌药物治疗的住院患者抗菌药物使用前微生物检验样本送检率不低于30%；接受限

制使用级抗菌药物治疗的住院患者抗菌药物使用前微生物检验样本送检率不低于50%；接受特殊使用级抗菌药物治疗的住院患者抗菌药物使用前微生物送检率不低于80%。开展细菌耐药监测工作，每季度或半年、一年发布细菌耐药信息，并分析几年的细菌耐药性趋势，建立细菌耐药预警机制，针对不同的细菌耐药水平采取相应应对措施。

（五）重视多学科合作和提升抗菌药物管理小组的能力及水平

抗菌药物管理要重视多学科合作，医院要成立抗菌药物管理小组，由医务科牵头，包括感染科、药剂科、医院感染管理科、检验科、信息科等多学科合作。我国目前各级医疗机构抗菌药物管理小组核心成员主要由感染科医师、医院感染管理科专职人员、临床药师组成，面对国家突如其来的强大的抗菌药物整治力度，许多医院先前都是"赶鸭子上架"，迅速成立了由本院感染科医师、医院感染管理科专职人员和临床药师组成的抗菌药物管理小组。殊不知，长期以来，我国医疗机构的感染科医师，主要治疗的为法定传染病，如病毒性肝炎等，对细菌性感染，特别是医院获得性细菌性感染疾病诊治能力欠缺；医院感染管理科专职人员目前在各级医疗机构中主要由护士组成，缺乏临床医师，因此在感染性疾病的诊治能力上相对较差；而临床药师目前参与临床工作很少，具备感染性疾病诊治经验的临床药师就更少。因此，要真正发挥我国医疗机构抗菌药物管理小组的能力，达到与欧美国家 ASP 小组成员相媲美的水平，就需要对这三类人员进行专业培训，首先是国家级层面组织著名的抗感染专家对各地区的师资力量进行培训，然后由各地区的师资对本地区或医院的抗菌药物管理小组成员进行培训，对合格者发放证书，这样才能真正提升抗菌药物管理小组成员的能力和水平，达到抗菌药物管理可持续发展。

（六）加强临床医务人员再教育和培训

有资料表明临床医务人员不合理使用抗菌药物的原因可能包括：对感染诊断的知识不足、对药学知识不足、医患关系紧张、经济利益驱使以及在用药方面起主要主导作用的高级职称医师在抗菌药物方面知识的老化等原因导致了过度使用抗菌药物的倾向。因此，除要加强抗菌药物管理者的能力和水平之外，提升临床医务人员的感染相关知识水平，是改善抗菌药物合理使用情况的根本。加强临床医师的教育、培训可有效提高抗菌药物合理应用的水平。可采用针对抗菌药物新知识、药物的药效学与药代动力学、细菌耐药机制、细菌耐药性变迁等举办专题讲座，对新上岗的住院医师、临床医务人员进行培训及知识考核，将合理使用抗菌药物知识培训纳入再教育学分管理等措施。某些专科的高级职称医师在抗菌药物合理使用方面的知识老化，如不能得到及时更新，难以推进抗菌药物管理工作，因此，要同时需要加强高级职称医务人员的抗感染和抗菌药物知识培训。

（七）充分利用信息化手段加强抗菌药物临床应用管理

信息系统，已经越来越广泛被应用于医疗质量的提升。医疗机构要加大信息化建设力度，积极运用信息化手段促进抗菌药物临床合理应用。包括利用电子处方（医嘱）系统实现医师抗菌药物处方权限和药师抗菌药物处方调剂资格管理、控制抗菌药物使用的品种、时机和疗程等，实现抗菌药物临床应用全过程控制；开发利用电子处方点评系统加大抗菌药物处方点评工作力度，扩大处方点评范围和点评数量；开发相应统计功能软件实现抗菌药物临床应用动态监测、评估和预警。

（李春辉　黄　勋　吴安华）

延伸阅读

1. 中华人民共和国卫生部令第 84 号．抗菌药物临床应用管理办法．2012.
2. 中华人民共和国卫生部卫医发［2004］285 号．抗菌药物临床应用指导原则．2004.
3. 黄勋，邓子德，倪语星，等．多重耐药菌医院感染预防与控制中国专家共识．中国感染控制杂志，2015，14（1）：1-9.
4. 吴安华．提高常规手段执行力应对超级细菌挑战．中国感染控制杂志，2011，10（1）：1-4.
5. 汪复，张婴元．实用抗感染药物学（2 版）．人民卫生出版社，2012.
6. 中华人民共和国卫生部医教司卫生部合理用药专家委员会．《抗菌药物临床应用管理办法》释义和抗菌药物应用培训教材．2012.
7. U.S CDC. Public health action plan to combat antimicrobial resistance. http：//www. cdc. gov/drugresistance/itfar/introduction_overview. html.
8. The White House hosts a forum on combating antibiotic resistance. https：//www. whitehouse. gov/blog/2015/06/02/white-house-hosts-forum-combating-antibiotic-resistance.
9. WHO. Global strategy for containment of antimicrobial resistance. http：//www. who. int/csr/resources/publications/drugresist/WHO_CDS_CSR_DRS_2001_2_EN/en/.
10. Antimicrobial resistance：no action today，no cure tomorrow. http：//www. who. int/dg/speeches/2011/WHD_20110407/en/.
11. Antimicrobial resistance global report on surveillance 2014. http：//www. who. int/drugresistance/documents/surveillancereport/en/.
12. 吕媛，李耘，郑波．国际和国内细菌耐药监测研究介绍．第 8 届全国抗菌药物临床药理学术会议．2010 年 9 月 4-5 日，北京.
13. 2013 年全国抗菌药物临床应用专项整治活动方案．http：//www. moh. gov. cn/mohyzs/s3585/201305/6042979f05cf49609e96410d7314ecae.shtml.

第七章　多重耐药菌医院感染的监测与防控

一、概述

多重耐药菌（multidrug-resistant organisms，MDROs）的出现是细菌变异及过度使用抗菌药物的结果，MDROs 感染患者往往病情复杂，治愈困难，需要用较高级抗菌药物进行治疗，易形成定植菌，给患者造成沉重的经济负担。而 MDROs 可通过污染的手、物品等方式进行接触传播，易造成医院感染，增加患者的痛苦，甚至死亡，以及延长患者住院日、增加医疗成本等。因此，推进 MDROs 医院感染防控意义重大，不但可减少 MDROs 医院感染的发生，减轻患者的痛苦、死亡和经济负担，还可提高医疗质量和医院的效益。另外实践也证明，通过采取干预措施可以有效降低 MDROs 医院感染的发生。

二、多重耐药菌的定义与感染监测

（一）MDROs的定义

细菌的多重耐药（multidrug resistant，MDR）不是天然固有耐药，而是后天获得性耐药，与抗菌药物使用强度有关。在国际上多重耐药菌一般指细菌对一类或更多类抗菌药物耐药，但通常对除了一类或两类市场上可购买到的抗菌药物之外的所有抗菌药物都耐药，如耐甲氧西林的金黄色葡萄球菌（methicillin resistant staphylococcus aureus，MRSA）、耐万古霉素的肠球菌（vancomycin resistant enterococcus，VRE）、产超广谱 β- 内酰胺酶（extended spectrum β-lactamases，ESBLs）革兰阴性（G⁻）杆菌等。而在我国的规范中多重耐药菌是指对临床使用的三类或三类以上抗菌药物同时呈现耐药的细菌。

针对葡萄球菌属，一般把体外药敏试验中耐甲氧西林 / 耐苯唑西林 / 耐头孢西丁的金黄色葡萄球菌及凝固酶阴性的葡萄球菌视作多重耐药菌，分别称为 MRSA 及耐甲氧西林凝固酶阴性葡萄球菌（methicillin resistant coagulase-negative staphylococcus，MRCNS）。

针对肠球菌属，由于其天然耐药谱较广，因此，一般是将后天获得耐药基因的耐万古霉素的粪肠球菌和屎肠球菌称为 VRE。而对于临床上较少见的鹑鸡肠球菌、铅黄肠球菌和黄色肠球菌等，虽然大部分也对糖肽类耐药，但这种耐药性属天然固有耐药，因此多重耐药菌的监测一般不将其包括在内。

针对 G⁻ 杆菌，对以下五大类抗菌药物（抗假单胞菌头孢菌素类、含有 β- 内酰胺酶抑制剂的复合制剂、氨基糖苷类、氟喹诺酮类、碳青霉烯类）中 ≥ 3 类抗菌药物耐药即视作多重耐药，一般包括多重耐药的非发酵菌（如铜绿假单胞菌、鲍曼不动杆菌等）、产超广谱 β- 内酰胺酶（ESBLs）和高产头孢菌素酶（AmpC）的肠杆菌科细菌（如大肠埃希菌、肺炎克雷伯菌、阴沟肠杆菌等）。

随着抗菌药物使用压力的增大及细菌多重耐药程度的加剧，近些年又出现了泛耐药（pan-drug-resistant，PDR）菌株（俗称"超级细菌"），则是较多重耐药更为严重的一种耐药情况，主要是指多重耐药菌的耐药谱进一步扩大，如耐万古霉素的金黄色葡萄球菌（vancomycin resistant staphylococcus aureus，VRSA）和耐碳青霉烯类的 G^- 杆菌，如产碳青霉烯酶（KPC）/产金属 β- 内酰胺酶（如 NDM-1、IMP、VIM、GIM、SIM、SPM 等型别）的鲍曼不动杆菌、铜绿假单胞菌、肺炎克雷伯菌、大肠埃希菌、产酸克雷伯菌、阴沟肠杆菌、变形杆菌、弗劳地枸橼酸菌、普罗威登菌、摩根摩根菌等。

（二）MDROs感染的诊断与监测

1. MDROs 感染的诊断　国际上对多重耐药菌感染、定植及污染诊断也没有统一标准。一般有临床症状及标本培养结果阳性时，诊断为感染；标本未污染，培养结果阳性，但无相应的临床症状时，诊断为定植。

2. MDROs 感染的监测　对多重耐药菌的监测模式有两种，一种是监测细菌培养结果阳性的患者，另一种是对入院患者进行目标多重耐药菌定植的主动筛查。

三、多重耐药菌感染的预防与控制措施

（一）MDROs感染的预防与控制措施

国内外有很多关于多重耐药菌感染防控的成功例子，这些例子证明一个感染控制团队的重要性，感染控制团队不仅需要有丰富的防控知识及经验，还需有持之以恒的精神，致力于多重耐药菌的防控。有研究报道，在干预期间要消除和控制 MDROs，经常需要定期重新评估和增加新的并且更严格的干预措施（分层策略）。例如某研究在 3 年中在一个 ICU（intensive care unit）逐步添加干预措施，从而最终根除 MRSA；在烧伤病房内通过一年的努力采取综合干预措施根除 VRE；同样的通过几年的时间采取综合措施及不断增强干预措施根除耐碳青霉烯的鲍曼不动杆菌。

目前还不能明确某单一控制措施或某特定干预措施的组合非常有效并适于所有医疗机构，这需要用更加严格的随机对照试验进行核实验证。预防与控制 MDROs 的干预措施可分成 7 类，美国和许多其他国家相继报道使用多种干预措施成功地控制 MDROs，有效的措施如下：①行政支持，如安装信息系统、提供手卫生设施及产品、加强监督检查等；②教育培训，通过教育提高医务人员对医院感染的意识，促使行为改变，如提高手卫生的依从性；③合理使用抗菌药物；④监测，包括新发病原菌、感染率、流行趋势等；⑤对所有患者实施标准预防，对感染或定植多重耐药菌患者实施接触预防，即实行隔离措施直到患者的多重耐药菌培养呈阴性。MDROs 感染或定植患者换病房时提前通知下一病房采取隔离措施。而隔离措施并不是单一的，包括单间或同种病原体集中隔离、手套、隔离衣、医疗物品专人专用、加强清洁消毒等；⑥保持环境卫生，经常对病区环境、物品等进行清洁、消毒；⑦主动筛查目标多重耐药菌并清除，但不推荐常规使用。并不是单一的干预措施就能起到有效控制 MDROs 的目的，几乎所有成功控制 MDROs 的研究，都会同时采用 7 ~ 8 种

不同的干预措施。

1．行政支持 有研究显示，行政支持和参与对于成功控制目标 MDROs 非常重要，卫生行政部门在感染控制中强烈推荐这种支持。有几个研究表明，执行 MDROs 干预措施需要的行政支持包括财政和人力支持。一项措施是主动监测（active surveillance culture，ASC），其他要求行政支持的干预措施包括：①实施系统变化，保证及时和有效的通讯，如计算机预警来识别先前已知的 MDROs 定植／感染患者；②提供必要数量及合适的水池及速干手消毒剂等设施；③根据护理强度需要保证人员水平；④加强 MDROs 控制措施的依从性（如手卫生、标准预防和接触预防）。

强烈推荐的建议包括：①将多重耐药菌预防与控制作为衡量医疗安全的重要指标；②提供包括财政和人力资源在内的行政支持；③建立信息系统，共享 MDROs 相关信息，尤其是针对卫生行政人员；④建立监督机制，督促医务人员执行标准预防和接触传播预防措施；⑤鼓励多方合作共同防控 MDROs 的传播；⑥确诊 MDROs 定植或感染的患者在院内转科或转院应告知相应科室或医疗机构；⑦ MDROs 监测与控制信息的及时反馈。另外还指出医院内最好有专家能够进行流行病学分析、对 MDROs 有高度认识及制订有效控制策略。这对防控 MDROs 的传播也有意义。

2．教育培训 很多研究显示全院性的、部门针对性的以及非正式的教育干预对 MDROs 的防控非常重要。干预的重点是通过提高对医疗机构试图控制 MDROs 问题的理解鼓励行为改变。试图更改的范畴是否涉及手卫生、抗菌处方模式或其他成果，加强理解和创造一种文化支持和促进所需的行为改变，被认为是干预成功的基本。在很多医疗机构，促进手卫生依从性的教育活动联合其他防控措施可有效降低 MDROs 的传播。

MDROs 的防控需要全院医务人员的共同努力，其防控措施体现在每天的日常工作中，如手卫生等，因此需要让医务人员了解 MDROs 感染的危害和具体的预防措施，并根据知识的更新定期培训，内容主要包括 MDROs 预防策略和经验。

3．合理使用抗菌药物 控制 MDROs 必须包括关注抗菌药物的合理使用。在一些研究中，目标 MDROs 的防控与抗菌药物使用模式的改变在时间上具有关联性，尤其是在那些多重耐药的革兰阴性菌（multidrug-resistant Gram-negative bacill，MDR-GNBs）。艰难梭菌相关疾病的发生也与抗菌药物使用改变有关。尽管一些 MRSA 和 VRE 控制方面的文章试图限制抗菌药物使用，但其重要性对控制这些 MDROs 的作用仍不清楚。仅限制抗菌药物使用可能无法控制病原体的耐药性，因素有很多，包括：①一旦抗菌药物出现持久抗药性，选择压力并不明显；②限制使用不到位；③观察干预影响的时间不够。一项研究显示，通过解决以上第 2 和第 3 点问题，将替卡西林 - 克拉维酸改为使用哌拉西林 - 他唑巴坦，可降低 VRE 的现患率。

MDROs 的产生与抗菌药物的使用关系密切，只有合理使用抗菌药物才能降低 MDROs 的产生，强烈推荐的建议包括：①在医院和长期护理机构中，确保从多学科角度去观察抗菌药物的使用，根据各地区的敏感模式（抗菌谱）来评价抗菌药物使用；②建立一些系统（比如电子医嘱、微生物敏感性评价、临床药师或病室主任的通告）来促进临床医师合理使用抗菌药物，并形成临床用药手册。

4．MDROs 感染监测 监测是任何 MDROs 感染控制程序中的一个重要组成部分，在监测过程中需注意以下方面：①微生物室应使用标准的实验方法，根据已发表的指南确定目标微生物（如 MRSA）的抗菌药物敏感性；②医疗机构应建立相关机制保证微生物室发现新的耐药模式后及时通知感染控制人员或医疗主任；③微生物室应制订相关制度，规定当需要证实传播的存在或描述流行趋势时，应保存检出菌株并进行分子生物学检测；④各医疗机构应向临床和实验室标准协会（clinical and laboratory standards institute，CLSI）报告各自的抗菌药物敏感情况，通过这些报告来监测耐药模式是否有改变，提示 MDROs 的出现或传播；⑤各医疗机构应使用合适的统计方法分析 MDROs 感染的发病趋势，有无降低或升高，是否需要增加干预措施。

在监测过程中充分体现了多学科的合作，尤其是微生物室和感染控制部门之间，如果建立良好的信息系统，微生物信息充分共享，则感染控制部门便可主动发现，提高监测的效率。

在某些情况下，如采取上述措施后，MDROs 感染不能有效控制，可采取一些加强措施，可能会取得较好的效果。如对高危患者（例如重症监护病房、烧伤、骨髓/干细胞移植和肿瘤病房的患者，由多重耐药菌患病率高的机构中转入的患者，与定植或感染者同病房的患者，以及曾经感染或定植多重耐药菌的患者）进行目标多重耐药菌主动筛查。美国一些州立法要求进行 MDROs 主动筛查，国内愈来愈多的医院开展了 MRSA、VRE 和产 ESBLs 肠杆菌细菌的主动筛查，以体现感染控制的先进性，但是否要进行主动筛查和去定植尚有很大争论。主动筛查并非 MDROs 防控的一线措施，没必要常规开展，MDROs 的防控主要依赖于常规措施（隔离、手卫生、环境消毒等）。是否开展主动筛查，取决于该 MRDOs 是否是准备开展的病区或医院中的常见病原体、是否有暴发、是否采取了其他措施仍不能控制。已经开展的主动筛查：应总结筛查资料与临床的相关性。筛查方法如下：

（1）可以从皮肤破损处和引流伤口进行采样。此外，还可以根据下述不同 MRDOs 选择不同的部位。

1）MRSA：通常从前鼻孔采样即可，从咽喉、气管内插管抽吸物、经皮胃造口处、直肠周围或会阴部采样可能会增加阳性率。不同部位的拭子在运输前可放置在相同的选择性肉汤管中。

2）VRE：可以选择粪便、直肠或直肠周围的样本。

3）多重耐药的革兰阴性杆菌（如不动杆菌属、伯克霍尔德菌属）：如果怀疑来源于呼吸道，选择气管内插管抽吸物或痰液进行培养。

（2）从入院时在高危区域（例如重症监护室）的患者处获得目标多重耐药菌的监测培养物，并且按需要的周期间隔评估多重耐药菌的传播。

（3）进行培养结果调查，以评价强化控制措施的效果。

1）连续（例如每周一次，直到传播停止后减少频率）进行固定单元目标 MRDOs 时点患病率培养监测，以确定传播是否减少或停止。

2）在常规间隔时间或在患者出院及转院时，重复进行时点患病率调查，直至传播停止。

3）如果要明确评估 MRDOs 问题，可进行采样评估已知 MRDOs 感染或定植患者的同病房者和其他接触者的定植状况。

（4）当有流行病学证据显示医务人员为持续的传染源时，对医务人员进行筛查。

5．MDROs 感染控制措施　较少研究直接比较单独采取标准预防与采取标准预防和接触预防结合的有效性，有或没有 MDROs 主动筛查。一些报告提到使用一个或两套措施作为成功控制 MDROs 的措施，然而，预防措施并没有作为研究干预的重点。

（1）标准预防：标准预防在防止 MDROs 传播中起着至关重要的作用，即使在医疗机构内对 MDROs 使用接触预防，标准预防仍不能忽视。其实很多情况下 MDROs 定植不能被发现，即便采样及时也因敏感性、实验室问题或因抗菌药物治疗导致间断定植而不能发现 MDROs 定植。因此，必须使用标准预防措施，以防止潜在的定植患者引发传播。手卫生是一个重要的标准预防措施。值得注意的是，在一个报告中改善手卫生依从性并不能改善接触预防措施的应用，但可改善接触 MDROs 患者时手套的使用。

MDROs 控制经常涉及隔离措施，特别是在暴发时。在大多数的报道中，对 MDROs 感染或定植患者实施接触预防，一些机构经验使用接触预防措施并对所有新入院或某单元所有患者进行主动筛查，直至培养阴性。

（2）接触预防：接触预防是为了防止传染性病原体，包括具有重要流行病学意义的微生物通过直接或间接接触患者或患者的环境进行传播。单间是首选的接触预防措施，当单间不可及时，需进行传播风险评估，与其他患者安排在一间。在接触需要进行接触预防的患者或可能污染的环境时，医务人员需穿隔离衣及戴手套。在患者房间入口穿上隔离衣和戴手套，出患者房间前脱掉隔离衣及摘手套。

（3）患者集中安置：在一些报告中，集中安置患者，集中分配员工，使用特定的床或单位，甚至关闭单位对控制传播很有必要。一些作者表示，后两种策略的实现是他们控制成功的转折点，然而这些措施通常带动许多其他行动来防止传播。在一项两中心研究中，将 ICU 内 MRSA 阳性患者安置在单间或集中安置，并不能降低其传播。然而，在这项研究中患者间的手卫生依从性只有 21%。其他已发表的研究，包括一项由美国建筑师学会和指南协会（www.aia.org/aah_gd_hospcons）所做的研究证明单间隔离与降低 MDROs 传播风险密切相关。但仍需要更多的研究来证实使用单一的患者房间和（或）集中安置对防止 MDROs 传播的作用。

（4）接触预防的期限：对 MDROs 感染或定植患者，采取必要的接触预防的时间仍然是一个悬而未决的问题。患者可能会保持长时间 MDROs 定植，去除这些病原体可能是间歇性的，采样培养也可能无法检测到它们的存在。1995 年美国医院感染控制实践咨询委员会（The healthcare infection control practices advisory committee，HICPAC）防止 VRE 传播指南建议每周进行粪便或肛拭子检测，连续三次阴性作为终止接触预防的标准。一项研究发现这些标准通常是可靠的，然而，其他一些研究却指出随后接受抗菌药物治疗的患者可发生 VRE 复发，持续或间歇性携带 VRE 一年以上。同样，MRSA 定植可能更长。很多研究证明初始 MRSA 去定植成功后复发率很高。通过已有的研究文献还不能明确停止接触预防的具体标准，但这些研究仍提供了一些线索。在暴发期间，需要对感染或定植患者无限期使用接触预防。同样，如果 ASC 是用来检测和隔离 MRSA 或 VRE 定植患者，而且不采取去定植措施，需在其发现的科室住院期间一直采取接触预防措施。一般来说，如果患者已数周不再接受抗菌药物治疗，尤其是没有引流、呼吸道分泌物或其他传播的风险，间隔一周或两周进行检测，连续三次以上为阴性，终止接触预防措施应该是合理的。

（5）防护用品的使用：有三个研究评估是否使用手套和隔离衣在防止 VRE 在 ICU 内传播的作用。其中两个研究表明，使用手套和隔离衣可减少 VRE 传播，而第三个研究没有显示出差异。一项在养老院所做的研究比较了仅使用手套和手套加接触隔离防止 MDROs

（包括 VRE 和 MRSA）传播的效果，并没有发现任何差异。

（6）接触预防对患者及医务人员的影响：关于接触预防对患者的影响的研究很有限。两项研究发现，只有一半的医务人员包括主治医生愿意进入隔离房间或对接触隔离的患者进行检查，其他研究通过观察外科病房也发现了类似现象。两项研究报道，单间隔离及接受接触隔离可引发患者焦虑和抑郁。另一项研究发现，接触隔离的 MRSA 患者不良事件发生率较高，对诊疗满意度较低，比其他非隔离患者护理记录少。因此，当患者需要接触隔离时，医疗团队需努力解决这些潜在的不利影响。

6. 环境清洁措施　在一些研究中，环境宿主如物体表面和医疗设备在 VRE 及其他 MDROs 传播中起到重要的作用。虽然不推荐常规环境采样，但在一些研究中通过环境采样证实环境被污染后，采取一些干预措施可以有效地降低 MDROs 的传播，包括对非关键医疗设备专人专用，安排专人负责清洁，对高频接触表面（如床栏、病历、床边的马桶、门把手）增加清洁及消毒频率。导致 MDROs 环境污染的一个重要原因是对医疗机构清洁流程的依从性较低，因此在干预实施中，对环境清洁的依从性进行监测是决定控制措施成功控制 MDROs 传播的关键。

在 MDROs 的预防与控制中，环境的清洁与消毒至关重要，在诊疗护理过程中，医务人员会经常接触很多表面，如果手卫生不到位的话，非常容易引起 MDROs 的传播，但在这一方面，国内的做法不容乐观。正规的做法为：清洁和消毒可能被病原体污染的环境表面和设备，包括密切接近患者的物体表面（如床栏杆、床头桌）、患者诊疗环境中经常接触的表面（如门把手、病房中厕所的表面和周围），以及与之相比更频繁接触的表面（如候诊室的地面）；已知感染或定植 MDROs 患者使用的低度危险医疗用品尽量专人专用；优先清洁实行接触隔离措施的房间，并重点清洁消毒经常接触的表面（如床栏杆、床头桌、病房浴室的设备、门把手）和直接邻近患者的设备。

7. 去定植　去定植是对携带某特定 MDROs 的患者进行治疗，通常是 MRSA，以清除携带的病原体。尽管很多学者试图对 VRE 患者进行去定植，但很少有成功的报道。

然而鼻孔内携带 MRSA 患者去定植成功的方案包括单独局部使用莫匹罗星或结合口服抗菌药物（如利福平联合甲氧苄氨嘧啶—磺胺甲噁唑或环丙沙星）加上使用抗菌肥皂洗澡。在一个报告中，连续 3 天使用聚维酮碘沐浴和莫匹罗星鼻腔治疗可根除鼻 MRSA 定植。

没有足够的证据证实去定植方案有效，不建议常规使用。因此，大多数医疗机构仅在 MRSA 暴发或患病率高的情况下才会使用去定植方案，特别是那些特殊护理单元。限制这一控制措施普遍使用的几个因素包括：①明确去定植对象需要进行采样监测；②接受去定植治疗的患者必须接受持续监测以明确根除的效果；③相同基因病原体的再定植；④初始对莫匹罗星耐药及治疗期间引发对莫匹罗星耐药的情况可能会发生。可能引发 MRSA 传播的携带者需要去定植并接受治疗直至培养阴性才能接受常规诊疗。相反，那些无症状的 MRSA 定植患者，如果没有流行病学传播可能，不需要去定植。

在采取去定植方案时，通常需咨询感染学及医学流行病学专家，在有限时期内对患者或工作人员逐一评估，采取适当的去定植疗法，可作为 MRSA 强化控制项目的一部分。对 MRSA 进行去定植时，应检测目标微生物或在传播中具有流行病学意义的 MDROs 对去定植因子的敏感性，通过监测敏感性来检测对去定植因子的耐药情况。尚未制订标准时，通过咨询微生物学专家选择合适的方法检测莫匹罗星的耐药性。如果人体有多处部位定植

MRSA，莫匹罗星不能根除定植在人体的 MRSA，可能导致耐药性的发生。不建议常规局部应用莫匹罗星进行 MRSA 去定植。如果医务人员有 MRSA 定植，仅在流行病学显示其为持续传播的传染源时才对其进行去定植。如果无法去定植而持续传播，则考虑重新分配医务人员。没有对 VRE 和多重耐药革兰阴性杆菌去定植的建议。

（二）不同措施推进的优势及难点

获取行政支持是国际上感染管理专家强烈推荐的一种措施，一旦上级领导重视，不仅容易获得各种资源，临床人员的执行力度也会加大；难点在于如何开发领导，如何让领导重视 MDROs 防控工作，可以从成本效益的角度进行阐述。教育培训的推进较容易，但要取得好的效果需要注重培训的方式，有明确的考核方法。促进手卫生包括配备充足的设施、提高依从性；MDROs 最主要的传播方式是接触传播，而手是接触传播的主要途径，因此，促进手卫生，可有效降低 MDROs 的传播，进而减少其感染率；难点在于该措施的推进是一项长期积累的工程，尤其对于基础薄弱的医院，改变工作人员的意识、直至改变行为、看到成效，需要的周期很长。实行隔离措施的优势在于隔离感染源，减少感染其他患者的机会；此项措施的难点在于临床工作人员对隔离措施的执行情况不便监督，临床工作繁忙，有时执行不到位。主动筛查目标菌，优势在于能及早发现 MDROs 感染或定植患者，尽早采取隔离措施；难点在于筛查项目成本高，包括人力、时间及经费，有些患者不愿意进行筛查；有些指南不推荐主动筛查，认为标准预防也能起到预防效果。MDROs 感染或定植患者换病房时，主管医生或护士提前通知下一病房采取隔离措施，能防止病房在不知情的情况下，造成对其他患者的污染；难点在于如何确保传达的及时性及有效性。

（三）国内现状及存在的主要问题

我国原卫生部 2008 年发布了《关于加强多重耐药菌医院感染控制工作的通知》，2011 年颁布《多重耐药菌医院感染预防与控制技术指南》，医院等级评审又将 MDROs 的防控放在了重点位置，体现了国家对这项工作的重视。但在防控方面亦存在一些问题。

1．多数医院可通过实验室信息系统（laboratory information management system，LIS）获取细菌培养及其药敏结果，基本可实现 MDROs 感染目标监测，但基层医院由于实验室条件有限，不能检测 MDROs。

2．很多医院病原体送检率较低，多采取经验用药的方式，很多 MDROs 不能被及时发现。

3．MDROs 的定义不一致，虽然 2011 年颁布《多重耐药菌医院感染预防与控制技术指南》中有明确的定义，但对抗菌药物类别的理解不一致。什么是一类？青霉素、头孢菌素、碳青霉烯是否视为单独一类？如何定义为对一类药物耐药？是其中一种还是全部？耐药是否包括天然耐药？是否包括中介？不同医院均有不同的理解。

4．不同医院监测及防控的 MDROs 范围不一致，尤其是产 ESBL 菌株，有些医院将其排除在监测范围之外。

5．MDROs 医院感染的判定标准不一致。由于对感染、定植、污染的诊断标准没有明确规定，许多医院也并没有对监测菌株进行分类，监测结果没有针对性。

6．防控措施的依从性不高。临床工作人员对隔离措施的依从性不高，主要原因是目前我国大多数医院没有足够的单间病房，或者病房的患者数远远超过原定的床位数，对发生

MDROs 感染很难实施单间隔离或将同类病原体感染者同室隔离。实行床旁隔离，以及在床边和房间挂隔离标识，医护人员在诊治护理时穿戴隔离衣会引起同房间的其他患者及家属的恐慌和不安，甚至可能引起医疗纠纷等问题。患者及陪护人员的教育监督不到位，造成传播。

7. 缺乏对防控措施依从性的监测。防控措施落实的力度如何，缺乏准确的数据支持。

四、多重耐药菌监测、预防与控制实例

（一）诊断标准

1. 多重耐药的定义

（1）多重耐药（MDR）：对三类或三类以上抗菌药物获得性不敏感（对每类中至少一种不敏感）。

（2）泛耐药（extensive drug resistance，XDR）：对除了一到二类抗菌药物之外的所有其他抗菌药物种类获得性不敏感。

（3）全耐药（PDR）：对所有抗菌药物种类均获得性不敏感。

（4）什么是一类抗菌药物？青霉素类、头孢菌素类、碳青霉烯类、氨基糖苷类、氟喹诺酮类、糖肽类、大环内酯类、四环素类、单环类、多黏菌素类、磺胺类均为单独一类。

（5）如何定义为对一类药物耐药？对某类抗菌药物中任何一种抗菌药物耐药定义为对该类药物耐药。

（6）耐药是否包括天然耐药？是否包括中介？不包括天然耐药，仅指获得性耐药，包括中介。

2. 多重耐药菌的判定方法　不同种类病原体 MDR、XDR、PDR 判定时需提供的抗菌药物类别及代表性药物如表 7-1 ～ 表 7-5 所示。

表7-1　金黄色葡萄球菌判定为MDR、XDR和PDR菌株时需提供的抗菌药物类别及代表性药物

抗菌药物种类	抗菌药物品种
氨基糖苷类	庆大霉素
抗 MRSA 的头孢菌素	头孢洛林[1]
抗葡萄球菌的 β 内酰胺类	苯唑西林、头孢西丁[2]
大环内酯类	红霉素
林可霉素	克林霉素
噁唑烷酮类	利奈唑胺
利福霉素类	利福平
甘氨酰四环素类	替加环素
四环素类	四环素、多西环素、米诺环素
甾酸霉素类	夫西地酸

续表

抗菌药物种类	抗菌药物品种
糖肽类	万古霉素、替考拉宁、特拉万星[1]
脂肽类	达托霉素[1]
苯丙醇类	氯霉素
磷酸类	磷霉素
链阳菌素	奎奴普丁、达福普汀[1]
喹诺酮类	环丙沙星、莫西沙星
磺胺类	复方磺胺甲噁唑

注：[1]头孢洛林、特拉万星、达托霉素和奎奴普丁/达福普汀尚未在我国上市。
[2]对苯唑西林或头孢西丁耐药则代表对除头孢洛林之外的所有β内酰胺类均耐药，包括青霉素类、头孢菌素、碳青霉烯和含β内酰胺酶抑制剂的复合制剂等。

表7-2　肠球菌判定为MDR、XDR和PDR菌株时需提供的抗菌药物类别及代表性药物

抗菌药物种类	抗菌药物品种	天然耐药菌种[2]
氨基糖苷类（不包括链霉素）	庆大霉素（高水平）	
链霉素	链霉素（高水平）	
青霉素类	氨苄西林	
碳青霉烯类	亚胺培南、美洛培南、多利培南[1]	屎肠球菌
噁唑烷酮类	利奈唑胺	
甘氨酰四环素类	替加环素	
四环素类	多西环素、米诺环素	
糖肽类	万古霉素、替考拉宁	
脂肽类	达托霉素[1]	
链阳菌素	奎奴普丁/达福普汀[1]	粪肠球菌
喹诺酮类	环丙沙星、左氧沙星、莫西沙星	

注：[1]多利培南、达托霉素和奎奴普丁/达福普汀尚未在我国上市。
[2]屎肠球菌对碳青霉烯类固有耐药，粪肠球菌对链阳菌素类固有耐药，定义细菌耐药时要从上表中分别剔除。

表7-3　肠杆菌科判定为MDR、XDR和PDR菌株时需提供的抗菌药物类别及代表性药物

抗菌药物种类	抗菌药物品种	天然耐药菌种[1]
氨基糖苷类	庆大霉素	普罗威登菌
	妥布霉素	普罗威登菌
	阿米卡星	
	奈替米星	普罗威登菌
青霉素类	氨苄西林	克氏柠檬酸菌、弗氏柠檬酸菌、产气肠杆菌、阴沟肠杆菌、赫氏埃希菌、克雷伯菌、蜂房哈夫尼菌、摩氏摩根菌、潘氏变形杆菌、普通变形杆菌、普罗威登菌、黏质沙雷菌

续表

抗菌药物种类	抗菌药物品种	天然耐药菌种[1]
青霉素和 β 内酰胺酶抑制剂的复合制剂	阿莫西林 - 克拉维酸	弗氏柠檬酸菌、产气肠杆菌、阴沟肠杆菌、蜂房哈夫尼菌、摩氏摩根菌、普罗威登菌
	氨苄西林 - 舒巴坦	弗氏柠檬酸菌、克氏柠檬酸菌、产气肠杆菌、阴沟肠杆菌、蜂房哈夫尼菌、普罗威登菌、黏质沙雷菌
抗假单胞菌青霉素和 β 内酰胺酶抑制剂的复合制剂	替卡西林 - 克拉维酸、哌拉西林 - 他唑巴坦	赫氏埃希菌
1、2 代头孢菌素	头孢唑林	弗氏柠檬酸菌、产气肠杆菌、阴沟肠杆菌、蜂房哈夫尼菌、摩氏摩根菌、潘氏变形杆菌、普通变形杆菌、普罗威登菌、黏质沙雷菌
	头孢呋辛	摩氏摩根菌、潘氏变形杆菌、普通变形杆菌、黏质沙雷菌
3、4 代头孢菌素	头孢噻肟或头孢曲松、头孢他啶、头孢吡肟	
抗 MRSA 的头孢菌素	头孢洛林[2,3]	
头霉素	头孢西丁、头孢替坦	弗氏柠檬酸菌、产气肠杆菌、阴沟肠杆菌、蜂房哈夫尼菌
单环类	氨曲南	
碳青霉烯类	厄他培南、亚胺培南、美洛培南、多利培南[1]	
甘氨酰四环素类	替加环素	摩氏摩根菌、奇异变形杆菌、潘氏变形杆菌、普通变形杆菌、普罗威登菌
四环素类	四环素	摩氏摩根菌、奇异变形杆菌、潘氏变形杆菌、普通变形杆菌、普罗威登菌
	多西环素、米诺环素	摩氏摩根菌、潘氏变形杆菌、普通变形杆菌、普罗威登菌
苯丙醇类	氯霉素	
磷酸类	磷霉素	
多黏菌素类	多黏菌素 E	摩氏摩根菌、奇异变形杆菌、潘氏变形杆菌、普通变形杆菌、普罗威登菌、黏质沙雷菌
喹诺酮类	环丙沙星	
磺胺类	复方磺胺甲噁唑	

注：[1] 某种病原体对某个代表性抗菌药物或这个类别抗菌药物固有耐药，则这个或这类抗菌药物需从列表中去除，定义这种细菌耐药时不能算到当中。

[2] 头孢洛林、多利培南尚未在我国上市。

[3] 头孢洛林仅用于大肠埃希菌、肺炎克雷伯菌和产酸克雷伯菌。

表7-4　铜绿假单胞菌判定为MDR、XDR和PDR菌株时需提供的抗菌药物类别及代表性药物

抗菌药物种类	抗菌药物品种
氨基糖苷类	庆大霉素、妥布霉素、阿米卡星、奈替米星
抗假单胞菌青霉素和β内酰胺酶抑制剂的复合制剂	替卡西林-克拉维酸、哌拉西林-他唑巴坦
抗假单胞菌头孢菌素	头孢他啶、头孢吡肟
单环类	氨曲南
抗假单胞菌碳青霉烯类	亚胺培南、美洛培南、多利培南[1]
磷酸类	磷霉素
多黏菌素类	多黏菌素E、多黏菌素B
喹诺酮类	环丙沙星、左氧氟沙星

注：[1]多利培南尚未在我国上市。

表7-5　不动杆菌判定为MDR、XDR和PDR菌株时需提供的抗菌药物类别及代表性药物

抗菌药物种类	抗菌药物品种
氨基糖苷类	庆大霉素、妥布霉素、阿米卡星、奈替米星
青霉素和β内酰胺酶抑制剂	氨苄西林-舒巴坦
3、4代头孢菌素	头孢噻肟、头孢曲松、头孢他啶、头孢吡肟
抗假单胞菌属青霉素和β内酰胺酶抑制剂	哌拉西林/他唑巴坦、替卡西林/克拉维酸
抗假单胞菌碳青霉烯类	亚胺培南、美洛培南、多利培南[1]
磺胺类	复方磺胺甲噁唑
多黏菌素类	多黏菌素E、多黏菌素B
四环素类	四环素、多西环素、米诺环素
喹诺酮类	环丙沙星、左氧氟沙星

注：[1]多利培南尚未在我国上市。

3．常见多重耐药菌种类　以下MDROs的药敏结果依据美国临床实验室标准委员会（clinical and laboratory standards institute，CLSI）的最新标准（M100-S22，2012）进行判断：

MRSA：对苯唑西林或头孢西丁耐药的金黄色葡萄球菌。

VRE：对万古霉素耐药的肠球菌，主要包括屎肠球菌及粪肠球菌。

ESBLs细菌：产生超广谱β-内酰胺酶的一类细菌，主要有大肠埃希菌及肺炎克雷伯菌。

耐碳青霉烯类抗菌药物肠杆菌科细菌（carbapenem resistant enterobacteriaceae，CRE）：对碳青霉烯类抗菌药物耐药的肠杆菌科细菌。

耐碳青霉烯类抗菌药物鲍曼不动杆菌（carbapenem resistant acinetobacter baumannii，CR-AB）：对碳青霉烯类抗菌药物耐药的鲍曼不动杆菌。

多重耐药铜绿假单胞菌（multiple-drug resistant pseudomonas aeruginosa，MDR -PA）：对临床常用的三类或三类以上抗菌药物均耐药的铜绿假单胞菌。

4．MDROs 感染的判定

（1）MDROs 医院发病的感染（hospital onset infection，HOI，以下简称医院感染）：患者入院后 48h 后发生的感染，包括各个系统的感染，如呼吸系统、泌尿系统、血液系统、手术部位、皮肤和软组织等，相应部位细菌培养为 MDROs，并符合该部位感染的临床诊断。

（2）MDROs 社区发病的感染（community onset infection，COI，以下简称社区感染）：为患者在入院前或入院 48h 内发生的 MDROs 感染。

（3）MDROs 定植：标准为从患者送检标本中培养出 MDROs，但无相关感染的临床表现，在排除污染的情况下，判定为定植。痰中常见的定植菌或污染菌包括：念珠菌（如果没有其他部位培养阳性）、嗜麦芽窄食单胞菌、洋葱伯克霍尔德菌、凝固酶阴性葡萄球菌、弗劳地柠檬酸菌（枸橼酸菌）、阴沟肠杆菌、肠球菌、木糖氧化产碱杆菌，如果使用药敏试验中耐药的抗菌药物但取得了很好临床疗效，定植的可能性大。定植包括医院定植和社区定植，医院定植指入院 48h 后发生的定植，社区定植指入院 48h 内发生的定植。

（4）MDROs 污染：①痰液标本：痰液涂片镜检鳞状上皮细胞＞ 10 个 / 低倍视野和白细胞＜ 25 个 / 低倍视野或鳞状上皮细胞：白细胞≥ 1∶2.5，说明痰标本不合格，污染的几率较大，但免疫抑制和粒细胞缺乏患者除外；另外从半定量培养结果看，如果为"+"，即极少量，多为污染菌，如果为"++"，即少量，污染可能性大，建议再次培养，如果为"+++"，即中量，感染可能性大，建议再次培养，如果为"++++"，即大量，多为感染病原体，但需结合临床表现判定。②分泌物：涂片白细胞数量少。③尿液标本：非导尿或穿刺尿液标本细菌培养结果为两种或两种以上细菌生长；近 1 周内未留置尿管患者，男性尿检白细胞＜ 5 个 / 高倍视野，女性尿检白细胞＜ 10 个 / 高倍视野。④无菌组织部位：包括血液、脑脊液，若无临床感染征象，判为污染。

（二）监测与干预方法

1．MDROs 目标监测的种类

MRSA、VRE、CRE、CR-AB、多重耐药 / 铜绿假单胞菌（MDR-PA）。

2．监测的对象

入住 ICU 的所有住院患者。

3．监测方法

医院感染管理专职人员主动监测，每天获取实验室信息系统细菌培养及抗菌药物敏感试验结果。对细菌培养阳性的住院患者，进行前瞻性调查，包括查看患者的病历、各种感染相关检查结果，疑难病例则直接查看患者和（或）与临床主管医师讨论，以明确感染诊断。调查时根据诊断标准判定所分离的细菌为医院感染、社区感染、定植或是污染。对诊断为感染及定植的患者，通知临床科室采取干预措施并对干预措施的依从性进行观察。在此期间，填写多重耐药菌监测表格（附表 7-1）。

4．干预措施与干预方法

（1）感染控制部门采取的干预措施

1）制订制度，下发各科室执行，包括抗菌药物合理应用管理、MDROs 预防和控制、手卫生的制度等。

2）教育培训：开展相关科室的教育培训，对所有医生、护士、医技人员、保洁人员、外送人员分层次分别进行培训和宣教，重点提高工作人员对 MDROs 感染防控的重视，工作中严格执行 MDROs 防控措施。培训内容主要包括 MDROs 感染的流行现状、危害、防控措施如手卫生、合理使用抗菌药物、标准预防、遵守无菌操作规程等。

3）与微生物室合作，有获取细菌培养结果的途径。规范标本送检。从感染患者或携带者身体采集的标本必须放在合格的容器内进行运送；标本及时送检；根据患者病情尽量增加血标本等无菌标本的检测。

4）获取上级行政支持，提高医院领导层对 MDROs 防控工作的重视程度。配备合格、充足的隔离用品，如手卫生设施，包括洗手池、清洁剂、干手纸巾、速干手消毒剂、手卫生提示图、手卫生方法图示，隔离标识等。

5）每日进行 MDROs 感染的监测，并填写监测表（附表 7-1）。

6）干预措施依从性的观察及记录：发现 MDROs 感染或定植后，通知科室采取干预措施，并于 48h 内（节假日顺延）到病房观察工作人员执行干预措施的情况，并填写附表中干预措施观察表。

a．医务人员知晓：现场随机提问主管医生、护士及保洁员各 1 名；

b．手卫生设施配备现场观察，手卫生依从性通过观察医务人员接触 MDROs 感染或定植患者时的手卫生行为进行计算，每个患者至少观察 3 个手卫生时机；

c．观察手套及隔离衣使用依从性，每个患者至少观察 3 个戴手套时机和 1 个穿隔离衣时机；

d．隔离情况现场观察，知晓隔离方式及是否悬挂隔离标识；

e．环境措施以现场提问及询问制度为主，了解诊疗物品是否专人专用、患者出院后是否进行消毒，如果转科，是否通知被转入科室采取防控措施。

7）反馈：每季度向监测科室反馈 MDROs 感染相关的率及干预措施执行情况，提出改进建议。每季度公布医院感染菌株药敏结果及耐药性。

8）评估：项目结束对 MDROs 防控措施及效果进行评价。可做成本效益分析。

（2）病房应采取的具体如下预防措施：

1）通知传达：专职人员监测到 MDROs 感染（包括医院感染及社区感染）及定植菌株，立即通知主管医生及护士长采取 MDROs 感染干预措施。主管医生及护士长在交班时进行全科的传达，告知全员详细的干预措施，或进行相应的考查。护士长还应负责通知保洁员。

2）加强手卫生

a．科室配备充足的手卫生设施，包括洗手池、清洁剂、干手纸巾、速干手消毒剂、手卫生提示图、手卫生方法图示等。在病房门口或床头放置速干手消毒剂。查房车、治疗车配备速干手消毒剂。

b．科室进行手卫生培训，包括手卫生指征、方法等。

c．医务人员在直接接触患者前、直接接触患者后、进行无菌技术操作和清洁操作前、接触患者周围环境后、可能接触患者体液后，必须洗手或使用速干手消毒剂进行手消毒。

3）实施预防措施

a．针对所有患者遵循标准预防原则，根据标准预防，当执行有飞溅物产生的操作时（如伤口冲洗、口腔吸痰、插管），护理气管切开的患者和有分泌物喷溅的患者时，以及在可能受到明显定植源（如烧伤创面）传播的环境中工作时，都应戴口罩。日常护理中不推荐使用口罩防止 MDROs 从患者传播到医疗人员。

b. 接触隔离措施

◇ 对于病情相对较轻的患者（例如生活自理的患者）实行标准预防措施，接触 MDROs 感染患者或定植患者的伤口、溃烂面、黏膜、血液、体液、引流液、分泌物、排泄物时，应当戴手套，必要时穿隔离衣。完成诊疗护理操作后，要及时脱去手套和隔离衣，并进行手卫生。

◇ 对于病情较重的患者（如生活不能自理患者）以及感染分泌物或感染引流液不能密闭储存的患者，在标准预防的基础上采取接触隔离控制措施。

◇ 对没有引流伤口、腹泻或不能控制的分泌物患者，确定允许行走和活动的范围，并根据他们对其他患者的威胁及他们处理分泌物和排泄物时遵守适当手卫生和其他预防措施的能力，确定其使用的公共区域。

c. 有单间病房时，优先安排已知或疑似 MDROs 定植或感染的患者入住，容易造成感染传播的患者（例如分泌物或排泄物未密闭储存）；没有单间病房时，让相同病原体感染的患者集中在同一房间或护理区域；当不能集中相同 MDROs 感染的患者时，把 MDROs 感染患者与获得 MDROs 危险性低、感染后引起不良后果危险性低以及住院时间短的患者安置在一起。

d. 隔离房间门口悬挂隔离标识，床旁隔离的标识悬挂于病床周围醒目处。

e. 与患者直接接触的相关医疗用品如听诊器、血压计、体温表、输液架等要专人专用，并及时消毒处理。轮椅、担架、床旁心电图机等不能专人专用的医疗器械、器具及物品要在每次使用后擦拭消毒。

f. 医务人员对患者实施诊疗护理操作时，将 MDROs 感染患者或定植患者安排在最后进行。

4）加强清洁和消毒（物体表面与地面）：清洁和消毒可能被病原体污染的环境表面和设备，包括密切接近患者的物体表面（如床栏杆、床头桌）、患者诊疗环境中经常接触的表面（如门把手、病房中厕所的表面和周围）；优先清洁实行接触隔离措施的房间，并重点清洁消毒经常接触的表面（如床栏杆、床头桌、病房浴室的设备、门把手）和直接邻近患者的设备。

5）在患者床头放置医疗废物桶。在 MDROs 感染患者或定植患者诊疗过程中产生的医疗废物，以及沾有患者痰液、体液等生活垃圾，应当按照医疗废物进行处置和管理。

6）提醒主管医生针对药敏谱合理使用抗菌药物。

7）患者隔离期间要定期监测 MDROs 感染情况，对于从无菌组织如血标本、脑脊液、胸腹水等分离出 MDRO 的患者，隔离至临床治愈，对于其他部位分离的 MDRO 患者，隔离至出院。

8）MDROs 感染或者定植患者转诊之前通知接诊的科室，采取相应隔离措施。

（三）监测与干预效果的统计分析

1. 监测感染指标（检出率、感染率、定植率）

MDROs 检出率 =（MDROs 菌株数 / 该病原体菌株数）× 100%

MDROs 社区感染率 =（MDROs 社区感染例次数 / 入院人数）× 1000

MDROs 千住院日医院感染率 =（MDROs 医院感染例次数 / 总住院日）× 1000

MDROs 社区定植率 =（MDROs 社区定植例次数 / 入院人数）×1000

MDROs 医院定植率 =（MDROs 医院定植例次数 / 总住院日）×1000

2．干预措施依从性指标

手卫生依从性（%）=（实际手卫生人次数 / 应进行手卫生人次数）×100

隔离依从性（%）=（采取隔离的患者例数 / 全部 MDROs 感染或定植患者例数）×100

单间隔离率（%）=（单间隔离的患者例数 / 全部 MDROs 感染或定植患者例数）×100

同种病原体集中隔离依从性（%）=（同种病原体集中隔离的患者例数 / 全部 MDROs 感染或定植患者例数）×100

床旁隔离依从性（%）=（床旁隔离的患者例数 / 全部 MDROs 感染或定植患者例数）×100

隔离标识依从性（%）=（悬挂隔离标识的患者例数 / 全部 MDROs 感染或定植患者例数）×100

物品专人专用依从性（%）=（物品专人专用的患者例数 / 全部 MDROs 感染或定植患者例数）×100

医务人员戴手套依从性（%）=（实际戴手套人次数 / 应戴手套人次数）×100

医务人员穿隔离衣依从性（%）=（实际穿隔离衣人次数 / 应穿隔离衣人次数）×100

床旁配备速干手消毒剂依从性（%）=（床旁配备速干手消毒剂例数 / 全部 MDROs 感染或定植患者例数）×100

诊疗物品专人专用依从性（%）=（诊疗物品专人专用例数 / 全部 MDROs 感染或定植患者例数）×100

患者出院后消毒依从性（%）=（患者出院后消毒例数 / 全部 MDROs 感染或定植患者例数）×100

患者转科告知依从性（%）=（患者转科告知例数 / 全部转科 MDROs 感染或定植患者例数）×100

某类医务人员知晓患者感染或定植情况知晓率（%）=（知晓某类医务人员人次数 / 询问某类医务人员人次数）×100

3．抗菌药物使用情况指标

抗菌药物使用强度 = [抗菌药物消耗量（累计 DDD 数）/ 同期收治患者人天数] ×100

病原学送检率（%）=（治疗使用抗菌药物患者病原学送检例数 / 治疗使用抗菌药物患者例数）×100

（四）期望通过项目改进的目标

1．规范 MDRO 防控的监测工作。

2．统一标准，使收集数据准确、可靠。

3．改进相关工作，做到持续质量改进，如病原学送检率提高、控制措施依从性的提升和感染率的下降等。

（五）项目结果

2013 年 10 月—2014 年 9 月 46 所医院参与了 MDRO 感染监测与防控项目并上报了数

据，分布在 12 个省份，即山西省、浙江省、河南省、军队、贵州省、山东省、湖南省、广东省、北京市、四川省、江苏省、辽宁省。

1. MDRO 感染情况

（1）不同病原体中 MDRO 检出及感染情况分析：在监测的 34081 例病例中，共检出 13049 株感染 / 定植病原体，其中 2537 例病例检出了多重耐药菌，共检出 2803 株。在所检出的 MDRO 中，泛耐药鲍曼不动杆菌（CR-AB）占第一位，检出 1729 株，占 61.68%，其次为铜绿假单胞菌（MDR-PA），检出 421 株，占 15.02%。

MDRO 总检出率为 21.48%，在各类病原体中，MDRO 检出情况以 CR-AB、MRSA 居高，分别为 44.08% 和 28.02%，耐万古霉素肠球菌（VRE）、耐碳青霉烯类大肠埃希菌（carbapenem resistant escherichia coli，CR-Ecoli）和耐碳青霉烯类其他肠杆菌（CR-E）检出率较低，均在 5% 以下。

在 2803 例次感染 / 定植 MDRO 中，医院发病的感染（以下简称医院感染）1122 例次，医院感染率为 3.71‰；医院定植 390 例次，医院定植率为 1.29‰；社区发病的感染（以下简称社区感染）1068 例次，社区感染率为 31.34‰；社区定植 223 例次，社区定植率为 6.54‰。在各 MDRO 中，以 CR-AB 医院感染率和社区感染率最高，分别为 2.47‰ 和 19.86‰，其次是 MDR-PA 和 MRSA，详见表 7-6。

（2）各类 ICU MDRO 检出及感染情况分析：2013 年 10 月～ 2014 年 9 月有 46 所医院总共 57 个 ICU 上报了数据，包括综合 ICU37 个、内科 ICU4 个、外科 ICU3 个、急诊 ICU3 个、呼吸 ICU4 个、其他 ICU6 个（心内、心外、儿科、新生儿、神经外科和感染 ICU 各 1 个）。在各类 ICU 中，以呼吸 ICU MDRO 检出率较高，为 35.92%，其次为综合 ICU，为 23.02%；各类 ICU 医院感染率以外科 ICU 最高，为 5.55‰；各类 ICU MDRO 社区感染率以呼吸 ICU 最高，为 132.71‰，详见表 7-7。

2. MDRO 医院感染干预效果　采取干预措施后与干预前相比，MDRO 医院感染率从 3.96‰ 降至 3.53‰，差异有统计学意义（$P = 0.03$），医院感染率的降低主要体现在 CR-AB 和 MSRA，尤其是 MRSA 感染，干预后较干预前显著降低（$P < 0.001$），但 MDR-PA 干预后与干预前相比，医院感染率明显上升，差异有统计学意义，详见表 7-8。各类 ICU 中，呼吸 ICU 和急诊 ICU 干预后较干预前显著降低，详见表 7-9。另外，采取干预措施前后病原学送检率均较高，中位数均接近 90%，75 及 90 百分位均为 100%，干预前后无明显变化。

3. 采取干预措施前后防控措施依从性分析　通过对采取干预措施前后各项防控措施依从性的分析，干预后较干预前各项措施依从性多有不同程度地提升，其中实施隔离、悬挂隔离标识、手卫生、戴手套、物品专用依从性及医生、护士、保洁员知晓率明显提高，差异有统计学意义，详见表 7-10。

表7-6 不同病原体中MDRO检出及感染情况分析

病原体	入院人数	住院日数	A	B	B1	C	C1	D	D1	E	E1	F	F1
金黄色葡萄球菌	34081	302818	1374	385	28.02	142	0.47	53	0.18	168	4.93	22	0.65
肠球菌	33443	298007	936	36	3.85	26	0.09	0	0.00	9	0.27	1	0.03
大肠埃希菌	33066	294738	1543	52	3.37	22	0.07	6	0.02	22	0.67	2	0.06
肺炎克雷伯菌	33066	294738	1960	144	7.35	71	0.24	17	0.06	44	1.33	12	0.36
其他肠杆菌	33066	294738	932	36	3.86	18	0.06	6	0.02	11	0.33	1	0.03
铜绿假单胞菌	32077	276909	2382	421	17.67	160	0.58	50	0.18	177	5.52	34	1.06
鲍曼不动杆菌	32077	276909	3922	1729	44.08	683	2.47	258	0.93	637	19.86	151	4.71
合计	34081	302818	13049	2803	21.48	1122	3.71	390	1.29	1068	31.34	223	6.54

注：A：感染/定植例次数 B：MDRO感染/定植例次数，MDRO指金黄色葡萄球菌中的MRSA，肠球菌中的VRE，大肠埃希菌中的CR-E.coli，肺炎克雷伯菌中的CR-Kp，其他肠杆菌中的CR-E，铜绿假单胞菌中的MDR-PA，鲍曼不动杆菌中的CR-AB。B1：MDRO检出率（‰）=B/A×1000 C：医院发病的感染例次数 C1：医院感染率（‰）=C/住院日数×1000 D：医院定植例次数 D1：医院定植率（‰）=D/住院日数×1000 E：社区定植例次数 E1：社区定植率（‰）=E/入院人数×1000 F：社区发病的感染例次数 F1：社区感染率（‰）=F/入院人数×1000

表7-7 各类ICU MDRO检出及感染情况分析

ICU类型	入院人数	住院日数	A	B	B1	C	C1	D	D1	E	E1	F	F1
综合ICU	22671	199940	9492	2185	23.02	850	4.25	342	1.71	805	35.51	188	8.29
内科ICU	766	9228	708	120	16.95	31	3.36	25	2.71	42	54.83	22	28.72
外科ICU	2280	13511	798	94	11.78	75	5.55	0	0.00	18	7.89	1	0.44
急诊ICU	1947	12627	694	89	12.82	45	3.56	0	0.00	42	21.57	2	1.03
呼吸ICU	746	12653	490	176	35.92	65	5.14	8	0.63	99	132.71	4	5.36
其他ICU	5671	54859	867	139	16.03	56	1.02	15	0.27	62	10.93	6	1.06
合计	34081	302818	13049	2803	21.48	1122	3.71	390	1.29	1068	31.34	223	6.54

注：A、B、B1、C、C1、D、D1、E、E1、F、F1含义同表7-6注解。

表7-8 采取干预措施前后不同MDRO医院感染率分析

MDRO感染类别	参与ICU 个数	采取干预措施前			采取干预措施后			RR值	P值
		住院日数	医院感染例次数	医院感染率（‰）	住院日数	医院感染例次数	医院感染率（‰）		
MRSA 感染	57	122406	80	0.65	180412	62	0.34	0.53	< 0.01
VRE 感染	56	120778	8	0.07	177229	18	0.10	1.53	0.16
CR-E. coli 感染	55	119637	7	0.06	175101	15	0.09	1.46	0.21
CR-Kp 感染	55	119637	33	0.28	175101	38	0.22	0.77	0.16
CRE（其他）感染	55	119637	11	0.09	175101	7	0.04	0.43	0.04
MDR-PA 感染	55	112836	49	0.43	164073	111	0.68	1.56	0.00
CR-AB 感染	55	112836	297	2.63	164073	386	2.35	0.89	0.07
合计	57	122406	485	3.96	180412	637	3.53	0.89	0.03

表7-9 采取干预措施前后各类ICU MDRO医院感染率分析

ICU 类型	参与ICU 个数	采取干预措施前			采取干预措施后			RR值	P值
		住院日数	医院感染例次数	医院感染率（‰）	住院日数	医院感染例次数	医院感染率（‰）		
综合	37	84682	360	4.25	115258	490	4.25	1.00	0.50
呼吸科	4	4961	33	6.65	7692	32	4.16	0.63	0.03
内科	4	4174	11	2.64	6196	22	3.55	1.35	0.21
外科	3	5570	28	5.03	7941	47	5.92	1.18	0.25
急诊科	3	4555	23	5.05	8220	23	2.80	0.55	0.02
其他	6	18464	30	1.62	35105	23	0.66	0.40	< 0.01
合计	57	122406	485	3.96	180412	637	3.53	0.89	0.03

表7-10 采取干预措施前后防控措施依从性分析

防控措施	采取干预措施前			采取干预措施后			χ^2	P值
	观察例次数	依从例次数	依从率（%）	观察例次数	依从例次数	依从率（%）		
实施隔离	1154	1112	96.36	1379	1355	98.26	8.93	0.00
单间隔离	1111	278	25.02	1355	342	25.24	0.02	0.90
同种病原体隔离	1111	127	11.43	1355	106	7.82	9.29	0.00
床旁隔离	1111	706	63.55	1355	907	66.94	3.10	0.08
悬挂隔离标识	1130	1068	94.51	1362	1324	97.21	11.66	0.01
手卫生依从性	5528	4541	82.15	6336	5662	89.36	127.71	< 0.01
手卫生正确性	4201	3796	90.36	5662	5136	90.71	0.35	0.56
戴手套	3845	3548	92.28	4348	4155	95.56	39.17	< 0.01
穿隔离衣	2226	1678	75.38	2459	1831	74.46	0.53	0.47
配备手消	1084	1081	99.72	1385	1384	99.93	0.33	0.33
物品专用	1109	1057	95.31	1367	1325	96.93	4.38	0.04
终末消毒	978	950	97.14	1235	1201	97.25	0.02	0.88
转科告知	421	383	90.97	598	538	89.97	0.29	0.59
医生知晓	1007	972	96.52	1321	1297	98.18	6.37	0.01
护士知晓	1036	975	94.11	1342	1322	98.51	34.37	< 0.01
保洁员知晓	966	713	73.81	1213	997	82.19	22.38	< 0.01

附表 7-1

多重耐药菌感染监测表

医院名称：_____　监测月份：_____年_____月

ICU 类型：_____1．综合　2．内科　3．外科　4．急诊科　5．呼吸科　6．心内科　7．心外科

8．儿科　9．新生儿　10．移植　11．神经外科　12．烧伤科

13．其他科室_____（请详细填写）

一、患者基本情况

姓名：_____住院号：_____床号：____性别：____1．男　2．女　年龄[1]：____岁（保留1位小数）

入院日期：_____年_____月_____日　主要入院诊断：

APACHE II 评分：_____疾病转归[2]：_____1．治愈　2．好转　3．未愈　4．死亡　5．其他_____

转入 ICU 日期：_____年_____月_____日　转出 ICU/ 死亡日期：_____年_____月_____日；

基础疾病：_____（可多选）

1．糖尿病　2．心脏手术　3．高血压　4．冠心病心力衰竭　5．呼吸衰竭　6．肾衰竭　7．肝衰竭

8．腹部手术　9．胸部手术　10．创伤　11．卒中 - 昏迷　12．实体或血液系统肿瘤

13．免疫抑制状态（放化疗、激素免疫抑制剂治疗）14．脑部手术　15．脊柱及四肢手术

二、侵入性操作情况

（一）呼吸机 + 人工气道_____　1．是　2．否

置管类型：____1．经鼻　2．经口　3．气管切开　置管日期：__年__月__日　拔管日期：__年__月__日

置管类型：____1．经鼻　2．经口　3．气管切开　置管日期：__年__月__日　拔管日期：__年__月__日

置管类型：____1．经鼻　2．经口　3．气管切开　置管日期：__年__月__日　拔管日期：__年__月__日

急诊置管：____1．是　2．否

（二）中心静脉置管_____　1．是　2．否

置管日期：_____年_____月_____日　拔管日期：_____年_____月_____日

置管地点：_____1．ICU　2．非 ICU　置管部位：_____1．锁骨下静脉　2．颈内静脉　3．股静脉

急诊置管：_____1．是　2．否

（三）留置导尿管＞2 天_____1．是　2．否

置管人员：____1．麻醉师　2．ICU 医生　3．外科医生　4．内科医生　5．急诊医生　6．护士　7．其他

置管地点：____1．手术室　2．ICU　3．病房　4．急诊室　5．其他

置管日期：___年___月___日　拔管日期：___年___月___日　引流袋类型：_____1．抗反流　2．普通

三、感染情况

（一）VAP：_____　1．有　2．无

感染日期：_____年_____月_____日　送检标本[3]：_____

送检日期：_____年_____月_____日　感染病原体[4]：_____

是否为监测耐药菌：___1．是　2．否　耐药菌名称[5]：___VAP 与死亡关系：___1．直接　2．间接　3．无关

（二）CLABSI：_____1．有　2．无

感染日期：_____年____月___日　诊断标准[6]：____1．标准一　2．标准二　3．标准三

送检标本[3]：_____送检日期：_____年_____月___日　感染病原体[4]：_____

是否为监测耐药菌：_____1．是　2．否　耐药菌名称[5]：_____

CLABSI 与死亡关系：_____1．直接 2．间接　3．无关

（三）CAUTI：_____1．有　2．无

感染日期：_____年_____月___日

CAUTI 诊断类型[7]：____1．SUTI　2．ABUTI　CAUTI 诊断时插管状态：____1．插管中　2．拔管后两天内

送检标本[3]：＿＿＿＿＿送检日期：＿＿＿＿＿年＿＿＿＿月＿＿＿＿日　感染病原体[4]：＿＿＿＿＿＿＿＿

是否为监测耐药菌：＿1．是　2．否　耐药菌名称[5]：＿＿CAUTI 与死亡关系：＿1．直接　2．间接　3．无关

（四）其他医院感染情况

感染日期	感染部位[6]	送检标本[3]	送检日期	病原体[4]1	耐药菌名称[5]	病原体[4]2	耐药菌名称[5]	病原体[4]3	耐药菌名称[5]

（五）MDRO 感染情况

社区发病的感染（COI）：＿＿＿＿＿1．有　2．无

感染部位[8]＿＿＿＿＿感染日期：＿＿＿＿＿年＿＿＿月＿＿＿日　送检标本[3]：＿＿＿＿＿采样日期：＿＿＿＿＿年＿＿＿月＿＿＿日

病原体名称[4]：＿＿＿＿＿＿　是否为监测耐药菌：＿＿＿＿＿1．是　2．否　耐药菌名称[5]：＿＿＿＿＿

定植：＿＿＿＿＿1．有　2．无　　定植类型[9]：＿＿＿＿＿1．社区定植　2．医院定植

定植部位[8]：＿＿＿＿＿定植日期：＿＿＿＿年＿＿＿月＿＿＿日　送检标本[3]：＿＿＿＿＿采样日期：＿＿＿＿年＿＿月＿＿日

定植菌名称[4]：＿＿＿＿＿＿是否为监测耐药菌：＿＿＿＿＿1．是　2．否　耐药菌名称[5]：＿＿＿＿＿

四、MDRO 感染及定植患者防控措施依从性监测

注：感染或定植的病原体为以下几类时需填写此表[8]：1．MRSA；2．VRE；3．耐碳青霉烯类的 Ecoli、AB、Kp、PA 及其他肠杆菌科细菌；4．MDR-PA

隔离	是否采取隔离：＿＿＿＿＿1．是　2．否
	若是，隔离方式：＿＿＿＿＿1．单间隔离　2．同种病原体患者集中隔离　3．床旁隔离
	悬挂接触隔离标识：＿＿＿＿＿1．是　2．否
医护人员手卫生	床旁配备速干手消毒剂：＿＿＿＿＿1．是　2．否
	接触 MDRO 患者时的手卫生依从性（至少观察 3 个时机）：＿＿＿＿＿/＿＿＿＿＿/＿＿＿＿＿（正确次数/执行次数/时机数）
	可能接触血液、体液、分泌物和黏膜时，戴手套（至少观察 3 个时机）：＿＿＿＿＿/＿＿＿＿＿
	接触屏障：隔离衣—搬运患者、开放吸痰或大面积换药时（至少观察 1 个时机）：＿＿＿/＿＿＿
环境措施	听诊器等诊疗物品[9]单独使用＿＿＿＿＿1．是　2．否
	患者出院/转科后终末消毒，并有记录＿＿＿＿＿1．是　2．否
	是否转科＿＿＿＿＿1．是　2．否
	若转科，是否告知转入科室采取消毒隔离措施，有记录或有机制保障＿＿＿＿＿1．是　2．否
是否知晓患者感染或定植情况	医生（随机询问 1 位）：＿＿＿＿＿1．是　2．否
	护士（随机询问 1 位）：＿＿＿＿＿1．是　2．否
	保洁员（随机询问 1 位）：＿＿＿＿＿1．是　2．否

填表说明：

1 年龄：不足 1 岁的换算成小数点后一位数字

2 疾病转归：仅填写主要入院诊断的疾病转归即可

3 标本名称编号：

　　11．咽拭子　12．痰　21．尿　31．粪　41．伤口拭子 / 伤口脓液　42．实质脏器腔隙内脓液 43．皮肤烧伤感染标本　51．血管导管　52．血　53．骨髓　61．胆汁　71．胸水　72．腹水 73．脑脊液　74．其他浆膜腔积液　81．其他。

4 感染 / 定植病原体编号：

　　101．金黄色葡萄球菌　102．表皮葡萄球菌　103．其他葡萄球菌　112．肺炎链球菌　113．溶血 性链球菌　114．其他链球菌　121．粪肠球菌　122．屎肠球菌　123．其他肠球菌　131．微球菌 141．其他革兰阳性球菌　201．大肠埃希菌　211．肺炎克雷伯菌　212．其他克雷伯菌　221．阴沟肠 杆菌　222．其他肠杆菌　231．变形杆菌　241．沙雷杆菌　251．枸橼酸菌　261．伤寒杆菌　271．志 贺菌　301．铜绿假单胞菌　302．其他假单胞菌　311．不动杆菌　321．嗜麦芽黄单胞菌 / 假单胞菌 331．黄杆菌　341．产碱杆菌　401．流杆杆菌　402．副流感杆菌　411．邻单胞菌　421．气单胞菌 431．弧菌　499．其他革兰阴性杆菌　501．革兰阳性杆菌　601．革兰阴性球菌　701．厌氧菌 801．白念珠菌　802．其他念珠菌　811．隐球菌　821．曲菌　831．毛霉菌　841．其他真菌

5 耐药菌名称：

1．MRSA（耐甲氧西林金黄色葡萄球菌）

2．VRE（耐万古霉素肠球菌）

3．CR-Ecoli（耐碳青霉烯类大肠埃希菌）

4．CR-kp（耐碳青霉烯类肺炎克雷伯菌）

5．其他 CR-E（其他耐碳青霉烯类肠杆菌科）

6．CR-AB（耐碳青霉烯类鲍曼不动杆菌）

7．CR-PA（耐碳青霉烯类铜绿假单胞菌）

8．其他 MDR-PA（非耐碳青霉烯类多重耐药铜绿假单胞菌）

6 感染 / 定植部位编号：

　　11．上呼吸道（除外感冒）12．下呼吸道（非 VAP）　21．泌尿道（非 CAUTI）31．感染性腹泻 32．抗生素相关腹泻　33．腹腔内组织　34．腹水感染　41．表浅切口　42．深部切口　43．器官腔隙 52．血流感染（非 CLABSI）61．脑膜炎　62．颅内脓肿　63．椎管内感染　71．烧伤部位　72．皮 肤软组织　81．其他部位感染

7 定植类型：社区定植：入院 48h 内检测出定植菌；医院定植：入院 48h 后检测出定植菌

8 病原体英文缩写：MRSA：耐甲氧西林的金黄色葡萄球菌；VRE：耐万古霉素肠球菌；E. coli：大场 埃希菌；AB：鲍曼不动杆菌；Kp：肺炎克雷伯菌；PA：铜绿假单胞菌；MDR-PA：多重耐药的铜绿假 单胞菌

9 听诊器等诊疗物品包括：听诊器、血压计、体温计、血压脉带和心电监护仪

延伸阅读

1. Falagasl ME，Koletsil PK，Ioannis A. Bliziotis. The diversity of definitions of multidrug-resistant（MDR）and pandrug-resistant（PDR）Acinetobacter baumannii and Pseudomonas aeruginosa. Med Microbiol，2006，55：1619-1629.

2. 卫生部. 卫生部办公厅关于加强多重耐药菌医院感染控制工作的通知. 2008.

3. 卫生部. 多重耐药菌医院感染预防与控制技术指南（试行）. 2011.

4. 倪语星. 细菌耐药及其临床——泛耐药细菌. 辽宁医学杂志，2005，19（6）：281-283.

5. Tschudin-Sutter S，et al. Clin Infect Dis.（2012）doi：10.1093/cid/cis770.

6. Huskins WC，et al. Intervention to reduce transmission of resistant bacteria in intensive care. N Engl J Med，2011，364：1407-1418.

7. Jain R，et al. Veterans Affairs initiative to prevent methicillin-resistant staphylococcus aureus infections. N Engl J Med，2011，364：1419-1430.

8. Clinical Microbiology and Infection. doi：10.1111/j.1469-0691. 2011.03570.x

9. Alicia IH，Jonathan RE，Jean P，et al. Antimicrobial-resistant pathogens associated with healthcare-associated infections：annual summary of data reported to the national healthcare safety network at the centers for disease control and prevention，2006-2007. Infect Control Hosp Epidemiol，2008，29（11）：996-1011.

10. 肖永红. 卫生部全国细菌耐药监测网（Mohnarin）介绍. 中国抗生素杂志，2008，33（10）：577-578.

11. Magiorakos AP，Srinivasan A，Carey RB，et al. Multidrug-resistant，extensively drug-resistant and pandrug-resistant bacteria：an international expert proposal for interim standard definitions for acquired resistance. Clin Microbiol Infect，2012，18（3）：268-281. doi：10.1111/j.1469-0691.2011.03570.x. Epub 2011 Jul 27.

12. 热伊拜·亚迪伟尔，吴安华. 英国 NHS 医院——预防医院感染循证指南（Ⅰ）. 中国感染控制杂志，2014，13（7）：447-448.

13. 刘思娣，吴安华. 美国急性病医院预防医院感染策略纲要（2014更新版）Ⅱ. 中国感染控制杂志，2014，13（12）：767-770.

14. 黄勋，邓子德，倪语星等. 多重耐药菌医院感染预防与控制中国专家共识. 中国感染控制杂志，2015，14（1）：1-9.

（李六亿　陆　群　姜亦虹　贾会学）

第八章　医院感染病原学及规范标本送检

由于现代医学诊疗技术如肿瘤化疗、留置导管、各种复杂手术、腔镜技术的普及，抗感染药物和糖皮质激素、免疫抑制剂的广泛使用，人类生活方式的改变和人口老龄化等因素导致易感人群增加。近年来，感染性疾病的病原谱发生显著的变化，其重要特征是耐药菌感染，很多耐药菌来自医院感染。医院感染病原学检验，是当前临床微生物检验的一项重要内容。微生物工作人员对医院感染及其流行病学应有足够认识。微生物检验项目的选择、标本采集和运送方法正确与否直接影响着标本的检验质量。

一、微生物室在医院感染管理中的作用

（一）提供快速准确的病原学诊断，帮助临床找病原体，规范药敏试验，提供体外药敏结果，清晰解释临床细菌耐药和用药的关系，为临床提出及时有效的治疗方案。

（二）监测感染性疾病病原学的基本特征，掌握临床常见病原菌的流行现状及变化趋势，定期总结和发布细菌耐药性监测资料，监测和预防医院感染的发生。

（三）密切与临床沟通，普及微生物学知识，加强宣传、教育和培训。对人体常见的正常菌群、定植菌、污染菌和感染菌等相关的内容进行培训，就各种细菌耐药酶的检测及其含义和在选用抗菌药物方面的意义与临床进行常态化的沟通。

二、医院感染常见病原体种类及特点

医院感染中常见的病原体通常可分为细菌、病毒、真菌、肺孢子菌、弓形虫、衣原体和疟原虫等，其中以各种细菌最为常见。近年来，随着新的诊疗技术在临床不断涌现，真菌感染呈上升趋势。医院感染的病原体具有以下特点：

（一）大部分为人体正常菌群的转移菌或条件致病菌，如铜绿假单胞菌、鲍曼不动杆菌、凝固酶阴性葡萄球菌等。少数为致病微生物，如金黄色葡萄球菌、鼠伤寒沙门菌等。

（二）常为多重耐药菌株，日益突出的多重耐药菌问题已给临床抗感染治疗带来了严峻挑战。如何有效减缓多重耐药菌的产生，阻断多重耐药菌的传播，已引起医学界、政府与社会的广泛关注。临床常见多重耐药菌有耐甲氧西林金黄色葡萄球菌（MRSA）、耐万古霉素肠球菌（VRE）、产超广谱 β- 内酰胺酶（ESBLs）肠杆菌科细菌（如大肠埃希菌和肺炎克雷伯菌）、耐碳青霉烯类肠杆菌科细菌（CRE）、多重耐药铜绿假单胞菌（MDR-PA）、多重耐药鲍曼不动杆菌（MDR-AB）等。

（三）原先少见的病原体如曲霉菌、念珠菌等深部真菌越来越常见，新的传染病如传染性非典型肺炎（SARS）、甲型 H1N1 流感、手足口病、军团菌病、艾滋病、莱姆病、疯牛病、埃博拉出血热等也此起彼伏，甚至一些曾经获得良好控制的传染病如结核，卷土重来

且来势凶猛，感染性疾病又重新成为人类关注的热点。

三、标本采集及送检流程

（一）痰液标本采集与运送

痰液由气管、支气管和肺泡所分泌，病理情况下痰量增多，呈不透明并有性状改变。一般可用于普通细菌、分枝杆菌、真菌和军团菌的涂片或培养检测，经气管穿刺吸引物可用于厌氧菌的检测。

1．一般原则

（1）采集标本的最佳时机应在使用抗菌药物之前。

（2）宜采集清晨第二口痰液。

（3）对于普通细菌性肺炎，痰标本送检每天 1 次，连续 2 ~ 3 天。不建议 24 小时内多次采样送检，除非痰液外观性状出现改变。

（4）怀疑分枝杆菌感染者，应连续收集 3 天清晨痰液送检。

2．采集方法

（1）自然咳痰与雾化倒痰法：无痰或痰量极少者可用3% ~ 5% 氯化钠溶液 5ml 雾化吸入约 5min 后留取痰液。如有可能，应在护理人员指示下留取清晨第二口痰。嘱咐患者留取前摘去牙托，清洁口腔，如刷牙后反复用生理盐水漱口；深吸气后用力自气管深部咳出痰液，置无菌容器内。应尽可能防止唾液及鼻咽部分泌物混入样品，不应用纸巾包裹痰液。

（2）支气管镜法：鼻或口腔插入支气管镜。常用采集方法有经支气管镜吸引、支气管肺泡灌洗、防污染毛刷采样或防污染支气管肺泡灌洗等。

（3）经人工气道吸引法：进行手卫生后将一次性吸痰管末端拆开，连接吸引器，调节吸引器置适宜负压（成人：40.0 ~ 53.3 kPa；小儿：< 40.0 kPa）。将一次性吸痰管外包装取出，戴手套持吸痰管试吸生理盐水，检查管道是否通畅。折叠一次性吸痰管末端，插入口腔或鼻腔或人工气道至适宜深度，放开吸痰管末端，轻柔、灵活、迅速地左右旋转上提吸痰管吸痰。见吸痰管内有痰液吸出，即折叠一次性吸痰管退出，将一次性吸痰管与吸引器分离（使用人工呼吸机者，一次吸痰时间不超过 15s，高浓度氧气 1 ~ 2min）。将痰液注入无菌容器（试管）内，如痰液黏稠可用一次性针筒向吸痰管末端注入少量生理盐水，将痰液冲入无菌容器（试管）内。

3．标本运送　痰标本应装于有密封瓶盖的无菌塑料容器中，以免感染自己或他人。标本应及时送检，室温 ≤ 3h。若不能及时处理，可选择运送培养基运送和保存标本，但不应 ≥ 48h。

4．痰标本要求　涂片观察标本质量，如 < 1% 的细胞为鳞状上皮细胞，为可接受的标本；如 > 1% 的细胞为鳞状上皮细胞，为不可接受的标本。

（二）血培养标本采集

1．血培养指征　患者出现寒战，体温超过38℃或低体温（≤ 36℃），怀疑血流感染时，尤其存在以下情况时，应抽血做细菌和真菌培养：①医院内肺炎；②留置中心静脉导管超过 72h；③感染性心内膜炎；④骨髓炎；⑤有严重基础疾病、免疫缺陷伴全身感染症状，临床医生怀疑有血流感染可能的其他情况。

2．采血时机　一旦怀疑有血流感染可能，应立即采血做血培养。尽可能在患者寒战开始时、发热高峰前 30 ～ 60min 内采血；最好在抗菌药物治疗前或停用抗菌药物 24h 后，如患者已经应用抗菌药物进行治疗，应在下一次用药之前采血培养。

3．采血流程

（1）用皂液和流动水 / 速干手消毒剂进行手卫生。

（2）用酒精消毒培养瓶塞，充分待干。

（3）穿刺部位皮肤消毒：

一步法：洗必泰作用 30s（不适用于 2 个月以内的新生儿）

三步法：

1）70% 酒精擦拭静脉穿刺点，待干；

2）1% ～ 2% 碘酊 30s 或 10% 碘伏消毒 1.5 ～ 2min，待干；

3）从穿刺点向外画圈消毒，直径＞ 10cm；

4）70% 酒精脱碘

（4）戴手套，如需对穿刺部位进行触诊，戴无菌手套；如无需对穿刺部位进行触诊，戴非无菌手套。

（5）抽血

抽血血量见表 8-1：

表8-1　抽血血量

人群	需氧	厌氧	总量
成人	10ml	10ml	20ml
新生儿	≥ 0.5ml	不需	
儿童	≥ 4ml	不需	

用注射器无菌穿刺取血后，勿换针头直接注入血培养瓶。

1）血量充足：先注厌氧瓶，后注需氧瓶；

2）血量不足：优先注入需氧瓶，剩余注入厌氧瓶（因真菌、铜绿假单胞菌、窄食单胞菌多长在需氧瓶内）。

（6）混匀，血标本接种到培养瓶后，轻轻颠倒混匀以防血液凝固（不要大力摇晃）；抽取导管血和外周血以诊断导管相关性血流感染，标记抽血部位和抽血时间尤为重要。

（7）从另一部位穿刺采集第二套血培养，方法同前。

（8）血培养瓶尽快送实验室，任何延迟上机将会延迟或阻止检测细菌的生长，血培养瓶保留在室温，被接种后不得冷藏或冷冻。

（三）脑脊液采集和运送

穿刺腰椎获得，特殊情况可采用小脑延髓池或脑室穿刺。采集后置无菌管立即送检，不能超过 1h，同时应避免凝固和混入血液。培养脑膜炎奈瑟菌、流感嗜血杆菌等苛养菌时，应将标本置于 25℃ 条件下保温送检，不可置冰箱保存。做病毒检查的脑脊液标本应放置冰块，可在 4℃ 保存 72h。

（四）尿液采集和运送

1．采集时机　宜为抗菌药物使用之前的清晨第一次尿液。

2．采集方法　分为以下两种：

（1）采集中段尿，在采集尿液前，须以肥皂和清水洗净尿道口，弃去前段尿，留取中段尿或无菌操作取中段尿于无菌容器中，立即送检，2h 接种。

（2）导尿管尿：①直接导尿法：使用消毒剂消毒会阴局部，用导尿管直接经尿道插入膀胱，先弃其前段尿液约 15ml，再留取中段尿 10 ~ 20ml 于无菌容器内。②留置导尿管法：医院内尿路感染中，临床最常用此法。采集前先夹住导尿管，采集时则松管弃其前段尿液，使用消毒剂消毒导尿管的采样部位，使用无菌注射器斜刺入导尿管（从采样口或靠近尿道的导尿管管壁）抽取 10 ~ 20ml 于无菌容器内。

3．标本运送　标本采集后应及时送检并接种，室温下保存时间不应超过 2h（夏季保存时间应适当缩短或冷藏保存）。如果不能及时运送或接种，应 4℃ 冷藏，但保存时间也不应超过 8h。

4．注意事项　无论何时，不要培养尿管尖端；申请单上应注明患者是否有症状，这对定量培养的结果解释非常重要；尿标本如不能在采集 30min 内进行培养，必须冷藏，冷藏的尿标本应在 24h 内进行培养；不应从集尿袋中采集尿液；尿液中不应加防腐剂或消毒剂；若尿液培养前患者曾使用抗菌药物，应反复多次送检；多次采集或 24h 尿不应用于尿液培养；除非进行流行病学调查，不应对长期留置导尿管患者常规进行尿液培养；培养结果应结合临床表现、菌落计数以及微生物种类等，进行综合判断。

（五）手术部位感染标本的采集及运送

1．一般原则　在抗菌药物使用前，且仅在有临床感染症状或伤口恶化或长期不能愈合时采集标本。

2．采集方法

（1）闭合性脓肿：勿用拭子取样。脓肿表面清创，用注射器抽取脓肿内容物；或将脓肿切开引流后，取脓肿壁的一部分进行培养，在厌氧运输容器中转运标本。

（2）开放性损伤和脓肿：尽量去除表面覆盖物和渗出液，并用拭子用力擦拭损伤基底或边缘取样。取自表浅切口感染的标本不进行厌氧培养。伤口进展边缘处活检标本检测厌氧菌、分枝杆菌和真菌最佳。

（3）组织和活标本：采集足够大的组织，体积以 $1mm^3$ 为宜，避免在坏死区域采集。将小块的组织放在运输培养基内；较大的放在无菌容器中，并加入少量无菌生理盐水。

3．标本的送检　为了更好地分离病原菌，标本应在采集后的 30min 内送到实验室。送检时应保持标本的湿润。在送检前或运送过程中，禁止将标本放于冰箱。

四、培养结果的判定及意义

任何微生物报告的解读都不能脱离临床，需结合患者的临床症状和体征、影像学及其他检查结果，综合分析。标本类型、标本质量、采样和送检方式，是否存在定植菌或污染菌、采样前是否使用抗菌药物等，对微生物学结果有重要影响。微生物检验报告内涵丰富和信息量大，加强临床和实验室沟通，充分挖掘和利用微生物检验结果。细菌培养与其他检验项目不同，由于其样本采集易受杂菌的干扰和培养条件的限制，因而造成检测结果有时与临床不完全一致，故在分析细菌培养报告时应明白：细菌培养阴性不代表无细菌感染、细菌培养阳性不代表该菌一定是病原菌，应结合患者具体情况而定。

（一）血液和骨髓培养

目前血液培养仍然是菌血症和败血症的细菌学检验的基本方法，并且广泛地应用于伤寒、副伤寒及其他细菌引起的败血症的诊断。菌血症系病原菌一时性或间断地由局部进入血流，但并不在血中繁殖，无明显血液感染临床征象，常可发生在病灶感染或牙齿感染，尤以拔牙、扁桃体切除及脊髓炎手术后等多见。败血症是指病原菌侵入血流，并在其中大量生长繁殖，造成身体的严重损害，引起显著的全身症状（如不规则高热与全身中毒等症状），它多继发于组织器官感染，尤其是当机体免疫功能低下、广谱抗生素和激素的应用及烧伤等。

单次的血培养结果，对临床无鉴别指导意义，应多次多部位采集血液进行培养，才可判定检出菌究竟是病原菌还是污染菌。

抽血时应特别注意皮肤消毒和培养瓶口的消毒。

（二）脑脊液培养

正常人的脑脊液是无菌的，故在脑脊液中检出细菌（排除操作中的污染）应视为病原菌。引起脑膜炎的细菌种类不同，化脓性脑膜炎病原菌多为脑膜炎奈瑟菌，除此之外尚有肺炎链球菌、流感嗜血杆菌、金黄色葡萄球菌、大肠埃希菌、铜绿假单胞菌等。

（三）尿液培养

尿液细菌培养对于膀胱和肾感染的及早发现和病原学诊断很有价值，对于尿道、前列腺以及内外生殖器的炎症也有一定价值。尿液中出现细菌通常称为菌尿症，如果尿液本身澄清但培养出细菌，一般为标本采集时未彻底消毒尿道口引起。如果细菌培养阳性同时伴有脓尿出现，则提示有尿路感染的可能（需指出轻度感染时可无脓尿出现）。泌尿系感染常见菌为大肠埃希菌、葡萄球菌、链球菌、变形杆菌等，除结核分枝杆菌外，这些细菌又是尿道口常驻菌，极易引起标本留样污染，应注意鉴别。某些真菌疾病，如曲菌病在播散时也可造成肾感染，且尿中也能检查到。

尿液的细菌学培养具有重要的诊断意义，但培养阴性并不能否定泌尿道感染，一般应注意病程、采样的时机、方法以及其他原因的影响。

尿道口的消毒是中段尿细菌培养的关键步骤，是引起假阳性的最主要因素，故尿液细菌培养阳性要注意排除留样污染，如果检出菌的数量大于 10 万 CFU/ml，则基本可认为是病原菌。

（四）痰液和咽拭子标本的培养

痰液及支气管分泌物的细菌学检验对于呼吸道疾病的诊断、治疗具有一定的意义。对无法咳痰的患者，用咳嗽后的咽拭子做培养检查，仍是发现致病菌的主要依据。

人体口腔、鼻咽部等上呼吸道内存在有大量的正常菌群，故痰液标本的收集易受到这些部位细菌的污染，尤以慢性呼吸道感染多见，这直接干扰细菌培养的结果。另外患者接受某些药物的治疗，使病原菌生长受到抑制，这样也可影响阳性检出率。因此在分析结果时，应密切结合临床。在慢性支气管炎、支气管扩张和肺脓肿时，最好直接自支气管抽取分泌物进行细菌培养。

呼吸道标本的细菌常采取半定量计数，如果检出菌的量大于正常菌群的量，可基本认为系病原菌。

（五）无菌体液标本的培养

1. 胸水　胸水最常见的污染菌有凝固酶阴性葡萄球菌、枯草芽胞杆菌、草绿色链球菌或类白喉棒状杆菌等。漏出性胸水一般是无菌的，但应注意防止采样污染。肺外伤或肺破裂引起的血胸，常受到葡萄球菌、链球菌或肺炎链球菌和某些革兰阴性杆菌等细菌侵袭而引起胸膜炎。原发性胸膜炎多由结核分枝杆菌引起，葡萄球菌、乙型溶血性链球菌、肺炎链球菌也可引起原发性胸膜炎。继发性胸膜炎常为肺炎、肺结核、肺脓肿或坏疽的合并症。细菌学检查对临床诊断颇有价值。

2. 心包液　正常人的心包液量少而无菌，而渗出性心包液则系感染所致。对于急性浆液纤维素性心包炎，最常继发于风湿热或继发于猩红热、败血症、牙龈的感染病灶、肺炎、脓胸、外伤或结核性胸膜炎、纵隔淋巴结炎、膈下脓疡向心包穿破蔓延。常见的细菌性感染有乙型溶血性链球菌、葡萄球菌、肺炎克雷伯菌、流感嗜血杆菌、肺炎链球菌、铜绿假单胞菌等。慢性心包炎最常见者为结核分枝杆菌。

3. 关节液　关节囊内发生炎性渗出现象可能与淋病奈瑟菌、葡萄球菌及链球菌等感染有关。病原学诊断可由关节囊穿刺液培养获得证实。

其他部分的体液有无细菌存在以及存在何种细菌，应视其发生原因而定，并需通过细菌学检查而确诊。

（闫中强　徐英春　刘运喜）

第九章　新生儿医院感染的监测与防控

一、概述

新生儿是医院感染的高风险人群，较成人有更多的易感因素，包括新生儿的免疫系统尚未发育完善，正常菌群尚未建立，抵御外来微生物侵袭的能力较低，尤其是早产儿、低体重儿，他们对外来病原体的抵抗力更低，美国国家卫生安全系统的监测数据表明，与插管相关的血液感染和与呼吸机使用相关肺炎的感染率，≤ 750g 低体重儿为 ≥ 2500g 新生儿的 2 ~ 10 倍。同时新生儿病情严重程度、各种侵袭性操作如静脉内置管、全静脉营养、机械通气，以及各种药物的应用和新生儿 ICU（neonatal intensive care unit，NICU）的环境，这些均增加了新生儿感染的机会。另外，由于新生儿抵抗力低，一些条件致病菌或一些在成人为隐性感染的病原体，在新生儿会发生显性感染，甚至引起暴发，如轮状病毒的感染就是如此。新生儿更易发生医院感染的暴发，有调查表明在我国医院感染的暴发事件中，新生儿医院感染的暴发占了整个医院感染暴发事件的 60%，尤其是近年来发生的数起重大医院感染事件，造成患儿的死亡，给其家庭带来巨大痛苦和精神损伤，造成不可挽回的损失，在社会上产生恶劣影响，也严重影响医疗机构的声誉。

因此新生儿医院感染的防控是摆在我们面前的重要任务，也是卫生行政部门、医院管理者、广大医务人员，尤其医院感染管理专职人员面临的严峻挑战。

二、新生儿医院感染的危险因素

新生儿是医院感染的高危人群，国内文献报道，新生儿病房的医院感染率为 4.5% ~ 11.4%。新生儿发生感染后病情发展迅速，病死率高，相关研究表明，医院感染已成为新生儿死亡的重要原因之一。

（一）新生儿易感因素

新生儿对医院感染的易感性认为与如下因素相关：胎龄小是一项易感因素，一方面新生儿免疫球蛋白 IgG 通过胎盘从母体获取，但其滴度与胎龄呈正相关；另一方面，早产儿各系统发育不完善、住院时间长、侵入性操作机会多都增加了发生医院感染的风险。其次，低出生体重的新生儿也更加易感。低出生体重儿，皮下脂肪薄血管丰富，易擦伤，且皮肤含水量较多，pH 值较高，利于病原菌生长。大量资料显示医院感染的危险程度与新生儿的出生体重呈线性关系，新生儿体重每降低 500g，医院感染的发生率明显增加。另外，先天性疾病和异常产程都会增加新生儿医院感染的风险。

（二）侵入性操作因素

侵入性操作是医院感染发生的高危因素。有报道表明，有侵入性操作患儿感染率高于无侵入性操作的患儿。一些危重患儿在行气管插管、吸痰、插胃管等操作过程可将鼻腔、咽喉部定植菌带入气管内，而机械通气时，呼吸机管路污染无疑是引起呼吸机相关性肺炎的一个重要原因；另外插管时很容易损伤黏膜，增加了感染发生的途径，使菌血症的发生率增高。各种导管的固定常需要许多贴膜，贴膜的频繁更换会损伤皮肤，使皮肤黏膜屏障功能下降而导致全身感染。新生儿应用暖箱时因箱内需要较高的湿度而有利于细菌的繁殖，也是医院感染的高危因素。

（三）抗菌药物及激素的不合理使用

临床抗菌药物的使用在治疗感染的同时，也会破坏机体正常菌群，造成患儿菌群失调，产生内源性感染。有研究指出，全身广谱抗菌药物的应用危害在医院感染因素中居于第 2 位。有资料报道，多种抗菌药物联合应用较单用抗菌药物新生儿医院感染发生率明显增高，应用激素或免疫抑制剂容易引起条件致病菌的感染。

（四）医院感染防控制度与措施欠缺

新生儿病房主要收治早产儿、低出生体重儿、呼吸与消化系统疾病等危重患儿。完善的医院感染管理制度，合理的病区布局与流程，前瞻性的新生儿医院感染监测，落实包括手卫生、有效的清洁与消毒等医院感染防控措施是目前已经证实的、有效的新生儿病房医院感染防控措施。近年来多起新生儿医院感染暴发事件暴露出病区布局不合理，手卫生设施配备不齐全，诊疗、护理操作流程不规范，医院感染监测不到位等诸多问题。

（五）母乳喂养率低

母乳中含有抗体，通过母乳喂养，可增加患儿抵抗力。而在新生儿病房，一些患儿因条件所限并不能行母乳喂养，通过对母婴同室新生儿感染率与非母婴同室新生儿感染率比较，非母婴同室新生儿感染率相对高于母婴同室新生儿感染率。

三、新生儿医院感染的预防与控制措施

（一）病区合理布局

新生儿病房应设置在医院清洁的环境中，远离传染源和噪声，接近 NICU 和产房。工作区域相对独立，可分非限制区、适当限制区和限制区。非限制区在最外侧，包括家属接待区、工作人员沐浴更衣室、值班室、污物间；适当限制区在中间，包括办公室、治疗室、配奶室；限制区在最内侧，包括新生儿普通病室、隔离病室、沐浴间，有条件的可设置早产儿病室。各区之间应布局合理，标志明显。新生儿病房应通风良好、光线充足，保证空气中细菌总数 ≤ 4cfu/（15min·直径 9cm 平皿），相对湿度保持在 60% ～ 65%，足月儿室适宜的温度为 22℃ ～ 26℃，早产儿室适宜的温度为 24℃ ～ 28℃。床位数和床间距应严格控制，无陪护病区的每床净使用面积不小于 $3m^2$，床间距不小于 1m，有陪护病区宜一患一房，净使用面积不小于 $12m^2$。

（二）严格手卫生

新生儿病房应配备必要的清洁和消毒设施，每个病室内至少设置 1 套非手触式洗手池及干手设施，并在病房入口处设置洗手设施及洗手标识。手卫生在新生儿病房医院感染的防控中是最重要而有效的措施，且提高手卫生依从性可以降低医院感染暴发流行。研究表明，新生儿医院感染发生与医务人员洗手与否有关：接触新生儿前未洗手组新生儿感染率为 2.7%，而洗手组新生儿感染率为 1.2%。由此可见，医务人员的手成为医院感染的重要传播媒介，而手的清洗和消毒是防止医院感染最重要措施之一，国际、国内均推荐手卫生为医院感染防控措施，特别是新生儿医院感染防控的重要措施。

手卫生的方法简单易掌握，但提高并保持手卫生的依从性受到多种因素的影响和制约，是一个富有挑战的议题。首先要配备便捷的手卫生设施，包括非手触式的水龙头开关，肥皂、皂液等清洁剂，干手纸巾等干手设施，并在床边、治疗车等便于医务人员取用之处放置速干手消毒剂。另外，通过培训、宣传等综合措施营造良好的执行手卫生的氛围，使医务人员认识到手卫生的重要性，掌握手卫生知识及方法。国内外有关提高医务人员手卫生依从性研究结果显示，多渠道、多方位教育，教育加行为干预等对提高依从性具有积极意义。

（三）环境和物品清洁与消毒

新生儿病房的环境和物品表面要定期进行清洁和消毒，包括桌面、治疗车、门把手、配奶台面、水龙头、输液泵、心电监护仪、新生儿远红外线抢救台、暖箱、蓝光治疗箱等物品表面每日清洁后消毒。

接触患儿皮肤黏膜的器械及物品一用一消毒，例如雾化吸入器、氧气湿化瓶、体温表、复苏球囊、喉镜插片等。新生儿衣物、被服每日更换 1 次，污染后随时更换。气管插管导丝和呼吸机管路消毒后单独包装密封保存。湿化瓶、暖箱内的湿化水每日更换，容器要每日消毒，新生儿出院、转出或死亡后终末消毒。

保持病室空气清新、清洁，治疗室、沐浴间、配奶间、处置室每日用紫外线灯照射消毒。保证病区内换气次数，研究表明换气一次约可去除空气中原有微生物的 60.0%，换气 5 次可除去原有微生物的 99.0%。

（四）做好新生儿沐浴管理

新生儿应每日沐浴（危重儿除外），沐浴能有效清除新生儿皮肤表面上羊水内所含的蛋白，使细菌生长缺乏了必要的营养物质，从而减少了感染的概率。

新生儿沐浴选择淋浴，水温以 38℃~40℃为宜。按照从头到脚、从干净部位到污染部位的顺序依次进行。先洗非感染患儿再洗感染患儿的原则进行，隔离的患儿须最后进行沐浴。

每个新生儿沐浴用品应一用一消毒或使用一次性用品。沐浴前后放置新生儿的位置及其用品应分开，一儿一用一消毒。新生儿沐浴托架应一用一清洗，每天终末消毒，干燥保存。

医务人员在进行患儿沐浴前后认真洗手，严格执行沐浴操作流程。

保持新生儿沐浴间环境整洁，每日进行物体表面、空气消毒，适时开窗通风，保持空气清新。

（五）合理应用抗菌药物

合理选用抗菌药物可降低医院感染率，对原疾病为感染性疾病的患儿在用药前采集病原学标本，根据病原学和药敏学优先选用窄谱抗菌药物。尽量选用一种抗菌药物，减少抗菌药物联合用药。严格控制预防用药。另外，益生菌对肠道菌群有一定的作用，例如蜡样芽胞杆菌活菌胶囊、双歧三联活菌等，益生菌可直接补充人体正常生理细菌，调整肠道菌群平衡，抑制并清除肠道中致病菌，减少肠源性毒素的产生，增加肠道黏膜对细菌及其产物的屏障作用，激发机体免疫力，起到保护性免疫作用。

（六）预防脐静脉/PICC导管相关血流感染

预防脐静脉/PICC导管相关血流感染的集束化措施目前达成共识，包括置管时严格的手卫生，皮肤消毒，置管时使用最大无菌屏障，每日评估尽早拔管等措施。但这些措施用于新生儿的适用性和有效性还需要进一步的探讨。

（七）开展新生儿医院感染的目标性监测

开展新生儿医院感染的目标性监测可以发现不同体重组新生儿医院感染的发病特点、及时发现医院感染聚集性发生事件、评价防控措施的有效性，既可以推进新生儿医院感染防控工作的落实，也可以评价防控工作的效果。2009年实施的《医院感染监测规范》中，提供了我国新生儿病房目标性监测的方法，协助医院标准化监测流程、增加监测结果的规范性和可比性。

（八）国内新生儿医院感染防控现状及存在的主要问题

我国医院感染防控工作起步晚，在学科建立和完善过程中，新生儿病房作为感染高风险部门出现了多次医院感染暴发事件，造成了严重的社会和经济影响。而我国目前医院感染控制的标准体系中，新生儿医院感染预防与控制的标准尚未出台，也对我国新生儿医院感染防控工作造成了困难。

近年来，卫生行政部门和医院对于医院感染管理的工作的重视程度越来越高。而作为高风险部门的新生儿病房也由于暴发事件的高发而备受关注。2009年通过发布和实施《医院感染监测规范》提出了新生儿病房目标性监测的方法，但专职人员的配备数量和专业知识的不足导致了标准落实不规范、监测数据的分析欠及时，各医院之间可比性差。病区布局不合理、医院感染防控意识不够、防控措施执行力较差的问题虽有改进但依然存在。

我国目前落实的新生儿医院感染防控措施大多是沿袭历史做法或者学习国外的做法，而对于防控措施效果的评价缺乏科学的调查和证据支持。而通过监测和防控效果评价积累循证证据，探索适合我国国情的一套防控措施是目前亟待解决的问题。

本项目希望通过在部分医院中试点，规范新生儿病房医院感染监测标准与方法，通过效果评价，探索一套有效可行的防控措施。

四、新生儿医院感染监测、预防与控制实例

根据患儿病情的轻重和诊疗的需要，新生儿会被安排入住新生儿病房和 NICU，因此新生儿医院感染的防控方法，也就分为新生儿病房医院感染的防控方法和 NICU 医院感染的防控方法两部分。

（一）新生儿病房医院感染的防控

1. 新生儿病房医院感染相关定义及监测

（1）相关定义

1）新生儿：从母体娩出到生后 28 天内的婴儿称作新生儿（neonate）。

2）新生儿病房：以胎龄超过 32 周、出生体重 1500 克以上、病情相对稳定不需重症监护的新生儿为主要收治对象的病房叫做新生儿病房（neonatal ward）。

3）医院感染诊断标准：依据卫生部 2001 年颁布的《医院感染诊断标准（试行）》进行诊断。

但对于新生儿的某些感染，难以明确感染部位时即可诊断为新生儿感染，其诊断标准为：

具有以下临床症状或体征中的 2 项及以上，包括：

a. 体温不升或发热、（体温 ≤ 36℃ 或体温 ≥ 37.5℃）、氧合指数下降；

b. 精神反应欠佳、面色苍白或灰暗；

c. 进奶量减少、胃潴留、呕吐、腹胀、肠鸣音减弱、四肢肌张力低下；

d. 频繁呼吸暂停；

e. 体重不增；

f. 黄疸加重或退而复现。

和辅助检查中的 2 项及以上，

a. WBC $< 6.0 \times 10^9/L$ 或 $> 20 \times 10^9/L$；

b. 中性杆状核粒细胞 $> 5\%$；

c. 中性分叶核粒细胞 $< 50\%$ 或 $> 70\%$；

d. CRP $> 8mg/L$；

e. PLT $< 100 \times 10^9/L$；

f. PCT $> 0.5ng/ml$（新生儿出生 3 天以后该指标有意义），即可诊断。

（2）监测方法：

1）监测对象：入住新生儿病房超过 48h 的新生儿。

2）监测内容：患儿及其母亲情况；医院感染情况，包括感染部位、感染日期、标本名称、采样日期、病原体名称、耐药结果等内容，新生儿病房同期出院患儿数、同期患儿住院日数等。

3）监测方法：开展前瞻性监测，对于入住新生儿病房超过 48h 的新生儿填写《新生儿病房医院感染病例登记表》（附表 9-1），专职人员主动监测与临床医务人员报告相结合。临床医院感染报告方式：医院感染信息系统、医生工作站、医院办公自动化信息系统（OA）、纸质报告等。

2. 新生儿病房医院感染防控措施及其监测

（1）防控措施实施要求

1）手卫生：按照《医务人员手卫生规范》的要求、根据 WHO 手卫生的调查方法观察并计算手卫生依从性和手卫生正确性。调查表见《手卫生依从性调查表》（附表 9-3）

2）新生儿沐浴：新生儿沐浴采用淋浴方式，沐浴用物专人专用。严格按照新生儿沐浴

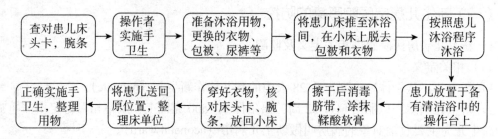

图9-1　新生儿沐浴流程图

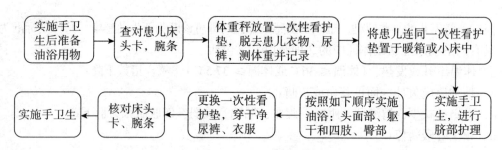

图9-2　新生儿油浴流程图

（油浴）流程执行，详见图 9-1 和图 9-2。

注意事项：

a. 新生儿沐浴按照先沐浴非感染患儿再沐浴感染患儿的原则进行。隔离的患儿须最后进行沐浴。

b. 新生儿沐浴按照从头到脚、从清洁部位到污染部位的顺序依次进行。

c. 沐浴中要注意观察患儿全身的情况，注意有无臀红，破损，皮疹等。

d. 操作者在沐浴前后认真洗手，新生儿沐浴用品保证专人专用，体重秤垫及沐浴垫应一婴一换，沐浴容器一洗一消毒，体重秤定期消毒，防止交叉感染。

e. 保持新生儿沐浴室整洁，每日物体表面、空气消毒，适时开窗通风，保持空气清新。

3）暖箱清洁、消毒

a. 所有使用中暖箱每日由内至外，分别用清洁布巾湿式擦拭，一箱一巾。经常接触的暖箱各把手每日用 75% 乙醇擦拭消毒。

b. 如有耐药菌感染患儿使用中的暖箱，每日进行清洁、消毒一次。擦拭方法：由外至内，用清洁布巾先用清水湿擦、再用 500mg/L 含氯消毒剂擦拭消毒 30min 后、用清水擦拭去除暖箱表面消毒剂残留。

c. 暖箱连续使用 7 天时需更换，并进行终末消毒，且将消毒日期及消毒者姓名登记在暖箱消毒本上。

d. 暖箱终末消毒方法：由内至外，分别用清水、500mg/L含氯消毒剂、清水、清洁布巾各湿擦一遍，取下暖箱所有密封条、密封圈清洁后置于500mg/L含氯消毒剂中浸泡30min，流动水冲洗干净干燥后安装于暖箱上。

e. 每月更换暖箱空气过滤材料并注明更换日期。

f. 每季度常规对暖箱表面、湿化杯内的蒸馏水及暖箱通风口进行细菌培养，以监测消毒效果。

g. 消毒后的暖箱应放在通风干燥处存放，并悬挂消毒日期及消毒者姓名，备用。

4）奶瓶、奶嘴消毒

奶瓶奶嘴清洗、消毒流程要求如下：

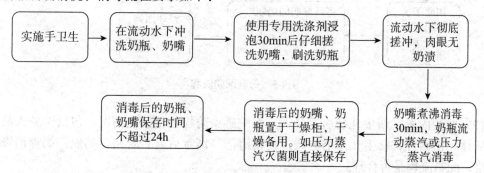

图9-3　奶瓶、奶嘴清洗、消毒流程

5）配奶流程

a. 配奶包括奶粉的配置和母乳的配置，具体流程详见图9-4和图9-5。

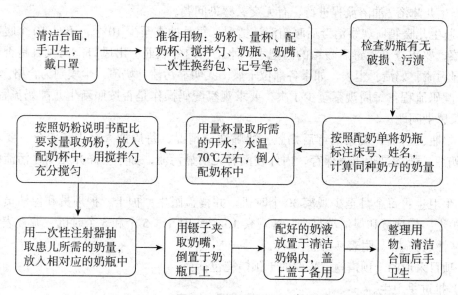

图9-4　奶粉配奶流程

b. 注意事项

i. 配奶过程中，如手部遇有奶液污染应随时洗手，避免交叉。

ii. 配奶所用的奶具，如量杯、配奶杯、搅拌勺等用后需清洁、消毒后干燥保存。

iii. 记号笔应配奶专用，使用后用75%乙醇消毒，放于专用盒内备用。

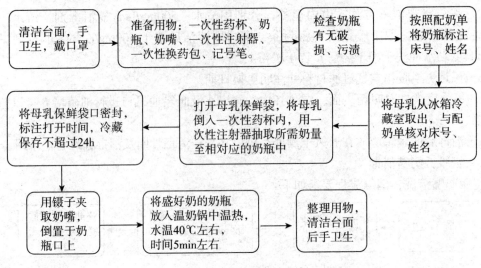

图9-5　母乳配奶流程

（2）监测内容：新生儿病房医务人员医院感染防控措施落实情况，包括医务人员手卫生依从性和正确性，新生儿沐浴方式，暖箱清洁与消毒后是否合格，奶瓶、奶嘴消毒后是否合格，配奶流程是否合理。

（3）监测方法：由医院感染管理专职人员每周进行现场调查，并填写《新生儿病房/NICU感染控制措施记录表》（附表9-4）。具体监测要求如下：

1）新生儿沐浴/油浴流程：每周至少观察2例次，要求观察新生儿沐浴/油浴操作是否按照新生儿沐浴/油浴流程进行，有无交叉感染问题。

2）新生儿暖箱：观察消毒后暖箱清洁情况，每月抽查至少10个，不足10个暖箱的应全部观察，要求查看消毒后暖箱的门把手、水槽、内外表面、出风口、入风口是否干燥及有无明显污渍、奶渍、尘埃，如果各部位干燥、无明显污渍、奶渍、尘埃判为合格。

3）配奶流程：每周观察至少1次，要求观察配奶操作是否按照新生儿配奶流程进行，有无交叉感染问题。

4）奶瓶、奶嘴：观察消毒后奶瓶、奶嘴清洁情况，每周抽查至少各5个，要求检查消毒后奶瓶、奶嘴是否干燥保存，内外表面有无明显污渍，如果干燥并无明显污渍的判为合格。

5）手卫生：每个月至少观察30个时机，并覆盖医生、护士、护理员和保洁员，建议医生、护士、护理员和保洁员每个月各观察10个、10个、5个和5个时机。调查表见《手卫生依从性调查表》（附表9-3）。

3．项目采取的干预措施　采取的干预措施包括：

（1）推进手卫生。

（2）规范新生儿沐浴方式及用品。

（3）规范奶瓶、奶嘴的消毒等相关工作。

（4）规范暖箱的清洁与消毒。

（5）规范配奶流程。

4．监测与干预效果的统计分析　按照病例监测与干预措施依从性的监测表进行监测与记录，同时每季度进行总结、分析及反馈，持续质量改进（做好记录），并分析干预措施的改进对医院感染发生情况的影响。

监测指标：

（1）医院感染暴发情况。

（2）不同体重组新生儿日感染发病率 $= \dfrac{\text{不同出生体重组感染新生儿数}}{\text{不同出生体重组总住院日数}} \times 1000$

（3）干预措施的依从性指标，如手卫生的依从性等。

5．期望通过项目改进的目标　通过该项目的推进，在项目结束时，新生儿病房期望在下述方面得到提升：

（1）无医院感染暴发。

（2）医院感染发生率在原有基础上下降 10% ~ 20%。

（3）医务人员手卫生的依从性在原有基础上提升 20%，正确性达到 95%。

（4）规范新生儿的沐浴流程。

（5）规范相关的消毒工作，包括奶瓶、奶嘴的消毒、暖箱的消毒等。

（6）规范新生儿配奶流程。

（二）NICU 医院感染的防控

入住 NICU 的患儿与新生儿病房相比，病情危重，出生体重低，侵入性操作多。因此 NICU 的监测内容在新生儿病房的基础上增加了侵入性操作的实施情况和器械相关的医院感染发生情况的监控。具体要求如下：

1．NICU 医院感染病例监测

（1）相关定义

1）医院感染诊断标准及新生儿感染的诊断同新生儿病房医院感染病例的诊断。

2）呼吸机相关肺炎、脐静脉 /PICC 导管相关血流感染的诊断参考本书的相应章节。

（2）监测方法

1）监测对象：入住 NICU 超过 48h 的新生儿。

2）监测内容：患儿及其母亲情况；感染相关性操作；医院感染情况，包括感染部位、感染日期、标本名称、送样日期、病原体名称、耐药性等内容，NICU 同期出院患儿数、住院日数、呼吸机使用日数和脐静脉 /PICC 使用日数等。

3）监测方法：按照医院感染的目标监测方法开展前瞻性主动监测，对于入住 NICU 超过 48h 的新生儿，填写《NICU 医院感染病例登记表》（附表 9-2），专职人员主动监测与临床医务人员报告相结合。专职人员与 NICU 医师确认医院感染情况，临床医院感染报告方式：医院感染信息系统、医生工作站、医院办公自动化信息系统（OA）、纸质报告等。NICU 每日记录新入患儿数、在住患儿数、使用呼吸机的人数和使用脐静脉或 PICC 的人数，填写《NICU 监测日志》（附表 9-6）。临床医务人员填写《NICU 器械相关感染防控措施依从性监测表》（附表 9-5）。

2．NICU 医院感染防控措施及其监测

（1）防控措施实施要求

NICU 防控措施在新生儿病房的防控措施实施 1 ~ 5 项基础上，再增加呼吸机相关肺炎、脐静脉/PICC 静脉导管相关血流感染的防控措施，具体如下：

1）呼吸机相关肺炎的防控措施：

a．使用有创呼吸机的患儿应加强口腔护理频次，每日 4～6 次，选择适合新生儿的口腔护理液。

b．吸痰前后，医务人员应进行手卫生。

c．每天评估能否尽早撤机和拔管，并有记录。

2）脐静脉/PICC 导管相关血流感染的防控措施：

a．置管时

i．操作人员应相对固定，需经过专业培训、考核后方可进行操作。

ii．置管时应遵守最大限度的无菌屏障要求。插管部位应铺大无菌单；操作人员应戴帽子、口罩，穿无菌手术衣；认真执行手消毒程序，戴无菌手套，置管过程中手套意外破损应立即更换。置管时严格执行无菌操作原则。

iii．选择适合新生儿的皮肤消毒剂进行穿刺部位的皮肤消毒。

b．置管后

i．应用无菌透明专用贴膜或无菌纱布覆盖穿刺点，但多汗、渗血明显患儿宜选无菌纱布。不在脐静脉插管部位使用抗菌药膏，防止真菌感染。

ii．接触或置入注射端口前，使用合适的消毒剂消毒注射端口不得少于 15s。

iii．应定期更换穿刺点覆盖的敷料及输液接头。一般每周更换 2 次。更换敷料时，严格无菌操作，用含消毒剂的棉签消毒穿刺点周围皮肤至少 2 遍，每遍消毒不得少于 15s。如敷料出现潮湿、松动、沾污时应及时更换。

iv．应每天评价留置导管的必要性，尽早拔除导管，并有记录。脐静脉留置最好不要超过 10 天，最多留置 14 天。

（2）监测内容：NICU 医务人员医院感染防控措施落实情况，包括医务人员手卫生依从性和正确性，新生儿沐浴方式，暖箱清洁与消毒后是否合格，奶瓶、奶嘴消毒后是否合格，配奶流程是否合理；呼吸机相关性肺炎及脐静脉/PICC 导管相关血流感染的防控措施执行情况。

（3）监测方法

1）手卫生依从性和正确性、新生儿沐浴方式、暖箱清洁与消毒后是否合格等措施由医院感染管理专职人员每周进行现场调查，并填写《NICU/新生儿病房感染控制措施记录表》（附表 9-4）。具体监测方法参照新生儿病房防控措施的监测。

2）呼吸机相关性肺炎防控措施依从性监测：对所有进行气管插管或气管切开的患儿进行监测，观察其口腔护理过程、频次及使用护理液种类，以及每日评估插管的必要性并记录，填写《NICU 器械相关感染防控措施依从性监测表》（附表 9-5）。

3）脐静脉/PICC 相关血流感染防控措施依从性监测：对所有进行脐静脉/PICC 插管的患儿进行监测，观察其置管者类别、皮肤消毒剂种类、置管时是否最大无菌屏障、置管者着装情况、端口消毒情况，以及每日评估插管的必要性并记录，填写《NICU 器械相关感染防控措施依从性监测表》（附表 9-5）。

3．项目采取的干预措施　项目采取的干预措施包括：

（1）推进手卫生。

（2）规范新生儿沐浴方式及用品。

（3）规范奶瓶、奶嘴的消毒等相关工作。

（4）规范暖箱等的清洁与消毒。

（5）规范配奶流程。

（6）推进呼吸机相关肺炎、脐静脉/PICC 导管相关血流感染的防控措施。

4．监测与干预效果的统计分析 按照病例监测与干预措施依从性的监测表进行监测与记录，同时每季度进行总结、分析及反馈，持续质量改进（做好记录），并分析干预措施的改进对医院感染发生情况的影响。

监测指标：

（1）医院感染暴发情况。

（2）医院感染发病率及相关因素分析

a．不同体重组新生儿日感染发病率 $= \dfrac{\text{不同出生体重组感染新生儿数}}{\text{不同出生体重组总住院日数}} \times 1000$

b．不同体重组新生儿血管导管使用率 $= \dfrac{\text{不同体重组新生儿脐或中心静脉导管使用日数}}{\text{不同体重组新生儿总住院日数}} \times 100$

c．不同体重组新生儿呼吸机使用率 $= \dfrac{\text{不同体重组新生儿使用呼吸机日数}}{\text{不同体重组新生儿总住院日数}} \times 100$

d．不同体重组新生儿总器械使用率 $= \dfrac{\text{不同体重组新生儿器械（血管导管+呼吸机）应用日数}}{\text{不同体重组新生儿住院日数}} \times 100$

e．不同体重组新生儿血管导管相关血流感染发病率 $= \dfrac{\text{不同体重组脐或中心静脉插管血流感染新生儿数}}{\text{不同体重组新生儿脐或中心静脉插管日数}} \times 1000$

f．不同体重呼吸机相关肺炎发病率 $= \dfrac{\text{不同体重组使用呼吸机新生儿肺炎人数}}{\text{不同体重组新生儿使用呼吸机日数}} \times 1000$

（3）干预措施的依从性指标，如手卫生的依从性等。

（4）抗菌药物使用强度。

5．期望通过项目改进的目标 通过该项目的推进，在项目结束时，新生儿 ICU 期望在下述方面得到提升：

（1）无医院感染暴发。

（2）医院感染发生率在原有基础上下降 10%～20%。

（3）医务人员手卫生的依从性在原有基础上提升 20%，正确性达到 95%。

（4）规范新生儿的沐浴流程。

（5）规范相关的消毒工作，包括奶瓶、奶嘴、暖箱的消毒。

（6）规范呼吸机相关肺炎、脐静脉/PICC 血流感染的防控措施。

（7）规范配奶流程。

（三）项目结果

1. 新生儿病房医院感染监测与防控 参与新生儿病房医院感染监测与防控项目的医院共有 6 所，分布在 4 个省市，即贵州省、山西省、军队和浙江省。

（1）感染情况：2013 年 10 月到 2014 年 9 月共监测了 6955 例患儿，住院 48040 天，发生医院感染 74 例次。例次感染率为 1.06%，千日例次感染率为 1.54‰。不同体重组感染率不同，≤ 1500g 体重组感染率最高，1501 ~ 2500g 体重组感染率次之，＞ 2500g 体重组感染率最低。详见表 9-1。

表9-1 不同体重组医院感染情况

出生体重分组	新入人数	住院日数	感染病例数	感染例次数	病例例次感染率（%）	千日感染率（‰）
≤ 1500g	361	4429	11	11	3.05	2.48
1501 ~ 2500g	1703	15625	28	30	1.76	1.92
＞ 2500g	4891	27986	33	33	0.67	1.18
小计	6955	48040	72	74	1.06	1.54

（2）医院感染率趋势分析：如图 9-6、图 9-7 所示，病例例次感染率及千日感染率 2014 年 2 月呈逐月上升趋势，3 月与 7 月出现小的波动，8 月后呈下降趋势。病例例次感染率及千日感染率呈现相同的变化趋势。

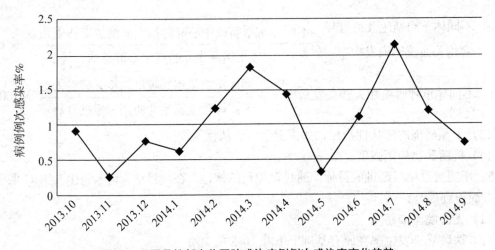

图9-6 不同月份新生儿医院感染病例例次感染率变化趋势

（3）医院感染防控措施依从性分析

1）关键操作流程的依从性分析：本项目主要关注沐浴 / 油浴、暖箱清洁与消毒、配奶流程、奶瓶及奶嘴的清洁与消毒流程是否按要求进行，如表 9-2 所示，所有操作流程合格率均在 95% 以上。

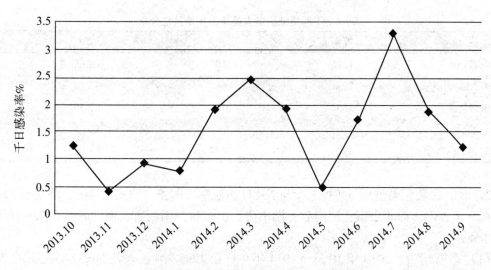

图9-7　不同月份新生儿医院感染千日感染率变化趋势

表9-2　不同操作流程合格情况

操作流程	观察数	合格数	合格率（％）
沐浴 / 油浴	1210	1170	96.69
暖箱消毒	1084	1041	96.03
配奶流程	845	842	99.64
奶瓶消毒	992	991	99.90
奶嘴消毒	4781	4777	99.92
合计	8912	8821	98.98

2）手卫生工作：2013 年 10 月—2014 年 9 月共观察了 3766 个手卫生时机，实际手卫生 3079 人次，手卫生依从率为 85.87%，观察手卫生正确性 2726 人次，正确 2341 人次，正确率为 86.03 %；不同人员中保洁员的手卫生依从性相对较差，为 57.74%；不同指征中以接触患者周围环境后手卫生依从率相对较低，为 63.09 %，详见表 9-3、表 9-4。

表9-3　不同专业医务人员手卫生依从性分析

专业	观察人次数	依从人次数	依从率（％）
医生	1432	1162	81.15
护士	1901	1616	85.01
护理员	194	163	84.02
保洁员	239	138	57.74
合计	3766	3079	85.87

表9-4 不同指征医务人员手卫生依从性分析

不同指征	观察人次数	依从人次数	依从率（%）
接触患者前	1275	1092	85.65
清洁/无菌操作前	795	688	86.54
接触患者体液后	366	388	92.35
接触患者后	970	799	80.31
接触患者周围环境后	550	347	63.09

2. NICU 医院感染监测与防控　参与 NICU 医院感染监测与防控项目的医院共有 17 所，分布在 9 个省市，即北京市、河南省、湖南省、山东省、山西省、浙江省、军队、江苏省和广东省。

（1）感染情况：2013 年 10 月—2014 年 9 月在 12998 例新入住 NICU 的患儿中发生 436 例次医院感染，病例例次感染率为 3.35%，千日例次感染率为 3.46‰；其中发生 13 例与中心静脉插管相关感染（CLABSI），感染率为 0.66‰，中心静脉插管使用率为 15.56%；发生 70 例与呼吸机使用相关感染（VAP），感染率为 7.23‰，呼吸机使用率为 7.67%。不同体重组中，≤ 1000g 体重组中心静脉插管和呼吸机使用率最高，分别为 61.06% 和 29.91%；≥ 2500g 体重组 CLABSI 和 VAP 感染率最高，分别为 1.26‰ 和 14.57‰；≤ 1000g 体重组总病例例次感染率及千日感染率最高，分别为 14.17% 和 5.03‰，详见表 9-5、表 9-6。

表9-5　NICU不同体重组新生儿医院感染分析

出生体重分组	新入ICU人数	ICU住院日数	感染例次数	VAP感染例次数	CLABSI感染例次数	其他感染例次数	病例例次感染率（%）	千日例次感染率（‰）
≤ 1000g	127	3577	18	3	1	14	14.17	5.03
1001 ~ 1500g	761	19444	96	7	5	84	12.61	4.94
1501 ~ 2500g	3793	49618	148	17	5	126	3.90	2.98
> 2500g	8317	53486	174	43	2	129	2.09	3.25
小计	12998	126125	436	70	13	353	3.35	3.46

表9-6　NICU不同体重组新生儿器械相关感染分析

出生体重分组	ICU住院日数	CLABSI				VAP			
		插管日数	感染例次数	千日感染率（‰）	插管使用率（%）	使用日数	感染例次数	千日感染率（‰）	插管使用率（%）
≤ 1000g	3577	2184	1	0.46	61.06	1070	3	2.80	29.91
1001 ~ 1500g	19444	9298	5	0.54	47.82	2572	7	2.72	13.23
1501 ~ 2500g	49618	6551	5	0.76	13.20	3087	17	5.51	6.22
> 2500g	53486	1588	2	1.26	2.97	2951	43	14.57	5.52
小计	126125	19621	13	0.66	15.56	9680	70	7.23	7.67

（2）感染趋势分析

1）医院感染率变化趋势：从每个月感染趋势来看，如图9-8、图9-9所示，病例例次感染率及千日感染率2013年10月—2014年3月呈逐月上升趋势，自2014年4月开始呈逐月下降趋势，尤其是2014年7月—9月。

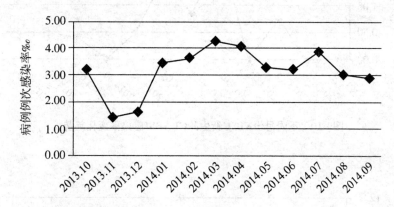

图9-8　不同月份NICU新生儿病例例次感染率变化趋势

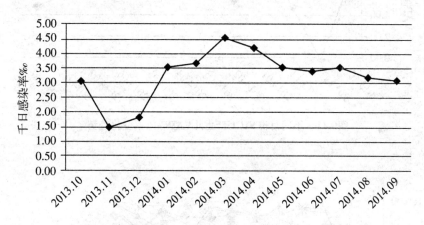

图9-9　不同月份NICU新生儿千日感染率变化趋势

2）器械相关感染率变化趋势：CLABSI感染率从第二个季度开始呈逐渐下降趋势，即从2014年3月开始下降；VAP感染率前期处于上升阶段，直到最后一个季度才有所下降，即从2014年8月才开始下降（图9-10、图9-11）。

（3）医院感染防控措施依从性分析

1）关键操作流程的依从性分析：本项目主要关注沐浴/油浴、暖箱清洁与消毒、配奶流程、奶瓶及奶嘴的清洁与消毒流程是否按要求进行，如表9-7所示，所有操作流程合格率均在90%以上，除沐浴/油浴方式、暖箱清洁之外，其他操作流程合格率在95%以上。从图9-12可以看出，各项操作流程，除配奶流程一直处于较高水平外，其他操作均呈现逐渐上升趋势，而且自2014年4月开始维持在较高水平。

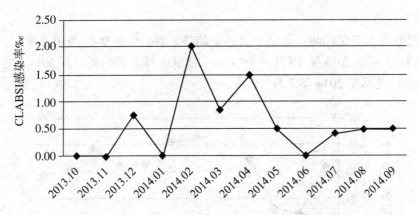

图9-10　不同月份NICU新生儿CLABSI感染率变化趋势

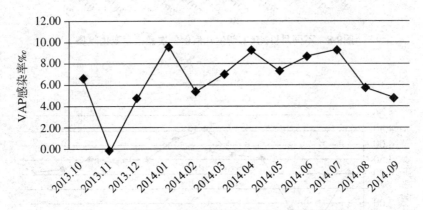

图9-11　不同月份NICU新生儿VAP感染率变化趋势

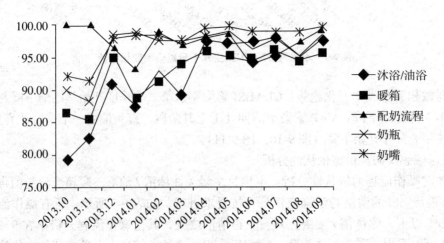

图9-12　不同月份医务人员不同操作流程合格情况变化趋势

表9-7　NICU医务人员不同操作流程合格分析

操作流程	观察数	合格数	合格率（%）
沐浴/油浴	2394	2245	93.78
暖箱消毒	2988	2798	93.64
配奶流程	2052	1992	97.08
奶瓶消毒	5030	4899	97.40
奶嘴消毒	6070	5984	98.58
合计	18534	17918	96.68

2）手卫生工作：2013年10月—2014年9月共观察了9131个手卫生时机，实际手卫生7363人次，手卫生依从率为80.64%，观察手卫生正确性6978人次，正确5557人次，正确率为79.64%；其中8864手卫生时机区分了不同专业人员，其中保洁员的手卫生依从性相对较差，为64.56%；不同指征中以接触患者周围环境后手卫生依从性相对较低，为70.60%，详见表9-8、表9-9。

表9-8　NICU不同专业医务人员手卫生依从性

医务人员	观察人次数	依从人次数	依从率（%）
医生	2694	2199	81.63
护士	4834	3982	82.37
护理员	577	456	79.03
保洁人员	759	490	64.56
合计	8864	7127	80.40

表9-9　NICU不同指征医务人员手卫生依从性分析

不同指征	观察人次数	依从人次数	依从率（%）
接触患者前	2653	2222	83.75
清洁/无菌操作前	1916	1663	86.80
接触患者体液后	1173	1043	88.92
接触患者后	2938	2483	84.51
接触患者周围环境后	1636	1155	70.60

附表 9-1

新生儿病房医院感染病例监测

一、基本情况

床号_____　病历号_____　姓名_____　性别_____

入院日期_____年_____月_____日　入院年龄_____天　主管医生_____

入院诊断[1]_____　出院诊断[1]_____

出院日期_____年____月____日　预后_____1. 治愈　2. 好转　3. 无变化　4. 恶化　5. 死亡

二、母亲情况

姓名_____年龄（岁）_____分娩方式_____1. 顺产　2. 剖宫产　3. 产钳助产

胎盘 / 羊水 / 脐带异常情况_____1. 有　2. 无

分娩前 / 时发热情况（≥ 37.5℃）_____1. 有　2. 无

分娩前血常规（WBC ≥ 10×10^9/L）_____1. 有　2. 无

产前情况[2]_____1. 宫内感染　2. 感染性疾病　3. 重度先兆子痫　4. 糖尿病　5. 阴道炎
　　　　　　6. 羊水穿刺　7. 遗传代谢病　8. 不良产史　9. 甲亢　10. 甲状腺功能低下

产时情况[2]____1. 胎膜早破　2. 宫内窘迫　3. 产程延长　4. 不洁分娩　5. 产伤　6. 羊水污染　7. 急产

三、新生儿情况

孕周_____　出生体重_____　1. ≤ 1500g　2. 1501g ~ 2500g　3. > 2500g

Apgar 评分　生后 10min_____分[3] 扣分原因_____1. 单项　2. 两项　3. 三项及以上

发育情况_____1. 适于胎龄儿　2. 小于胎龄儿　3. 大于胎龄儿　4. 足月小样儿

窒息情况_____1. 轻度窒息　2. 中度窒息　3. 重度窒息　4. 无窒息

产伤儿_____1. 是　2. 否　免疫缺陷新生儿__1. 是　2. 否

先天畸形儿_____1. 是　2. 否　留置胃管_____1. 是　留置_____天　2. 否

使用暖箱_____1. 是　使用_____天　2. 否

四、医院感染情况

感染部位	感染日期	标本名称	采样日期	病原体名称	是否耐药[4]	耐药菌种类[5]	与预后关系[6]

填表说明：

1. 入院诊断与出院诊断只填写第一诊断。
2. 凡对于某项内容有多个选项的，请在相应的空格内填写选项前的数字。
3. Apgar 评分包括心率、呼吸、肌张力、喉反射、皮肤颜色 5 项，扣分原因按扣分项目数计算。
4. 是否耐药：填写是或否，只有符合以下 5 中耐药菌种类的才填写是。
5. 耐药菌种类：①MRSA（耐甲氧西林金葡）；②MRSE（耐甲氧西林表皮葡萄球菌）；③VRE（耐万古霉素肠球菌）；④产 ESBL 菌；⑤CR-E（耐碳青霉烯类肠杆菌科）；⑥CR-AB（耐碳青霉烯类鲍曼不动杆菌）；⑦CR-PA（耐碳青霉烯类铜绿假单胞菌）；⑧其他 MDR-PA（其他非耐碳青霉烯类多重耐药铜绿假单胞菌）
6. 医院感染与预后关系填写选项前的数字，1. 无影响　2. 加重病情　3. 促进死亡　4. 直接死因。

附表 9-2

NICU医院感染病例监测

一、基本情况

床号_____ 病历号_____ 姓名_____ 性别_____

入院日期_____年_____月_____日 入院年龄_____天 主管医生_____

[1] 入院诊断_____[1] 出院诊断_____

出院日期_____年____月____日 预后_____1. 治愈 2. 好转 3. 无变化 4. 恶化 5. 死亡

二、母亲情况

姓名_____年龄（岁）_____ 分娩方式_____1. 顺产 2. 剖宫产 3. 产钳助产

胎盘 / 羊水 / 脐带异常情况_____1. 有 2. 无 分娩前 / 时发热情况（≥ 37.5℃）_____1. 有 2. 无

分娩前血常规（WBC ≥ 10×10^9/L）_____1. 有 2. 无

产前情况[2]_____1. 宫内感染 2. 感染性疾病 3. 重度先兆子痫 4. 糖尿病 5. 阴道炎

6. 羊水穿刺 7. 不良产史 8. 遗传代谢病 9. 甲亢 10. 甲状腺功能低下

产时情况[2]____1. 胎膜早破 2. 宫内窘迫 3. 产程延长 4. 不洁分娩 5. 产伤 6. 羊水污染 7. 急产

三、新生儿情况

出生体重_____1. ≤ 750g 2. 751g～1000g 3. 1001g～1500g 4. 1501g～2500g 5. > 2500g

孕周_____ Apgar 评分 生后 10min_____分 [3] 扣分原因_____1. 单项 2. 两项 3. 三项及以上

发育情况_____1. 适于胎龄儿 2. 小于胎龄儿 3. 大于胎龄儿 4. 足月小样儿

窒息情况_____1. 轻度窒息 2. 中度窒息 3. 重度窒息 4. 无窒息

产伤儿_____1. 是 2. 否 免疫缺陷新生儿_____1. 是 2. 否 手术_____1. 是 2. 否

先天畸形儿_____1. 是 2. 否 使用暖箱_____1. 是 使用_____天 2. 否

四、感染相关性操作[4]

类型		置管日期	拔管日期	置管部位	置管天数
呼吸机	第一次				
	第二次				
脐静脉插管					
PICC					
留置胃管					
切口引流					

五、医院感染情况

感染部位	感染日期	标本名称	采样日期	病原体名称	是否耐药[5]	耐药菌种类[6]	与预后关系[7]

填表说明:

1. 入院诊断、出院诊断只填写第一诊断。

2. 凡对于某项内容有多个选项的,请在相应的空格内填写选项前的数字。

3. Apgar 评分包括心率、呼吸、肌张力、喉反射、皮肤颜色 5 项,扣分原因按扣分项目数计算。

4. 感染相关性操作中呼吸机只记录有创呼吸机。

5. 是否耐药:填写是或否,只有符合以下 6 中耐药菌种类的才填写是。

6. 耐药菌种类:① MRSA(耐甲氧西林金黄色葡萄球菌);② MRSE(耐甲氧西林表皮葡萄球菌);③ VRE(耐万古霉素肠球菌);④产 ESBL 菌;⑤ CR-E(耐碳青霉烯类肠杆菌科);⑥ CR-AB(耐碳青霉烯类鲍曼不动杆菌);⑦ CR-PA(耐碳青霉烯类铜绿假单胞菌);⑧其他 MDR-PA(其他非耐碳青霉烯类多重耐药铜绿假单胞菌)。

7. 医院感染与预后关系填写选项前的数字,1. 无影响 2. 加重病情 3. 促进死亡 4. 直接死因。

附表 9-3

医务人员手卫生依从性调查表

病房：　　　　调查时期：　　　　阶段编号：　　　　观察时间：　　　　分钟

人员类型			人员类型			人员类型			人员类型		
数量			数量			数量			数量		
时机	指征	手卫生行为	时机	指征	手卫生行为	时机	指征	手卫生行为	时机	指征	手卫生行为
1	□患者前 □操作前 □体液后 □患者后 □环境后	□手消 □肥皂和水 ○无 ○戴手套 ○正确	1	□患者前 □操作前 □体液后 □患者后 □环境后	□手消 * □肥皂和水 ○无 ○戴手套 ○正确	1	□患者前 □操作前 □体液后 □患者后 □环境后	□手消 □肥皂和水 ○无 ○戴手套 ○正确	1	□患者前 □操作前 □体液后 □患者后 □环境后	□手消 □肥皂和水 ○无 ○戴手套 ○正确
2	□患者前 □操作前 □体液后 □患者后 □环境后	□手消 □肥皂和水 ○无 ○戴手套 ○正确	2	□患者前 □操作前 □体液后 □患者后 □环境后	□手消 □肥皂和水 ○无 ○戴手套 ○正确	2	□患者前 □操作前 □体液后 □患者后 □环境后	□手消 □肥皂和水 ○无 ○戴手套 ○正确	2	□患者前 □操作前 □体液后 □患者后 □环境后	□手消 □肥皂和水 ○无 ○戴手套 ○正确
3	□患者前 □操作前 □体液后 □患者后 □环境后	□手消 □肥皂和水 ○无 ○戴手套 ○正确	3	□患者前 □操作前 □体液后 □患者后 □环境后	□手消 □肥皂和水 ○无 ○戴手套 ○正确	3	□患者前 □操作前 □体液后 □患者后 □环境后	□手消 □肥皂和水 ○无 ○戴手套 ○正确	3	□患者前 □操作前 □体液后 □患者后 □环境后	□手消 □肥皂和水 ○无 ○戴手套 ○正确
4	□患者前 □操作前 □体液后 □患者后 □环境后	□手消 □肥皂和水 ○无 ○戴手套 ○正确	4	□患者前 □操作前 □体液后 □患者后 □环境后	□手消 □肥皂和水 ○无 ○戴手套 ○正确	4	□患者前 □操作前 □体液后 □患者后 □环境后	□手消 □肥皂和水 ○无 ○戴手套 ○正确	4	□患者前 □操作前 □体液后 □患者后 □环境后	□手消 □肥皂和水 ○无 ○戴手套 ○正确
5	□患者前 □操作前 □体液后 □患者后 □环境后	□手消 □肥皂和水 ○无 ○戴手套 ○正确	5	□患者前 □操作前 □体液后 □患者后 □环境后	□手消 □肥皂和水 ○无 ○戴手套 ○正确	5	□患者前 □操作前 □体液后 □患者后 □环境后	□手消 □肥皂和水 ○无 ○戴手套 ○正确	5	□患者前 □操作前 □体液后 □患者后 □环境后	□手消 □肥皂和水 ○无 ○戴手套 ○正确
6	□患者前 □操作前 □体液后 □患者后 □环境后	□手消 □肥皂和水 ○无 ○戴手套 ○正确	6	□患者前 □操作前 □体液后 □患者后 □环境后	□手消 □肥皂和水 ○无 ○戴手套 ○正确	6	□患者前 □操作前 □体液后 □患者后 □环境后	□手消 □肥皂和水 ○无 ○戴手套 ○正确	6	□患者前 □操作前 □体液后 □患者后 □环境后	□手消 □肥皂和水 ○无 ○戴手套 ○正确
7	□患者前 □操作前 □体液后 □患者后 □环境后	□手消 □肥皂和水 ○无 ○戴手套 ○正确	7	□患者前 □操作前 □体液后 □患者后 □环境后	□手消 □肥皂和水 ○无 ○戴手套 ○正确	7	□患者前 □操作前 □体液后 □患者后 □环境后	□手消 □肥皂和水 ○无 ○戴手套 ○正确	7	□患者前 □操作前 □体液后 □患者后 □环境后	□手消 □肥皂和水 ○无 ○戴手套 ○正确

*注：手消—速干手消毒剂

《手卫生依从性调查表》填表说明

1. 定义

（1）时机：至少有一项指征发生的洗手时刻，一个时机可以对应一个或多个指征。

（2）指征：需要进行洗手的原因，多个指征可以同时出现。

手卫生指征包括：两前三后

● 直接接触患者前

● 清洁或无菌操作前

● 直接接触患者后

● 接触患者血液、体液、分泌物后

● 接触患者周围环境后

（3）数量：是指本次调查观察此类人员的人数。

2. 填写方法

（1）指征选择：在时机对应的指征选项中选择对应指征，在每个选中的指征前面的"□"中画"√"，即"☑"。

（2）手卫生行为选择：在"手消"、"肥皂和水"、"无"三项中选择一项，在前面的"□"中画"√"，即"☑"；当观察对象未进行手卫生但是更换手套时，在选择"无"的同时在"戴手套"前面的"○"中画"√"，即"⊘"；当观察对象选择"手消"或"肥皂和水"的方法进行手卫生时，应接着判断其正确性，正确时画"√"即"⊘"；错误时画"×"即"⊗"。

3. 注意事项

（1）选择指征中"患者后"和"环境后"不同时选择，即如果既接触了患者又接触了患者环境，仅勾选"接触患者后"。

（2）直接接触患者后，需观察至操作人员彻底离开该患者诊疗单元，才记录"接触患者后"，如果接触患者后进行了手卫生，又继续直接接触患者，那该次手卫生是无效的，无需记录。

（3）对于同一个患者，直接接触患者后，再进行无菌操作前需进行手卫生；接触患者血液、体液后再进行其他操作前也需进行手卫生。

（4）判断手卫生正确与否需要考虑：揉搓方法、揉搓时间、干手方法三个方面，三者之中有一项错误，则判断为错误。

揉搓方法：六步揉搓法。

揉搓时间：至少 15s。

干手方法：使用纸巾或烘干机，首选干手纸巾。

4. 常见情景举例

例1：一名护士为2位患者依次静脉穿刺，在接触第1个患者前、两患者间和接触第2个患者后均正确使用速干手消毒剂进行卫生手消毒，方法正确，填写结果如图1所示。

例2：一名护士为患者更换尿袋，更换前未洗手，仅佩戴了清洁手套，操作后未洗手更换了清洁手套后为下一位患者护理尿管。填写结果如图2所示。

人员类型	护士		人员类型		
数量	1		数量		
时机	指征	手卫生行为	时机	指征	手卫生行为
1	☑患者前 ☑操作前 □体液后 □患者后 □环境后	☑手消 □肥皂和水 ○无 ○戴手套 ⊘正确	1	□患者前 □操作前 □体液后 □患者后 □环境后	□手消 □肥皂和水 ○无 ○戴手套 ○正确
2	☑患者前 ☑操作前 ☑体液后 ☑患者后 □环境后	☑手消 □肥皂和水 ○无 ○戴手套 ⊘正确	2	□患者前 □操作前 □体液后 □患者后 □环境后	□手消 □肥皂和水 ○无 ○戴手套 ○正确
3	□患者前 □操作前 ☑体液后 ☑患者后 □环境后	☑手消 □肥皂和水 ○无 ○戴手套 ⊘正确	3	□患者前 □操作前 □体液后 □患者后 □环境后	□手消 □肥皂和水 ○无 ○戴手套 ○正确

图1

人员类型	护士		人员类型		
数量	1		数量		
时机	指征	手卫生行为	时机	指征	手卫生行为
1	□患者前 ☑操作前 □体液后 □患者后 □环境后	□手消 □肥皂和水 ⊘无 ☑戴手套 □正确	1	□患者前 □操作前 □体液后 □患者后 □环境后	□手消 □肥皂和水 ○无 ○戴手套 ○正确
2	□患者前 ☑操作前 ☑体液后 □患者后 □环境后	□手消 □肥皂和水 ⊘无 ☑戴手套 □正确	2	□患者前 □操作前 □体液后 □患者后 □环境后	□手消 □肥皂和水 ○无 ○戴手套 ○正确
3	□患者前 □操作前 □体液后 □患者后 □环境后	□手消 □肥皂和水 ○无 ○戴手套 ○正确	3	□患者前 □操作前 □体液后 □患者后 □环境后	□手消 □肥皂和水 ○无 ○戴手套 ○正确

图2

附表 9-4

NICU/新生儿病房感染控制措施监测表

医院名称：　　　　　　　　　　　　　　　　监测时间：　　　年　　月

周数	沐浴/油浴方式		暖箱		配奶流程		奶瓶		奶嘴	
	观察例次数	合格例次数	观察个数	合格个数	观察次数	合格次数	观察个数	合格个数	观察个数	合格个数
1										
2										
3										
4										

填表说明：

1. 新生儿沐浴/油浴流程：每周至少观察 2 例次，要求观察新生儿沐浴/油浴操作是否按照新生儿沐浴/油浴流程进行，有无交叉感染问题。
2. 新生儿暖箱：观察消毒后暖箱清洁情况，每月抽查至少 10 个，不足 10 个暖箱的应全部观察，要求查看消毒后暖箱的门把手、水槽、内外表面、出风口、入风口是否干燥及有无明显污渍、奶渍，如果各部位干燥、无明显污渍、奶渍判为合格。
3. 配奶流程：每周观察至少 1 次，要求观察配奶操作是否按照新生儿配奶流程进行，有无交叉感染问题。
4. 奶瓶奶嘴：观察消毒后奶瓶奶嘴清洁情况，每周抽查至少各 5 个，要求检查消毒后奶瓶奶嘴是否干燥保存，内外表面有无明显污渍，如果干燥并无明显污渍的判为合格。
5. 手卫生监测请遵循专门手卫生监测表要求。

附表 9-5

NICU器械相关感染防控措施依从性监测表

一、患儿基本情况

患儿姓名：_____ 住院号：_____

二、呼吸机相关性肺炎防控措施依从性监测

采取口腔护理：1. 是，频次_____次/天，2. 否

护理液种类：_____1. 生理盐水 2. 制霉菌素 3. 生理盐水+制霉菌素 4. 生理盐水+苏达

　　　　　　　5. 其他

每日评估插管的必要性并有记录：1. 是 2. 否

三、脐静脉/PICC 置管情况

1. 脐静脉相关血流感染预防措施依从性监测：

　a. 置管者类别：_____1. 医生 2. 护士 3. 医护配合

　b. 皮肤准备用品：_____1. 氯己定乙醇 2. 碘伏 3. 乙醇 4. 碘酊 5. 复合碘（安尔碘等）

　　　　　　　　　　6. 碘伏+乙醇 7. 其他_____

　c. 使用无菌大单覆盖患儿 _____1. 是 2. 否

　d. 置管者戴口罩、圆帽、无菌手套、穿无菌隔离衣 _____1. 是 2. 否

　e. 接触/置入注射端口前使用合适的消毒剂消毒摩擦注射端口至少15s

　　（有1次未做到应选否）_____1. 是 2. 否

2. PICC 相关血流感染预防措施依从性监测

　a. 置管者类别：_____1. 医生 2. 护士 3. 医护配合

　b. 皮肤准备用品：_____1. 氯己定乙醇 2. 碘伏 3. 乙醇 4. 碘酊 5. 复合碘（安尔碘等）

　　　　　　　　　　6. 碘伏+乙醇 7. 其他_____

　c. 使用无菌大单覆盖患儿 _____1. 是 2. 否

　d. 置管者戴口罩、圆帽、无菌手套、穿无菌隔离衣 _____1. 是 2. 否

　e. 接触/置入注射端口前使用合适的消毒剂消毒摩擦注射端口至少15s

　　（有1次未做到应选否）_____1. 是 2. 否

3. 每日评估插管的必要性并有记录 _____1. 是 2. 否

填表说明：

1. 本表由临床医务人员填写，需保证填写及时性和准确性。

2. 患儿出院时及时上交给感染管理专职人员。

附表 9-6

NICU日志

监测月份：　　　　　　年　　　　　月

日期	BW ≤ 750g				BW 751g ~ 1000g				BW 1001g ~ 1500g				BW 1501g ~ 2500g				BW > 2500g			
	新入新生儿数[a]	住院新生儿数[b]	脐／中心静脉插管数[c]	使用呼吸机数[d]	新入新生儿数[a]	住院新生儿数[b]	脐／中心静脉插管数[c]	使用呼吸机数[d]	新入新生儿数[a]	住院新生儿数[b]	脐／中心静脉插管数[c]	使用呼吸机数[d]	新入新生儿数[a]	住院新生儿数[b]	脐／中心静脉插管数[c]	使用呼吸机数[d]	新入新生儿数[a]	住院新生儿数[b]	脐／中心静脉插管数[c]	使用呼吸机数[d]
1																				
2																				
3																				
4																				
5																				
6																				
7																				
8																				
9																				
10																				
11																				
12																				
13																				
14																				
15																				
16																				
17																				
18																				
19																				
20																				
21																				
22																				
23																				
24																				
25																				
26																				
27																				
28																				
29																				
30																				
31																				
合计																				

a：指当日新住进新生儿病房或 NICU 的新生儿数。

b：指当日住在新生儿病房或 NICU 的新生儿数，包括新住进和已住进新生儿病房或 NICU 的新生儿。

c：指当日应用该器械的新生儿数。若患者既置脐导管又置中心静脉导管，只记数一次。

d：指当日应用该器械的新生儿数。

延伸阅读

1. Polin R A, Denson S, Brady MT, et al. Strategies for prevention of health care-associated infections in the NICU. Pediatrics, 2012, 129 (4): 1104-1109.
2. Toltzis P, Walsh M. Recently tested strategies to reduce nosocomial infections in the neonatal intensive care unit. Expert Rev Anti Infect Ther, 2010, 8 (2): 235-242.
3. Phillips P, Cortina-Borja M, Millar M, et al. Risk-adjusted surveillance of hospital-acquired infections in neonatal intensive care units: a systematic review. J Hosp Infect, 2008, 70 (3): 203-211.
4. 郭健英, 郭秀妹, 钟双玲. 新生儿病房医院感染管理的研究进展. 中华医院感染学杂志, 2013, 23 (12): 3038-3040.
5. 李六亿. 我国新生儿医院感染控制工作面临的挑战. 中国新生儿科杂志, 2009, 24 (2): 65-67.
6. 李六亿. 医院感染管理学. 北京大学医学出版社, 2010.
7. 热伊拜·亚迪佧尔, 吴安华. 英国 NHS 医院——预防医院感染循证指南 (Ⅰ). 中国感染控制杂志, 2014, 13 (7): 447-448.
8. 刘思娣, 吴安华. 美国急性病医院预防医院感染策略纲要 (2014 更新版) Ⅰ. 中国感染控制杂志, 2014, 13 (11): 702-704.
9. 刘思娣, 吴安华. 美国急性病医院预防医院感染策略纲要 (2014 更新版) Ⅱ. 中国感染控制杂志, 2014, 13 (12): 767-770.

（李六亿　姚希　杨怀　杨芸　贾会学　任军红）

第十章 血液透析中心（室）医院感染的监测与防控

一、概述

每年我国有大量患者接受血液透析治疗。2008 年，我国血液透析患者约 79.1 人 / 百万人口。随着高血压、糖尿病等慢性疾病的发病率不断升高、环境因素改变、人口老龄化等，终末期肾病患者日益增加，加之近年来医疗卫生事业快速发展，血液透析患者人数以每年超过 11% 的速度不断增长。截至 2012 年年底，我国接受血液透析的患者数已达到 27 万。

血液透析患者由于常处于免疫功能受损状态，且需要经常在血管通路进行穿刺或长期留置导管，是感染的高危人群。血管通路主要包括内瘘、人工血管、隧道式导管和非隧道式导管等，其中感染危险度最高的是导管，其次是人工血管，最低的是内瘘。2006 年，共有 32 家中心向美国国家医疗安全网（National Health Safety Network，NHSN）报告了 28047 例门诊血液透析患者的数据，其中内瘘 12140 例（占 43%）、长期中心静脉导管 8806 例（35%）、人工血管 6907 例（25%）、临时中心静脉导管 118 例（0.4%）、输液港 76 例（0.3%）。其中，临时中心静脉导管的血液透析患者住院率为 34.7 例 /100（患者·月），是内瘘或人工血管患者住院率的 4 倍；而临时中心静脉导管患者的血流感染率高达 27.1 例 /100（患者·月），明显高于内瘘或人工血管 [< 1 例 /100（患者·月）]。Klevens 等报道，中心静脉导管的血液透析患者血流感染率是动静脉内瘘的 9 倍，是动静脉人工血管的 5 倍。虽然低风险的内瘘使用率日益增加，但中心静脉导管的使用率仍然始终保持在 20% ~ 30%。尽管美国的 NKF-DOQI（National Kidney Foundation-Dialysis Outcomes Quality Initiative）指南推荐 ≥ 50% 的患者在开始透析时应使用内瘘，但国内目前尚缺乏准确的统计数据。四川大学华西医院血液透析中心患者采用的血管通路主要以内瘘为主（约占 74%），其次为 cuff 导管（占 22%）。

血液透析患者并发感染会造成一系列不良后果，对患者而言可能增加患病率和病死率，对社会而言可增加治疗费用、住院率及抗菌药物使用率。据美国疾病预防控制中心（CDC）估计，2008 年全年美国有 37000 例使用中心静脉导管进行血液透析的患者发生血流感染，其中有 1/4 的患者因感染而死亡。根据 2010 年美国肾脏数据系统统计，由菌血症或败血症导致入院的血液透析患者从 1993 年到 2008 年增长了 47%，而其主要的原因是中心静脉导管所致的血流感染。血液透析患者发生血流感染的危险因素主要有以下几个方面：①留置中心静脉导管（最重要的危险因素）；②鼻腔内金黄色葡萄球菌定植，增加了感染金黄色葡萄球菌的概率，其导致的血流感染占 70% ~ 90%；③手卫生依从性低、其他部位有感染、高龄、铁超负荷状态、糖尿病等。

此外，血液透析患者是感染乙型肝炎病毒（HBV）和丙型肝炎病毒（HCV）的高危人群，主要原因包括使用相同的透析机、静脉输注的药物被污染、感染控制不充分、输血和患者免疫力下降。血液透析患者发生 HBV 或 HCV 感染会导致较高的死亡率。Aghakhani A 及 Hu KQ 等发现约 2% 的血液透析患者因患病毒性肝炎而死亡。美国等发达国家的一些血液透析机构常因明显违反操作规程而导致 HBV 感染暴发，例如：1992—2007 年间美国和欧洲有 30% 的 HBV 感染暴发发生在血液透析机构。不同国家血液透析患者的 HBV 和 HCV 感染率有所不同（见表 10-1）。Sarra Elamin 等研究表明，通过实施感染预防和控制措施以及注射乙肝疫苗，美国血液透析患者 HBV 新发感染从 6.2%（1974 年）明显降至 0.06%（1999 年）。然而，由于一直以来没有针对 HCV 的疫苗，HCV 的感染率始终处于较高水平。此外，血液透析患者还可能感染 HIV，例如 Lyn Finelli 等报道，2002 年美国血液透析机构中 HIV 新发感染患者占 1.5%。我国国内尚无血液透析患者感染 HIV 的报道。综上所述，血液透析患者感染血源性病原体危害大、死亡率高，大多数可预防。

因此，如何降低血液透析患者的感染率尤为重要，通过对血液透析患者的监测、追踪感染，不仅能明确哪些是感染的高风险人群以及哪些设施需要改进，同时也可以了解其流行趋势，有利于采取有效的防控措施。

表10-1　不同国家血液透析患者HBV和HCV的感染率

发表年	作者	主要研究结果
2003	Burdick RA 等	DOPPS 研究，7 个国家 308 家血液透析机构；HBV 新发感染率为 0.4 ~ 1.8/100（患者·年），其中美国血液透析患者 HBV 感染率为 2.4%，新发感染率为 0.4/100（患者·年），HCV 感染率为 14%，新发感染率为 2.5/100（患者·年）
2009	Johson DW	中国由于 HBV 的地域性流行，血液透析患者中 HBV 的感染率为 14.6%，高于 DOPPS 研究
2009	Sun J 等	系统评价，纳入 43 个研究；中国血液透析患者 HCV 的感染率为 41.1%。输血的血液透析者感染 HCV 的概率是不输血者的 5.65 倍
2012	Alashek WA 等	2009 年 5 月至 2010 年 10 月利比亚 39 家血液透析机构 2382 例患者；HCV 新发感染率为 1.5% ~ 31%，HBV 新发感染率仅为 0.6%
2012	Aghakhani A 等	289 例伊朗德黑兰血液透析患者；HBsAg、抗 HCV 和抗 HIV 分别占 2.8%、3.1% 和 0.34%

二、血液透析患者感染相关的监测

（一）血液透析事件的监测

1999 年，美国 CDC 发起了透析监测网络（Dialysis Surveillance Network，DSN），由大约 100 家自愿报告透析感染数据的门诊透析中心组成。上报数据包括不同血管通路类型的患者总数以及隔夜留院观察（overnight hospital stay）、门诊静脉使用抗菌药物和血培养阳性三种血液透析不良事件的发生率。但其报告充分指出了数据收集系统的劣势，主要表现在：①数据的收集不是由专业的经过培训的感控人员完成、数据收集系统没有经过验证；②单独口服抗菌药物者没有列入统计范围，而一些血液透析中心偏向于优先使用口服抗菌药物以治疗病原菌，甚至偶尔用于菌血症，导致计算出的血液透析事件发生率比真实值偏低。自2005年起，美国CDC的NHSN整合了以前美国的多项监测体系，将门诊血液透析患者发生的与感染相关的不良事件纳入监测。在2006年，有32家医学中心向NHSN报告了28047例门诊血液透析患者的数据，主要监测隔夜留院观察、静脉使用抗菌药物和血培养阳性等不良事件，共计3699例次（13.19%），其中隔夜留院观察最多，有2985例次。

尽管国外资料显示血液透析事件发生率高，危害大，但目前在我国开展门诊血液透析患者不良事件监测的医疗机构极少，且由于采用标准、方法和时机不一，其调查数据不具可比性。由于经济、文化、体制等方面的差异，美国NHSN对血液透析事件的定义不完全符合我国国情，比如国内大部分血液透析患者因经济条件的限制，口服抗菌药物以替代正规的静脉使用抗菌药物治疗或拒绝血培养检查等，明显降低了血液透析事件的发生率，因此必须量体裁衣、建立一套切实可行的监测方法。

具体而言，首先我国的多中心血液透析事件监测拟在借鉴美国CDC的NHSN对门诊患者血液透析不良事件监测方法基础上，通过试点和不断优化改进，建立适合我国国情的门诊患者血液透析不良事件监测方法；试点医院采用统一监测方法，进行血液透析事件监测，并统一向中心单位报告数据，从而搭建起类似于美国的NHSN全国体系，并通过多中心监测了解我国血液透析事件的发生率。其次，在监测获得可靠数据的前提下，借鉴美国血液透析感染预防和控制指南，形成我国预防和控制血液透析不良事件的行业标准，并对预防和控制措施开展科研项目，寻找适应我国国情的切实可行的防控措施。

虽然血液透析事件监测耗时、挑战性高，但是一旦监测体系步入正轨后，数据的收集和报告就会变得相对容易，而且监测可为预防措施的制订和实施提供框架和依据。类似于美国NHSN的多中心数据反馈报告，通过对不同血液透析机构的数据比较，增加了临床医务人员的积极性，使预防控制措施能更好地持续应用于临床，以降低血流感染的发生率；同时，通过不同血液透析机构的团队协作，促进了患者和医务人员的培训教育。一方面，对血液透析患者普及导管护理知识，可优化血管通路的选择，减少中心静脉导管的使用率；另一方面，血液透析置管过程的步骤和细节也得到了完善和细化，医务人员操作时严格遵循置管标准操作流程，缺陷也大大减少。

（二）血液透析患者的血源性病原体感染监测

国内外资料均表明血液透析患者感染血源性病原体的危害大、死亡率高，且我国血液透析规范如《血液净化标准操作规程（2010版）》、《医疗机构血液透析室管理规范》等也明确规定血液透析患者必须进行血源性病原体的检查，但我国尚缺乏完善的门诊血液透析患者血源性病原体监测体系。

美国国家血液透析相关疾病监测（National Surveillance of Dialysis-Associated Diseases，NSDAD）从20世纪70年代就已开展针对所有的终末期肾病患者的监测项目，前期主要收集患者总数、多重耐药菌感染患者的治疗情况、医务人员和患者乙型肝炎病毒的患病率和乙肝疫苗的使用情况、血液透析相关感染的预防和控制措施等信息，后期调查还增加了医务人员和患者丙型病毒性肝炎的信息。

因此，借鉴美国对血液透析机构的监测方法，对我国门诊血液透析患者进行血源性病原体的监测，了解我国血液透析患者的感染情况，同时借鉴美国血液透析感染预防和控制指南，结合我国《血液净化标准操作规程（2010版）》，形成我国预防和控制血液透析患者血源性病原体传播的最佳防控措施是极有意义的。

血液透析患者血源性病原体感染监测主要是对血液透析患者进行血源性病原体（如HBV、HCV、HIV）感染的筛查及复查，统计每年血源性病原体感染率。所有初次透析的患者均必须进HBV、HCV、HIV感染的相关检查，每半年复查一次。

三、血液透析患者感染的预防与控制措施

（一）血液透析事件的预防与控制措施

Balkhy HH等研究表明，通过20个月实施血液透析事件监测及感染控制措施，血液透析事件总发生率，每100患者·月下降40%，其中住院率从10.4%下降至6.4%，抗菌药物使用率从11.7%下降至6.4%，导管相关性菌血症率从4.4%下降至3.6%，且中心静脉导管的血液透析不良事件发生率（38%）比动静脉内瘘（27%）下降更明显。Mary Lincoln的研究表明，实施干预措施并参与美国CDC的血液透析协作组织，中心静脉导管血流感染率和导管穿刺部位的感染率有明显下降：2008年至2011年期间每年的血流感染例数分别为17、5、2、1，穿刺部位感染例数分别为13、12、2、0；研究还表明，减少导管的使用对于降低感染率有重要的作用，2008年至2011年导管使用率分别为25%、23%、17%、13%。

美国CDC制订了一系列预防和控制血流感染的核心措施，包括两个层面，一方面是针对医疗机构，另一方面是针对临床医务人员。医疗机构可以做到以下几点：①监测并通过NHSN反馈；②手卫生监测；③导管护理/血管通道观察；④患者健康教育；⑤员工教育和技能评估；⑥减少导管使用。临床医务人员可以做到以下几点：①用含洗必泰制剂进行皮肤消毒；②导管接头清洁；③抗菌药膏或洗必泰浸渍海绵敷料。

1. 监测并反馈　每月进行血液透析事件监测，计算血液透析事件发生率并分析危险因素。分别统计不同类型血管通路（如内瘘、人工血管、长期中心静脉导管、临时中心静脉导管等）血液透析事件发生率、住院率、抗菌药物使用率、血流感染率、穿刺部位感染率、血管通路相关性血流感染率、血管通路感染率等。监测的结果、意见和建议，应主动对相关一线临床医务人员和血液透析病房的管理者（如主任、护士长，必要时院长或主管副院长）进行书面反馈，并与采用相同定义和流程进行监测的其他医疗机构进行比较。

2. 强化手卫生　应按照世界卫生组织（WHO）推荐的手卫生5个时机（接触病人前、无菌操作前、接触病人后、接触病人环境后和接触血液、体液、分泌物后）洗手或使用含酒精的手消毒液擦手。同时，应开展手卫生监测：按照WHO制订的手卫生监测表格，每月定期监测手卫生执行情况，如每月观察两次，每次至少25次手卫生时机，其中医生或护士至少10次手卫生时机，统计依从性和正确性，每季度及时反馈临床医务人员。

3. 导管护理/血管通道观察　每季度对血管通路的置管过程和护理情况进行督导，制订血管通路置管及护理的Checklist（如置管前是否进行手卫生、使用防护用品、是否每天对导管进行评估等），每次置管或护理时由另外一名护士进行监督，并逐一完整填写中心静

脉导管置管 Checklist（见表 10-2）和导管相关血流感染防控核查表（见表 10-3），以确保遵循制订的推荐步骤，最后将结果录入分析后反馈临床医务人员。

4. 患者健康教育 / 鼓励   为所有患者提供规范化的以预防感染为主题的健康教育，包括血管通路的护理、手卫生、导管使用相关风险、识别感染征象以及离开血液透析机构后血管通路的自我管理。可制订预防血液透析事件相关的调查问卷，调查患者对医院感染知识的知晓率及正确率，每月统计并反馈临床医务人员。

5. 员工教育和技能评估   医疗机构应为员工提供常规的感染控制相关培训，包括导管护理和无菌技术。同时开展操作技术的能力评估，包括导管的护理和血管穿刺技术，这种评估至少每 6 ～ 12 个月开展一次，在岗时也可以进行。感染控制相关培训结束后，现场考试评估培训效果，统计试卷分数并反馈临床医务人员。

6. 尽可能减少导管的使用   通过一体化的努力（如通过患者的健康教育、员工教育等）减少导管的使用，每日评估置管的必要性，尽量选择动静脉内瘘以替代导管。每月统计临时和长期中心静脉导管置管数，并与中心静脉导管所致的血流感染事件对应比较，反馈临床医务人员。

表10-2   中心静脉导管置管Checklist

中心静脉导管置管 Checklist

病人姓名：   住院号：   操作者：

置管日期及时间：   年   月   日   时   现场核查员：

请在相应的选项如实打钩，可多选。

1. 导管的类型
   □ 普通导管   □ 覆有防腐剂的导管   □ 覆有抗菌药物的导管   □ 其他

2. 导管长度：□ □ □ cm

3. 选择中心静脉导管腔数
   □ 单腔   □ 双腔   □ 三腔   □ 其他

4. 这是病人第一次安置中心静脉导管吗？
   □ 是   □ 否

5. 置管位置是病人左侧还是右侧
   □ 左侧   □ 右侧

6. 导管安置部位
   □ 锁骨下静脉   □ 颈内静脉   □ 股静脉   □ 其他（请注明：   ）

7. 为什么不选择锁骨下静脉的原因
   □ 气胸高危   □ 胸腔积液   □ 血液透析   □ 双侧锁骨下静脉已有置管
   □ 其他部位穿刺失败   □ 紧急置管   □ 预期导管使用时间小于 5 ～ 7 天
   □ 严重缺氧或凝血功能障碍   □ 其他

8. 置管前手卫生
   □ 未做   □ 快速手消毒液消毒手   □ 抗菌皂液洗手

9. 使用防护用品
   □ 帽子   □ 口罩   □ 无菌衣   □ 无菌手套   □ 大铺巾   □ 小铺巾

10. 置管时使用消毒剂
    □ 洗必泰   □ 安尔碘   □ 艾力克   □ 其他

表10-3 导管相关血流感染防控核查表

导管相关血流感染防控核查表

1. 填写置管 Checklist
   □是 □否
2. 留置导管时最大无菌屏障（最大无菌铺巾、戴帽子、口罩、无菌手术衣）
   □是 □否
3. 严格消毒穿刺点皮肤
   □是 □否
4. 选择合适的穿刺部位
   □是 □否
5. 严格手卫生，操作过程中戴无菌手套
   □是 □否
6. 插管过程遵照 Checklist 流程进行操作
   □是 □否
7. 定期更换穿刺点覆盖的敷料，无菌纱布为2天，专用贴膜为至7天
   □是 □否
8. 敷料出现潮湿、松动、沾污时应立即更换
   □是 □否
9. 接触导管接口或更换敷料时，进行严格的手卫生，并戴手套
   □是 □否
10. 由经过培训且经验丰富的人员负责留置导管的日常护理
    □是 □否
11. 怀疑导管相关感染时，应考虑拔除导管
    □是 □否
12. 每日是否评估置管的必要性
    □是 □否

（二）血源性病原体感染的预防与控制措施

1. 国外推荐的防控措施概述

（1）HBV 的防控措施：美国感染控制工作者协会（Association for Professionals in Infection Control and Epidemiology，APIC）2010年血液透析感染控制指南中指出，对 HBV 阳性的血液透析患者，除了标准预防，需要进行隔离（单间），且要使用单独的血液透析机；使用后的透析器归属生物医学类废物，透析器不能复用；每次进入房间前必须穿戴手套和隔离衣；置管和拔管时戴护目镜和面罩；护理 HBV 患者的同时不能护理 HBV 可疑患者；护理 HBV 患者的医务人员需要进行乙肝疫苗的接种；表面抗原阳性时需要隔离而表面抗原未检测到时不需要隔离。血液透析患者需要每年检查乙型肝炎病毒表面抗原（hepatitis B surface antigen，HBsAg）和乙型肝炎病毒表面抗体（hepatitis B surface antibody，HBsAb）来评估是否需要注射乙肝疫苗加强剂，如果 HBsAb 水平降至低于 10 mIU/ml，需要注射乙肝疫苗加强剂。美国 CDC 肾透析患者和慢性肾病患者疫苗注射指南（2012）中指出，对于正在进行透析的患者或其他免疫力低下的患者，推荐注射高剂量的疫苗或增加注射

次数。透析或其他免疫力低下的成人患者（年龄≥20岁）可选择注射3次乙型肝炎疫苗（Recombivax HB，40µg/ml）或采用4次加倍剂量的乙型肝炎疫苗 Engerix-B 注射［每次用2剂 Engerix-B，20µg（1.0mg）单次或分两次注射]。

（2）HCV 的防控措施：美国 CDC 血液透析患者感染防控指南（2001年）和美国肾疾病预后和生存质量工作组（Kidney Disease Outcomes Quality Initiative，KDOQI）推荐每隔6个月对血液透析患者进行抗 HCV 筛查。美国 CDC 和全球改善肾病预后委员会（Kidney Disease Improving Global Outcomes，KDIGO）指南指出，抗 HCV 阳性或 HCV RNA 阳性的患者不需要隔离或者单独使用血液透析机。根据 CDC 的建议，同一个 HCV 感染者可以复用透析器。不同指南对 HCV 感染的血液透析患者是否需要隔离，建议不同（如表 10-4 所示）。

表10-4　不同国外指南对HCV感染的血液透析患者的防控建议比较

年	出处	指南	推荐等级	隔离
2001	CDC	HCV 感染的患者不需要同其他患者隔离或使用单独的血液透析机	无	不推荐
2002	欧洲最佳实践指南	对于 HCV 感染率较高的血液透析中心，推荐除了最有效的全面防护外，HCV 感染患者需要分区，并且由单独的医护人员进行治疗和护理	C	HCV 感染率较高的血液透析中心，推荐
2008	KDIGO	不推荐常规隔离 HCV 感染的患者，但隔离是可选择的强化感染控制措施	差	如有持续的院内传播，局部隔离或许是必要的
2009	英国肾协会	HCV 感染的患者不需要在单独的区域进行血液透析，但是对其提供血液透析的工作人员要求经验丰富	1C	不推荐

（3）HIV 的防控：2010年 APIC 血液透析感染控制指南中指出，由于通过非锐器相关的暴露所致的 HIV 感染概率小，且复用透析器的过程不会对医务人员造成较高的感染风险，HIV 感染的患者不需要与其他血液透析患者隔离或者单独使用血液透析机，且同一个 HIV 感染的血液透析患者可以复用透析器。

2．我国要求的防控措施概述　按照我国《血液净化标准操作规程（2010版）》要求，乙型和丙型肝炎患者必须分区分机进行隔离透析，并配备专门的透析操作用品车，护理人员相对固定。新收入血液透析患者要进行 HBV、HCV、HIV 和梅毒的相关检查。对于HBsAg、HBsAb 及 HBcAb 均阴性的患者建议给予乙肝疫苗的接种。

（1）感染预防与控制

1）手卫生：医务人员在透析操作中应做到以下几点：在接触患者前后应洗手或用快速手消毒剂消毒手；在接触患者或透析单元内可能被污染的物体表面时应戴手套，离开透析单元时，应脱下手套并洗手或用快速手消毒剂消毒手。医务人员在进行以下操作前后应洗手或用快速手消毒剂消毒手且操作时应戴口罩和手套：深静脉插管、静脉穿刺、注射药物、抽血、处理血标本、处理插管及通路部位、处理伤口、处理或清洗透析机时。在接触不同患者、进入不同治疗单元、清洗不同机器时应洗手或用快速手消毒剂消毒手并更换手套。以下情况应洗手或用快速手消毒剂消毒手：脱去个人保护装备后；开始操作前或结束操作后；从同一患者污染部位移动到清洁部位时；接触患者黏膜，破损皮肤及伤口前后；接触患者血液、体液、分泌物、排泄物、伤口敷料后；触摸被污染的物品后。

2）治疗物品转运：护士按治疗需要在治疗室（透析准备间）准备治疗物品，并将所需物品放入治疗车，带入治疗单元的物品应为治疗必须且符合清洁或消毒要求。治疗车不能在传染病区和非传染病区交叉使用。不能将传染病区患者的物品带入非传染病区。不能用同一注射器向不同的患者注射肝素或对深静脉置管进行肝素封管。

3）清洁和消毒：每次透析结束后，如没有肉眼可见的污染时应对透析机外部进行初步的消毒，采用 500 mg/L 的含氯消毒剂擦拭消毒。如果血液污染到透析机，应立即用 1500 mg/L 浓度的含氯消毒剂的一次性布擦拭去掉血迹后，再用 500 mg/L 浓度的含氯消毒剂擦拭消毒机器外部。为防止交叉感染，每次透析结束应更换床单，对透析单元内所有的物品表面（如透析机外部、小桌板等）及地面进行擦拭消毒。

4）HBV/HCV/HIV 感染者的管理：HBV 和 HCV 感染者必须分区分机进行隔离透析，感染病区的机器不能用于非感染病患者的治疗，应配备感染患者专门的透析操作用品车。HBV、HCV、HIV 及梅毒感染患者不得复用透析器。护理人员应相对固定，照顾 HBV 或 HCV 感染者的护理人员不能同时照顾 HBV 或 HCV 阴性的患者。HBV、HCV、HIV 感染者使用的设备和物品如病历、血压计、听诊器、治疗车、机器等应有标识。

（2）培训：对新进医务人员进行入科前培训并记录，其他人员至少每年培训一次。培训内容主要包括正确手卫生、正确使用个人防护装置、血源性病原体传播途径、血液透析感染防控措施、正确分发和传递药物、合理隔离 HBV/HCV/HIV 患者、清洁与消毒等。

（3）数据报告：定期统计报告 HBV/HCV/HIV 感染的患者数及新增感染患者数。

（4）常规督导：医院感染管理部门定期对血液透析中心进行督导如消毒、隔离等，并给予医院感染相关指导。

四、血液透析患者感染的监测实例

（一）血液透析事件的监测实例

1. 主要定义

（1）门诊血液透析患者：指在血液透析室进行维持性血液透析的门诊患者，包括短期血液透析患者（如因假期、急诊、短期转床等原因维持血液透析 < 30 天或 < 13 次的患者），但不包括在病房住院的血液透析患者。

（2）工作日（working days）：指当日可以在血液透析室为血液透析患者提供血液透析治疗。本监测方案中，工作日指排除国家法定节假日之外的时间。

（3）21 天原则（21 day rule）：指两次血液透析事件发生时间间隔 ≥ 21 天后，才能确认为 2 个不同事件，反之应考虑为 1 个事件。

（4）血液透析事件监测（dialysis event surveillance）：是指监测每月头两个工作日内维持血液透析的门诊患者在本月内发生的血液透析事件。

　　（5）血液透析事件（dialysis event）：主要包括使用抗菌药物、血培养阳性和血管通路部位出现脓、红或肿胀加剧三种。在这三种血液透析事件基础上，推断出血管穿刺部位感染、血流感染、血管通路相关性血流感染和血管通路感染。

　　（6）使用抗菌药物（antimicrobial start）是指在门诊血液透析期间所使用的抗细菌/真菌药物（不包括抗病毒药物）情况，无论治疗时间和用药的目的如何（即无论使用抗菌药物是否与血液透析有关）。本监测方案监测的是全身使用抗菌药物情况，给药途径包括口服、肌注或静脉。

　　（7）血培养阳性（positive blood culture）：包括门诊期间、由门诊转为住院后1天内（即住院当天和住院的第2天）任何血培养阳性（包括怀疑为污染）的报告。

　　（8）血管通路部位出现脓、红、肿胀加剧（pus，redness，or increased swelling at vascular access site）：指血管通路部位出现脓、发红或肿胀加剧，排除血管通路相关性血流感染。本监测方案中其等同于血管穿刺部位感染。

　　（9）血管穿刺部位感染（local access site infection）指血管穿刺部位出现脓、或者超过预期的发红、或超过预期的肿胀，但未发生血流感染（bloodstream infection）。

　　（10）血流感染指任何一次血培养阳性。本方案中血流感染指任何一次血培养阳性，并排除污染。

　　（11）血管通路相关性血流感染（access-related bloodstream infection）：血流感染，且与血管通路部位有关或来源不明。

　　（12）血管通路感染（vascular access infection）：包括血管穿刺部位感染（local access site infection）和血管通路相关性血流感染（access-related bloodstream infection）。

　　（13）其他部位的感染（infections at other sites）：任何血流感染或血管穿刺部位感染之外的感染，常见的有伤口感染、肺炎和尿路感染。

　　2．监测表格　本方案的监测表格是在借鉴美国NHSN门诊血液透析患者血液透析事件监测方法、参阅相关文献的基础上，由血液透析临床医学专家和医院感染管理专家共同自主设计的5个监测表格，主要包括：门诊血液透析患者列表（表10-5）、血液透析事件监测表（表10-6）、血液透析事件表（表10-7）、门诊血液透析患者监测分母统计表（表10-8）、血液透析事件统计表（表10-9）。

　　（1）门诊血液透析患者列表：监测对象一般情况调查表，包括血液透析患者姓名、性别、年龄、就诊号、联系电话及血管通路类型等基本信息，同时可记录血液透析患者是否发生血液透析事件。

　　（2）血液透析事件监测表：监测对象的基本信息和门诊患者所发生的血液透析事件相关情况记录表。血液透析事件相关情况，包括血液透析事件（全身使用抗菌药物、血培养阳性、血管通路部位出现感染征表现），血液透析事件具体问题（如肺炎、其他下呼吸道感染、上呼吸道感染、尿路感染、其他部位感染等）以及血液透析事件不良结局（住院或死亡）；血液透析患者基本情况（姓名、性别、年龄、血管通路类型等）、血液透析事件发生日期、抗菌药物使用情况、血培养标本送检情况、每月不同血管通路类型的血液透析患者例数等。其他问题指与使用抗菌药物、血培养阳性、血管通路部位出现感染表现等血液透析事件有关的其他问题，应详细写明。患者住院/死亡的原因与血液透析事件或表格中的具体问题相关，不清楚是指患者失访而无法了解其是否住院/死亡，不应轻易填写"不清楚"，应尽可能尝试随访。

（3）血液透析事件表：记录发生血液透析事件的血液透析患者血液透析事件相关情况的表格。表格内容与血液透析事件监测表基本相同，但较之更为详尽。

如果有多种血液透析事件同时发生时，均需要填写，血液透析事件发生日期填写最先发生的血液透析事件发生日期。如果患者现在所用抗菌药物是从住院期间连续使用，应把住院期间抗菌药物开始使用日期作为门诊血液透析的抗菌药物首次使用日期。血培养结果的日期应为血培养收集的日期。如果两次血培养结果不同，两次报告间隔＜21天，仍然认为是一次事件，但是应把不同的病原菌结果添加到已填写的第一份血液透析事件表中。血培养可疑来源：

1）血管通路：血管通路感染有明显证据且考虑血培养中生长的病原菌来源于血管通路感染。

2）非血管通路（以下任一情况）：

a．其他部位（如腿部感染的伤口）标本培养出与血培养相同的病原菌，考虑血培养阳性来源于其他部位感染。

b．其他部位没有做培养，但有明显的感染证据，考虑血培养中生长的病原菌来源于其他部位感染。

c．污染：血培养结果分离出的微生物可能为污染，需临床医师或医院感染防控专职人员依据临床表现和微生物学特点进行判断。目前尚无统一可靠标准以判断血培养结果是否为污染，但如果微生物为常见的皮肤共生菌，且仅由一套血培养中分离出来，则是污染的可能性更大。常见的皮肤共生菌包括：类白喉棒状杆菌属（不包括白喉杆菌）、芽孢杆菌属（不包括炭疽杆菌）、丙酸杆菌属、凝固酶阴性葡萄球菌（包括表皮葡萄球菌）、草绿色链球菌、气球菌属及微球菌属等。

d．不确定：仅适用于没有充分证据满足以上三种情况时。

（4）门诊血液透析患者监测分母统计表：不同血管通路类型血液透析患者人数统计表。

（5）血液透析事件统计表：不同血管通路类型血液透析患者血液透析事件发生率统计表。

3．监测方法　血液透析中心具体实施监测工作，感染控制护士和管床护士共同协作，负责观察、监测、追踪患者感染情况，并填写相关监测表格。感染管理科专职感控人员每月对监测资料进行汇总统计、分析和反馈。

4．监测与干预措施的统计分析

（1）血液透析事件监测指标

1）血液透析事件例数：如果有多种血液透析事件同时发生时，遵循21天原则，统计最先发生的血液透析事件。同时，还需统计血流感染、血管通路相关性血流感染和血管通路感染例数。

血液透析事件例数＝（使用抗菌药物＋血培养阳性＋血管穿刺部位感染）例数

血管通路感染例数＝血管穿刺部位感染例数＋血管通路相关性血流感染

2）患者总数：指内瘘、人工血管、隧道式中心静脉导管、非隧道式中心静脉导管及其他通路血液透析患者例数。如果患者血管通路超过一种，应记录感染危险因素最高的通路。危险因素从低到高依次为：内瘘、人工血管、其他通路、隧道式中心静脉导管、非隧道式中心静脉导管。

3）血液透析事件发生率：分别计算不同类型血管通路的血液透析患者血液透析事件发生率和各具体血液透析事件发生率。由于国内常采用百分比表示发生率或感染率，所以本监测方案中血液透析事件发生率按百分比计算，而 NHSN 血液透析事件发生率按患者·月（patient. month）计算（即不乘以 100%）。

$$血液透析事件发生率 = \frac{血透事件例数}{患者总数} \times 100\%$$

$$抗菌药物使用率 = \frac{（口服 + 肌注 + 静脉）使用抗菌药物例数}{患者总数} \times 100\%$$

$$血培养阳性率 = \frac{血培养阳性例数}{患者总数} \times 100\%$$

$$血管穿刺部位感染率 = \frac{血管穿刺部位感染例数}{患者总数} \times 100\%$$

$$血流感染率 = \frac{血流感染例数}{患者总数} \times 100\%$$

$$血管通路相关性血流感染率 = \frac{血管通路相关性血流感染例数}{患者总数} \times 100\%$$

$$血管通路感染率 = \frac{血管通路感染例数}{患者总数} \times 100\%$$

（2）干预措施依从性指标

$$手卫生依从性 = \frac{实际做手卫生时机次数}{应做手卫生时机次数} \times 100\%$$

$$手卫生正确率 = \frac{正确做手卫生时机次数}{实际做手卫生时机次数} \times 100\%$$

监测流程图如下：

血液透析室感染控制护士从电子病历系统中查询每月头两个工作日内门诊血液透析患者，将其基本信息（包括姓名、性别、年龄、就诊号及联系电话）填写在表 10-5 和表 10-6 中，并进行编号，填写完毕后将表 10-6 置于患者病历夹中

血液透析室每班管床护士负责观察和监测患者感染情况，患者每次透析时均逐一填写表 10-6 中相关感染情况

血液透析室感染控制护士根据患者列表（表 10-5）随时追踪被监测的患者，并查看表 10-6。对于临时透析或固定透析但下次该来却没有来的患者进行电话随访。患者发生血透事件时，及时填写表 10-7。表 10-7 的内容包括：血透事件如抗菌药物使用情况、血培养阳性结果（病原菌种类及药敏情况，可直接复印检查报告单附在表 10-3 上；每月从实验医学科获得当月血培养阳性名单，或通过 LIS 系统查询）、血管穿刺部位情况以及感染相关的问题（如体温 ≥ 37.3℃、寒颤、血压下降、伤口红肿等），血液透析事件的不良结局（出院或死亡）。血液透析事件需由血透室感染控制护士和感染控制专职人员共同确认

血液透析室感染控制护士统计每月头两个工作日所有维持血透的门诊患者总数（同一个患者只统计一次）

血液透析室感染控制护士完成表 10-7：分别统计以上患者中各种类型血管通路的总数：内瘘（其中扣眼穿刺人数单独统计）、人工血管、隧道式中心静脉导管、非隧道式中心静脉导管、其他通路。
注意：如果患者的血管通路超过一种，只统计感染危险因素最高的通路。危险因素从低至高依次为：内瘘、人工血管、其他通路（如 hybrid）、隧道式中心静脉导管、非隧道式中心静脉导管

血液透析室感染控制护士完成表 10-5：所有发生的血透事件在列表中记录

医院感染管理科感控专职人员用 Epidata3.1 录入表 10-7，用 EXCEL 录入表 10-8，完成血透事件发生率的统计分析（表 10-9），并反馈

表10-5　门诊血液透析患者列表

编号	姓名	性别	年龄	住院号	联系电话	血管通道类型	是否发生血液透析事件	
							否（打勾）	是，发生日期

表10-6 血液透析事件监测表

编号：_____ 姓名：_____ 性别：_____ 年龄：_____岁 病历号：_____ 联系电话：_____

血管通路类型（可多选）：1. 内瘘 2. 扣眼穿刺 3. 人工血管 4. 隧道式中心静脉导管 5. 非隧道式中心静脉导管 6. 其他（请具体填写）_____

血液透析事件发生日期：___年___月___日

具体血液透析事件相关情况（"是"填"✓"，"否"填"×"；"最高体温"填具体℃数值，如39.5）

透析日期	具体血液透析事件				血管通路部位有脓/红肿				其他问题					具体问题							具体结果	
	全身使用抗菌药物			血培养阳性	穿刺点	穿刺点周围皮肤	隧道口	穿刺点的皮下组织	肺炎	其他下呼吸道感染	上呼吸道感染	尿路感染	其他感染（具体病名）	当日最高体温 腋温 T≥37.3℃	高热	寒颤	血压下降	伤口（非血管通路）出现红肿或红肿加重	蜂窝组织炎	其他（具体）	住院	死亡
	口服	肌注	静脉注																			

表10-7 血液透析事件表

*监测医院：	*监测年月： 年 月
患者基本情况	
*编号：	*姓名：
*性别：1.男 2.女	*年龄： 岁
*住院号：	*联系电话：

*血液透析事件类型：（请在□内填写：1.是 2.否）

□1.全身使用抗菌药物 □2.血培养阳性

□3.血管通路部位出现脓、发红或肿胀加剧 □4.血流感染

□5.血管穿刺部位感染 □6.血管通路相关性血流感染

□7.血管通路感染

*血液透析事件发生日期：年月日

血液透析事件危险因素

*血管通路类型和置管日期：（请在□内填写：1.是 2.否）

□ 1.内瘘 □扣眼穿刺？ 置管日期： 年 月□不清楚

□ 2.人工血管 置管日期： 年 月□不清楚

□ 3.隧道式中心静脉导管置管日期： 年 月□不清楚

□ 4.非隧道式中心静脉导管置管日期： 年 月□不清楚

□ 5.其他通路（如输液港）置管日期： 年 月□不清楚

血液透析事件相关情况：

*具体血液透析事件：（请在□内填写：1.是 2.否）

□1.全身使用抗菌药物

　　用药途径（可多选）：1.口服 2.肌注 3.静脉

　　药物名称：＿＿＿＿＿＿＿＿＿＿＿＿＿＿＿＿＿＿＿＿＿

　　使用原因：＿＿＿＿＿＿＿＿＿＿＿＿＿＿＿＿＿＿＿＿＿

□2.血培养阳性（*具体的病原菌和药敏情况请附实验室报告）*

　　可疑来源（单选）：1.血管通路 2.非血管通路 3.污染 4.不确定

□3.血管通路部位脓、红或肿胀加重 1.穿刺点2.穿刺点周围皮肤3.隧道口4.穿刺点皮下组织

*具体问题：（请在□内填写：1.是 2.否）

□1.其他感染

　　□1.肺炎 □2.其他下呼吸道感染 □3.上呼吸道感染

　　□4.尿路感染 □5.其他感染，名称

□2.体温 ≥ 37.3℃ 当日最高体温℃

□3.高热 □4.寒颤

□5.血压下降 □6.伤口（与血管通路无关）出现脓或红肿加重

□7.蜂窝组织炎（皮肤红、热，或非开放性伤口疼痛）

□8.其他问题（具体填写）：

*具体结果：（请在□内填写：1.是 2.否 3.不清楚）

　□住院1.是 2.否 3.不清楚 □死亡＿＿＿＿1.是 2.否 3.不清楚

血液透析事件表填写说明：

1. 血液透析事件类型：填写该血液透析患者发生的血液透析事件类型，如全身使用抗菌药物、血培养阳性等。如果有多种血液透析事件同时发生时，均需要填写（即可以多选）。

2. 血液透析事件发生日期：填写该血液透析患者发生的血液透析事件日期。如果有多种血液透析事件同时发生时，填写最先发生的血液透析事件发生日期。

3. 血管通路类型：选择患者发生血液透析事件时所带的所有的血管通路（可以多选）。包括所有的中心血管通路，而不是仅用于血液透析的血管通路。其他通路是指输液港或其他不能满足内瘘、人工血管、隧道式中心静脉导管、非隧道式中心静脉导管定义的其他类型的通道。

4. 建立血管通路日期：如果患者使用不止一个同种类型的通道（如两个内瘘），填写血液透析事件发生时正在使用的血管通路或最常使用的血管通路的建立日期。

5. 使用抗菌药物：无论治疗时间和用药的目的如何（即无论使用抗菌药物是否与血液透析有关），都要报告患者门诊透析期间所有使用的抗细菌／真菌药物（不包括抗病毒药物）情况。给药途径包括口服、肌注或静脉。

   同时，应注意遵循21天原则，即第一种抗菌药物使用时间≥21天后更换第二种抗菌药物时，才能认为是两个不同事件；抗菌药物使用时间＜21天，停用后又重新使用，应该考虑为一次事件；如果患者现在所用抗菌药物是从住院期间开始连续使用的，则抗菌药物开始使用日期应为收入门诊进行血液透析的第一天。

   如果在透析期间使用了两种或两种以上的抗菌药物，则在药物名称中列出所有抗菌药物，药物名称间以"+"连接，如"头孢噻肟＋庆大霉素＋甲硝唑"。如果使用途径不只一种，在用药途径"口服、肌注和静脉"中可以多选。

6. 血培养阳性：包括门诊期间及住院后1天内（即住院当天和住院的第2天）任何血培养阳性（包括怀疑为污染）的报告。血培养结果的日期应为血培养收集的日期。应注意即使两次血培养结果不同，两次报告间隔＜21天，仍然认为是一次事件，但是如果培养出不同的病原菌，应把不同的病原菌结果添加到第一份血液透析事件表格报告中。具体的病原菌和药敏情况应附检验报告。

7. 血培养可疑来源：

（1）血管通路：血管通路感染有明显证据且考虑血培养中生长的病原菌来源于血管通路感染。

（2）非血管通路（以下任一情况）：

a. 其他部位（如腿部伤口感染）标本培养出与血培养相同的病原菌，考虑血培养阳性来源于其他部位感染。

b. 其他部位没有做培养，但有明显的感染证据，考虑血培养中生长的病原菌来源于其他部位感染。

（3）污染：血培养结果分离出的微生物可能为污染，需临床医师或医院感染防控专职人员依据临床表现和微生物学特点进行判断。目前尚无统一可靠标准以判断血培养结果是否为污染，但如果微生物为常见的共生菌，且仅由一套血培养中分离出来，则是污染的可能性更大。常见的共生菌包括：类白喉棒状杆菌属（不包括白喉杆菌）、芽孢杆菌属（不包括炭疽杆菌）、丙酸杆菌属、凝固酶阴性葡萄球菌（包括表皮葡萄球菌）、草绿色链球菌、气球菌属及微球菌属等。

（4）不确定：仅适用于没有充分证据满足以上三种情况时。

8. 血管通路部位出现感染表现：患者出现一种或一种以上症状，包括脓、超过预期的发红、超过预期的肿胀。仍然遵循21天原则。

9. 其他感染：指与使用抗菌药物、血培养阳性、血管通路部位出现感染表现有关的其他问题，如肺炎、呼吸道感染、尿路感染、其他部位感染等。

10. 住院／死亡：患者住院／死亡的原因与血液透析事件或表格中的具体问题相关。不清楚是指患者失访而无法了解其是否住院／死亡，不应轻易填写"不清楚"，应尽可能尝试随访。

表10-8 门诊血液透析患者监测分母统计表

*监测年月： 年 月			
*血管通路类型	*血液透析患者数		
内瘘		扣眼穿刺的内瘘患者数	
人工血管			
隧道式中心静脉置管			
非隧道式中心静脉置管			
其他			
*患者总数			

注意事项：
①统计每月最初两个工作日的门诊血液透析患者数，每个患者只统计一次。每月完成一次。
②如果患者血管通路超过一种，应记录感染危险因素最高的通道。危险因素从低到高依次为：

内瘘

人工血管

其他通路（如 hybrid）

隧道式血管通路

非隧道式血管通路

表10-9　血液透析事件统计表（填写例次数）

血管通路类型	监测例次	血液透析事件类型							其他问题					具体结果	
		全身使用抗菌药物	血培养阳性	血管通路部位出现脓、发红或肿胀加剧	血流感染	血管穿刺部位感染	血管通路相关性血液感染	血管通路感染	肺炎	其他下呼吸道感染	上呼吸道感染	尿路感染	其他感染	住院	死亡
内瘘															
人工血管															
隧道式中心静脉置管															
非隧道式中心静脉置管															
其他															
合计															

5. 期望通过项目改进的目标

（1）减少导管使用达到 NKF-KDOQI 的目标，即 > 65% 患者使用 AVF，< 10% 的患者使用 CVC 进行血液透析。

（2）提高手卫生依从性和正确性，力争通过努力，向《三级综合医院等级评审标准实施细则（2011 年版）》的要求靠拢，即手卫生依从性和正确性均为 95%。

6. 项目结果　2013 年 10 月—2014 年 9 月 33 所医院参与了 MDRO 感染监测与防控项目并上报了数据，分布在 11 个省份，即山西省、浙江省、河南省、军队、贵州省、山东省、湖南省、广东省、北京市、四川省、江苏省、辽宁省。

（1）血管通路的构成情况：2013 年 10 月—2014 年 9 月总共监测了 42795 例门诊血液透析患者，血液透析患者使用通道类型主要为内瘘，使用率为 73.5%，明显高于 NHSN2006 年数据报告的 43%；而隧道式中心静脉导管和人工血管（分别为 15.4% 和 1.0%）使用率均低于 NHSN 数据（分别为 31% 和 25%）。

（2）血液透析事件现状及不良结局

1）血液透析事件总体构成：2013 年 10 月—2014 年 9 月总共发生 1113 例血液透析事件，总体血液透析事件发生率为 2.6%。按不同血液透析方式来看，其他血管通路血液透析事件发生率最高（5.4%），人工血管血液透析事件发生率最低（0.9%）。详见表 10-10。

表10-10　不同血管通路类型血液透析事件发生率

血管通路类型	监测例数	血液透析事件例数	血液透析事件发生率（%）
内瘘	31473	601	1.9
人工血管	446	4	0.9
隧道式中心静脉置管	6587	339	5.1
非隧道式中心静脉置管	3958	151	3.8
其他	331	18	5.4
合计	42795	1113	2.6

2）不同血液透析事件发生情况及不良结局：血液透析事件主要类型为全身使用抗菌药物（占 2.1%）。其中，其他导管全身使用抗菌药物率最高（占 4.8%），其次为隧道式中心静脉导管（3.5%），人工血管最低（0.9%）。隧道式中心导管的血培养阳性率和血管通路部位出现脓、发红或肿胀加剧率最高，分别为 0.5% 和 1.2%。详见表 10-11。

3）不同血液透析方式抗菌药物使用方式情况：总体来看，不同地区抗菌药物使用方式以静脉为主。不同血液透析类型，除外人工血管（仅 4 例使用抗菌药物），非隧道式中心静脉置管静脉使用抗菌药物比例仍然最高（82.9%），内瘘最低（49.5%）。详见表 10-12。

4）不同血液透析方式血液透析事件其他具体问题情况：按血液透析类型来看，血液透析事件具体问题以肺炎和上呼吸道感染为主。内瘘、隧道式中心静脉导管、非隧道式中心静脉导管及其他通路均以肺炎为主。详见表 10-13。

表10-11 不同血液透析类型血液透析事件发生情况及不良结局

血管通路类型	监测例数	具体血液透析事件													不良结局			
		N1	R	N2	R	N3	R	N4	R	N5	R	N6	R	N7	R	住院	发生率（%）	死亡	发生率（%）
内瘘	31473	558	1.8	20	0.1	23	0.1	12	0	23	0.1	9	0	32	0.1	310	1	21	0.1
人工血管	446	4	0.9	0	0	0	0	0	0	0	0	0	0	0	0.0	0	0	0	0
隧道式中心静脉置管	6587	231	3.5	30	0.5	78	1.2	21	0.3	78	0.7	21	0.4	99	1.5	163	2.5	9	0.1
非隧道式中心静脉置管	3958	101	2.6	17	0.4	33	0.8	14	0.4	33	0.9	14	0.4	47	1.2	153	3.9	6	0.2
其他	331	16	4.8	1	0.3	1	0.3	1	0.3	1	1.5	1	0.3	2	0.6	16	4.8	0	0
合计	42795	910	2.1	68	0.2	135	0.3	48	0.1	135	0.3	45	0.1	180	0.4	635	1.5	36	0.1

N1：全身使用抗菌药物　R：发生率（%）　N2：血培养阳性　N3：血管通路部位出现脓、发红或肿胀加剧　N4：血流感染
N5：血管穿刺部位感染　N6：血管通路部位感染　N7：血管通路相关血流感染

表10-12　不同血液透析方式抗菌药物使用方式情况

血液透析类型	用药例数	口服		肌注		静脉	
		例数	百分比（%）	例数	百分比（%）	例数	百分比（%）
内瘘	554	277	50.0	3	0.5	274	49.5
人工血管	4	0	0.0	0	0.0	4	100.0
隧道式中心静脉置管	233	101	43.3	0	0.0	132	56.7
非隧道式中心静脉置管	105	18	17.1	0	0.0	87	82.9
其他	14	5	35.7	0	0.0	9	64.3
合计	910	401	44.1	3	0.3	506	55.6

表10-13　不同血液透析方式血液透析事件其他具体问题情况

血液透析类型	发生例数	肺炎		其他下呼吸道感染		上呼吸道感染		尿路感染		其他部位感染	
		例数	构成比（%）	例数	构成比（%）	例数	构成比（%）	例数	构成比（%）	例数	构成比（%）
内瘘	458	171	37.3	27	5.9	163	35.6	23	5.0	74	16.2
人工血管	3	1	33.3	0	0.0	0	0.0	0	0.0	2	66.7
隧道式中心静脉置管	155	56	36.1	13	8.4	37	23.9	9	5.8	40	25.8
非隧道式中心静脉置管	61	31	50.8	5	8.2	8	13.1	7	11.5	10	16.4
其他	14	6	42.9	2	14.3	3	21.4	0	0.0	3	21.4
合计	687	265	38.6	47	6.8	211	30.7	39	5.7	125	18.2

（二）血源性病原体感染的监测实例

1. 诊断标准　原有HBV感染：患者首次入血液透析中心时已被诊断为HBV感染或HBsAg阳性或HBV-DNA检测阳性。

新发HBV感染：患者首次入血液透析中心时HBsAg阴性，透析期间转为HBsAg阳性或首次入血液透析中心时HBV-DNA检测阴性，透析期间转为阳性。

原有HCV感染：患者首次入血液透析中心时已被诊断为HCV感染或HCV-Ab阳性或HCV-RNA检测阳性。

新发HCV感染：患者首次入血液透析中心时HCV-Ab阴性，透析期间转为HCV-Ab阳性；或首次入血液透析中心时HCV-RNA检测阴性，透析期间转为阳性。

原有HIV感染：患者首次入血液透析中心时已被诊断为HIV感染或HIV阳性。

新发HIV感染：患者首次入血液透析中心时HIV阴性，透析期间转为HIV阳性。

2. 监测方法

（1）血源性病原体（HBV、HCV、HIV）的筛查及复查

第一次开始透析的患者或由其他中心转入的患者必须在治疗前进行HBV、HCV和HIV检查。HBsAg阳性患者应进一步检测HBV-DNA及肝功能指标；HCV抗体阳性的患者，应

进一步检测 HCV-RNA 及肝功能指标。长期透析的患者每 6 个月检测 HBsAg 和 HCV 抗体。暴露于 HBV 或 HCV 且有感染可能的患者，如 HBsAg 和 HCV 抗体，在 1～3 个月后重复检测病毒标志物。HIV 初筛试验阳性者，应进行确证试验。

（2）负责监测的人员（如病房感染控制兼职护士）填写《血液透析患者血源性病原体感染监测表》（表 10-14）。

3．监测与干预效果的统计分析

（1）血源性病原体原有感染率和新发感染率　根据监测表格统计每年血液透析患者总数、HBV/HCV/HIV 原有感染患者数、新发感染患者数，并计算血源性病原体感染率及现患率。

1）血源性病原体原有感染率

原有 HBV 感染率：每年 HBsAg 阳性原有患者数 / 每年透析患者数 ×100%

原有 HCV 感染率：每年 HCV-Ab 阳性原有患者数 / 每年透析患者数 ×100%

原有 HIV 感染率：每年 HIV-Ab 阳性原有患者数 / 每年透析患者数 ×100%

2）血源性病原体新发感染率

新发 HBV 感染率：每年新发 HBsAg 阳性患者数 / 每年透析患者数 ×100%，

新发 HCV 感染率：每年新发 HCV-Ab 阳性患者数 / 每年透析患者数 ×100%

新发 HIV 感染率：每年新发 HIV-Ab 阳性患者数 / 每年透析患者数 ×100%

3）血源性病原体现患率

HBV 现患率：每年 HBsAg 阳性患者数 / 每年透析患者数 ×100%，

HCV 现患率：每年 HCV-Ab 阳性患者数 / 每年透析患者数 ×100%

HIV 现患率：每年 HIV-Ab 阳性患者数 / 每年透析患者数 ×100%

（2）手卫生监测　每季度将结果反馈临床医务人员。

$$手卫生依从性 = \frac{实际做手卫生时机次数}{应做手卫生时机次数} \times 100\%$$

$$手卫生正确率 = \frac{正确做手卫生时机次数}{实际做手卫生时机次数} \times 100\%$$

4．期望通过项目改进的目标　Jing Yuan 等研究发现，通过对血液透析患者实施质量控制措施，HBV 和 HCV 感染率逐年下降，尤其是 HCV 明显呈下降趋势，其中 HBV 新发感染率从 2007 年的 0.39% 降至 2010 年的 0.16%，HCV 新发感染率从 2007 年的 0.66% 降至 2010 年的 0.26%。从上述可见，对血液透析患者进行监测，并实施有效的感染控制预防措施，能显著减少经血传播疾病感染的发生，我们应通过不断改进，逐步降低感染率，向零容忍的方向努力。

表10-14　血液透析患者血源性病原体感染监测表

编号： 姓名： 性别： 年龄：	住院号： 联系电话： 血管通路类型：
基础疾病： □ 慢性肾小球肾炎 □ 糖尿病性肾病 □ 高血压肾病 □ 多囊性肾病	□ 痛风性肾病 □ 阻塞性肾病 □ 肾移植后移植物缺失 □ 其他＿＿＿＿＿＿＿＿＿
危险因素： □ 纹身 □ 静脉切开术	□ 婚外性行为 □ 注射毒品 □ 输血

透析期间是否在外院透析　□是　□否　透析地点：

首次透析开始时间：　　　年　　月　　日

血源性病原体筛查：
首次透析前筛查
检查日期：　　年　月　　日 检查结果：□ HBsAg +　□ HCV-Ab +　□ HIV-Ab +
透析期间复查：
检查日期：　　年　月　　日 检查结果：□ HBsAg +　□ HCV-Ab +　□ HIV-Ab +
检查日期：　　年　月　　日 检查结果：□ HBsAg +　□ HCV-Ab +　□ HIV-Ab +
检查日期：　　年　月　　日 检查结果：□ HBsAg +　□ HCV-Ab +　□ HIV-Ab +
检查日期：　　年　月　　日 检查结果：□ HBsAg +　□ HCV-Ab +　□ HIV-Ab +
检查日期：　　年　月　　日 检查结果：□ HBsAg +　□ HCV-Ab +　□ HIV-Ab +
检查日期：　　年　月　　日 检查结果：□ HBsAg +　□ HCV-Ab +　□ HIV-Ab +
检查日期：　　年　月　　日 检查结果：□ HBsAg +　□ HCV-Ab +　□ HIV-Ab +
检查日期：　　年　月　　日 检查结果：□ HBsAg +　□ HCV-Ab +　□ HIV-Ab +
检查日期：　　年　月　　日 检查结果：□ HBsAg +　□ HCV-Ab +　□ HIV-Ab +
检查日期：　　年　月　　日 检查结果：□ HBsAg +　□ HCV-Ab +　□ HIV-Ab +

透析期间发生血源性病原体感染　□无　□HBV　□HCV　□HIV

备注：

延伸阅读：

1．肖月，隋宾艳，赵琨，我国终末期肾病现状及透析技术的应用、费用及支付情况分析．中国卫生政策研究，2011（05）．

2．Klevens RM，et al. Dialysis surveillance report：national healthcare safety network（NHSN）-data summary for 2006. Semin Dial，2008，21（1）：24-28.

3．Haddad NJ，et al. Hemodialysis access monitoring and surveillance，how and why？ Front Biosci（Elite Ed），2012，4：2396-2401.

4．Allon M，et al. Effect of preoperative sonographic mapping on vascular access outcomes in hemodialysis patients. Kidney Int，2001，60（5）：2013-2020.

5．Kumbar L，Karim J and Besarab A，Surveillance and monitoring of dialysis access. Int J Nephrol，2012. 2012：649-735.

6．Gelbfish GA. Clinical surveillance and monitoring of arteriovenous access for hemodialysis. Tech Vasc Interv Radiol，2008，11（3）：156-166.

7．Hong Z，et al. Cost-benefit analysis of preventing nosocomial bloodstream infections among hemodialysis patients in Canada in 2004. Value Health，2010，13（1）：42-45.

8．Tong EN，et al. Improved hospital-level risk adjustment for surveillance of healthcare-associated bloodstream infections：a retrospective cohort study. BMC Infect Dis，2009，9：145.

9．Lincoln M，Preventing catheter-associated bloodstream infections in hemodialysis centers：the facility perspective. Nephrol Nurs J，2011，38（5）：411-415；quiz 416.

10．Dinwiddie LC and Bhola C，Hemodialysis catheter care：current recommendations for nursing practice in north America. Nephrol Nurs J，2010，37（5）：507-520，528；quiz 521.

11．Tokars JI，Miller ER and Stein G，New national surveillance system for hemodialysis-associated infections：initial results. Am J Infect Control，2002，30（5）：288-295.

12．Henry ML. Routine surveillance in vascular access for hemodialysis. European Journal of Vascular and Endovascular Surgery，2006，32（5）：545-548.

13．Rebmann T，et al. Preventing infections in hemodialysis：an executive summary of the APIC elimination guide. Am J Infect Control，2011，39（1）：72-75.

14．Alexander EL，et al. Prevalence，persistence，and microbiology of Staphylococcus aureus nasal carriage among hemodialysis outpatients at a major New York hospital. Diagn Microbiol Infect Dis，2011，70（1）：37-44.

15．Patel PR，Kallen AJ and Arduino MJ. Epidemiology，surveillance，and prevention of bloodstream infections in hemodialysis patients. Am J Kidney Dis，2010，56（3）：566-577.

16．Clinical practice guidelines for hemodialysis adequacy，update 2006. Am J Kidney Dis，2006，48 Suppl 1：S2-90.

17．O'Grady NP，et al. Summary of recommendations：guidelines for the prevention of intravascular catheter-related infections. Clin Infect Dis，2011，52（9）：1087-1099.

18．Recommendations for preventing transmission of infections among chronic hemodialysis patients. MMWR Recomm Rep，2001，50（RR-5）：1-43.

19．Yuan J，et al. Quality control measures for lowering the seroconversion rate of hemodialysis patients with hepatitis B or C virus. Hepatobiliary Pancreat Dis Int，2012，11（3）：302-306.

20．Su Y，et al. Prevalence and risk factors of hepatitis C and B virus infections in hemodialysis patients and their spouses：A multicenter study in Beijing，China. J Med Virol，2013，85（3）：425-432.

21．Alashek WA，McIntyre CW，Taal MW. Hepatitis B and C infection in haemodialysis patients in Libya：

prevalence, incidence and risk factors. BMC Infect Dis, 2012, 12: 265.

22. Zahedi MJ, et al. Seroprevalence of hepatitis viruses B, C, D and HIV infection among hemodialysis patients in kerman province, south-east Iran. Hepat Mon, 2012, 12 (5): 339-343.

23. Rebmann T, et al. Preventing infections in hemodialysis: an executive summary of the APIC Elimination Guide. Am J Infect Control, 2011, 39 (1): 72-75.

24. Progress toward prevention and control of hepatitis C virus infection-Egypt, 2001-2012. MMWR Morb Mortal Wkly Rep, 2012, 61 (29): 545-549.

25. Einollahi B. Therapy for HBV infection in hemodialysis patients: is it possible? Hepat Mon, 2012, 12 (3): 153-157.

26. Aghakhani A, et al. Viral Hepatitis and HIV infection in hemodialysis patients. Hepat Mon, 2012, 12 (7): 463-464.

27. Bosevska G, et al. Screening for hepatitis B, C and HIV infection among patients on haemodialysis (cross sectional analysis among patients from two dialysis units in the period January to July 2005). Prilozi, 2009, 30 (2): 159-174.

28. Castro CE and Madariaga MG. Vascular access-related infections in HIV patients undergoing hemodialysis: case description and literature review. Braz J Infect Dis, 2008, 12 (6): 531-535.

29. Joukar F, et al. Hepatitis C and hepatitis B seroprevalence and associated risk factors in hemodialysis patients in Guilan province, north of Iran: HCV and HBV seroprevalence in hemodialysis patients. Hepat Mon, 2011, 11 (3): 178-181.

30. Matuszkiewicz-Rowinska J. KDIGO clinical practice guidelines for the diagnosis, evaluation, prevention, and treatment of mineral and bone disorders in chronic kidney disease. Pol Arch Med Wewn, 2010, 120 (7-8): 300-306.

31. Alavian SM. Hepatitis C in hemodialysis patients needs more attention for control and review the risk factors. Saudi J Kidney Dis Transpl, 2010, 21 (2): 357-358; author reply 358.

32. Alavian SM, et al. Hepatitis C infection in hemodialysis patients in Iran: a systematic review. Hemodial Int, 2010, 14 (3): 253-262.

33. Elamin S and Abu-Aisha H. Prevention of hepatitis B virus and hepatitis C virus transmission in hemodialysis centers: review of current international recommendations. Arab J Nephrol Transplant, 2011, 4 (1): 35-47.

34. Gordon CE, et al. Interferon treatment in hemodialysis patients with chronic hepatitis C virus infection: a systematic review of the literature and meta-analysis of treatment efficacy and harms. Am J Kidney Dis, 2008, 51 (2): 263-277.

35. Hosseini-Moghaddam SM, et al. Hepatitis E virus infection: a general review with a focus on hemodialysis and kidney transplant patients. Am J Nephrol, 2010, 31 (5): 398-407.

36. Moreira RC, et al. Hepatitis C and hemodialysis: a review. Braz J Infect Dis, 2005, 9 (4): 269-275.

37. Novozhenov VG, et al. The current aspects of the prevention of hepatitis B at hemodialysis centers (a review of the literature). Voen Med Zh, 2000, 321 (4): 56-61.

38. Su Y, et al. Incidence of hepatitis C virus infection in patients on hemodialysis: a systematic review and meta-analysis. Hemodial Int, 2012.

39. Sun J, et al. Hepatitis C infection and related factors in hemodialysis patients in china: systematic review and meta-analysis. Ren Fail, 2009, 31 (7): 610-620.

40. Wang C, et al. Hepatitis B virus infection and related factors in hemodialysis patients in China - systematic review and meta-analysis. Ren Fail, 2010, 32 (10): 1255-1264.

41. Chak E, et al. Hepatitis C virus infection in USA: an estimate of true prevalence. Liver Int, 2011, 31 (8): 1090-1101.

42．Agarwal SK，Hemodialysis of patients with HCV infection：isolation has a definite role. Nephron Clin Pract，2011，117（4）：c328-332.

43．Hepatitis C virus transmission at outpatient hemodialysis unit—New York，2001-2008. MMWR Morb Mortal Wkly Rep，2009，58（8）：189-194.

44．Recommendations for preventing transmission of infections among chronic hemodialysis patients. MMWR Recomm Rep，2001，50（RR-5）：1-43.

（张　慧　宗志勇）

第十一章　手卫生监测及推进方法

　　手卫生作为标准预防的核心措施，是预防和控制医院感染中最重要的措施之一。医疗工作中通过医务人员的手引起感染的传播已是不争的事实，研究显示，医务人员中10%～78%的手被金黄色葡萄球菌污染，手上其他细菌的污染率也很高，手消毒前高达40%的护士手上有大肠埃希菌，即使戴手套，也有4.5%的医务人员手上污染多重耐药的鲍曼不动杆菌，1%的医务人员手上污染多重耐药的铜绿假单胞菌。这些病原体从医务人员的手上传播至患者，需要通过五个重要的步骤：①微生物附着在患者的皮肤或病员服、床单、床栏及患者其他周围环境中；②微生物传播到医务人员的手上；③微生物在医务人员的手上至少存活数分钟；④由于忽略了手卫生，或是手卫生执行不到位，手部的微生物一直存在；⑤医务人员受污染的手又直接接触另一名患者，或接触患者周围的物品及其环境。

　　通过落实手卫生降低医院感染的发生率，早在100多年前就已经确定。在1847年，奥匈帝国维也纳产科医生Semmelweis证实了通过用氯化钙溶液进行手消毒，可以明显降低产褥热的死亡率。近年来，更多的研究证实了提高手卫生的依从性可以明显降低医院感染的发生率，如现代手卫生的倡导者Pittet D等的研究显示，将手卫生的依从性从48%提高到66%后，医院感染率从16.9%下降到了9.9%，MRSA的传播率从2.16例/10000患者日降低至0.93例/10000患者日，速干手消毒液的使用量也从1993年的3.5L/1000患者日增加至1998年的15.4L/1000患者日。来自台湾的前瞻性干预研究显示，将手卫生的依从性从43.3%提高至95.6%，医院感染发生率降低了8.9%，整个手卫生干预的收益为529万美元，效益成本比为23.7，可节省约3%的医疗成本。

一、手卫生工作国内外现状及进展

（一）国外的现状

　　1. 推广的现状　2009年，世界卫生组织（WHO）开展了主题为"拯救生命：清洁你的双手"的全球手卫生运动，并将每年的5月5日定为世界手卫生日，倡导世界各国开展手卫生活动，提高手卫生的依从性。2015年，作为"拯救生命：清洁你的双手"活动的延续，同时为纪念"清洁卫生更安全"规划十周年（2005—2015），WHO又发起了"全球手卫生接力"活动。同时，为了帮助各医院推广手卫生，WHO颁布了《医疗机构手卫生指南》、《多模式手卫生改善策略实施指南》、《手卫生技术参考手册》等多个指南和一些参考表格，美国疾病预防与控制中心（CDC）、加拿大、澳大利亚等国也都制订了相关的指南，这些指南涵盖了手卫生阻断医院感染的原理、手卫生指征、手卫生技术、手卫生产品、手套的使用、手卫生监测等各个方面的内容，可以很好地帮助各医疗机构推动院内的手卫生工作。

2. 依从性现状　2010年的一项系统综述回顾了2009年1月之前与手卫生依从性相关的经验型研究96篇，并分析了不同医院类别、环境以及人员中手卫生的依从性，研究发现总的依从性只有40%，且波动于4%～100%，并且医生的依从性为32%，低于护士的48%，研究者认为手卫生依从性不高是个普遍性的问题。但是，近几年的情况明显改善，许多研究报告手卫生的依从性高达80%，即使在低收入国家，依从性也能达到65.3%。许多研究者为提高手卫生的依从性采取了干预措施，如教育培训、使用自动手卫生训练系统、使用各种电子监控器、视频监控和反馈、行为框架改变，或者采用包括系统改变、教育培训、评估反馈、提醒和建立安全文化等在内的多策略模式等，不同的研究显示，这些措施能在一定程度上提高手卫生的依从性。

（二）国内的现状

1. 制度建设　自非典暴发流行以来，我国卫生行政部门和医院管理部门更加深刻意识到医务人员手卫生工作的重要性，广大医务人员也开始认识到手卫生在预防和控制医院感染中的作用。2009年4月1日，我国发布了第一部关于手卫生的卫生行业标准《医务人员手卫生规范》（WS/T 313—2009），于同年12月1日起实施。而在随后颁布的《医疗机构消毒技术规范》（2012版）、《医院消毒卫生标准》（GB15982—2012）等文件中都提到了手卫生。这些制度从设备设施、手卫生的原则、方法和效果监测等方面做了详细的规定。但是，现有的制度多侧重于卫生手消毒后的微生物学评价，目前还缺乏一些针对手卫生依从性监测方面的指南或规范。另外，为了促进医院推动手卫生工作，在2011年版的《三级综合医院评审标准》中还对手卫生的知晓率、正确性和依从性提出了明确的要求。

总地来说，这些规章制度的颁布和实施，对手卫生工作起到了巨大的推动作用，随着手卫生制度体系的逐步完善，医务人员的手卫生依从性和正确性将得到进一步的加强。

2. 手卫生设施　由于各级各类医疗机构注重成本核算，往往忽略其社会效益。大多数医院的管理者都认为手卫生没有产生直接的经济效益，从而不愿意在手卫生设施上过多地投入，更不愿意将洗手液、干手纸巾、速干手消毒液等手卫生用品纳入医院的预算中，目前仅有少数医院不将此部分成本纳入针对临床和医技科室的成本考核。这直接导致了临床和医技科室缺乏手卫生设施或取用不方便，不够人性化。另外，以前医院的建筑设计也是洗手池数量少的主要原因之一。有限的资料显示，洗手设施总缺陷率为55.41%，缺提示、缺干手纸巾、缺洗手液、缺流程图是主要存在的问题。不过，近年来新建和改建的医疗机构已经开始强调手卫生设施配置。

3. 手卫生知识认知程度　医务人员对手卫生预防和控制医院感染的有效性，手卫生的时机，以及手卫生用品的安全性、有效性等方面的认知度存在各个层面的差异。有研究采用美国CDC推荐的调查表，发现虽然不同性质的科室间护士的认知度不同，但总体手卫生知识掌握良好（总分21分，平均得分18±2.19）。另外有研究使用自拟的调查表，发现医生的手卫生知识知晓率低于护士，但没有统计学差异，也有研究显示护士的认知明显好于医生和医技人员。但是，目前国内关于手卫生认知的研究多集中于护理人员，且多采用的自拟调查表，缺乏信度和效度分析，需要更多的高质量的研究说明相关的情况。

4. 我国医务人员手卫生依从性现状　不同地区间、不同医疗机构之间、不同的科室之间以及不同职业之间，手卫生依从性的差异较大，且总体依从性不高。

在《医务人员手卫生规范》颁布以前，各医院手卫生的依从性并不高，2004 年某研究对北京、上海、广州共 12 所医院的调查显示手卫生总的依从性为 42.9%，医务人员在接触患者后的手卫生执行率为 56.5%，明显高于接触患者前及接触环境后的 35%。而近年来，许多医院通过采取各种干预措施，如纳入综合医疗目标评估、使用风险管理、加强评估和反馈、更换洗手液、使用便携式速干手消毒液、采用 WHO 多策略模式等方法，部分医院手卫生的依从性已经提高到了 80% ~ 85%、甚至更高。当然，不同地区、不同医院之间存在巨大的差异，如南京地区某研究显示，在采取了多策略的干预措施后，手卫生的依从性也仅从 22.5% 提高至 38%。即使同一个医疗机构，手卫生依从性也随着职业、岗位和工作区域的不同而异，如某研究采用盲法观察医务人员的手卫生依从性，发现护士的依从性较医生和其他专业的医务人员高，而卫生员最低，仅 19.6%；从科室上来说，五官科的依从性最高（73.5%），内科的最低（25.6%）。但也有学者调查发现 ICU 医务人员手卫生的依从性最高。总之，不同医院的调查，由于受该医院的安全文化、观察的方法等方面的不一，所得出的结果有较大差异。

5. 目前开展的工作及前景　虽然国内的手卫生工作起步较晚，但是近年来已得到明显的改善。许多医院举办了"感控周"或"手卫生宣传周 / 月"等活动来推广医院感染防控和手卫生知识、提高医务人员的手卫生意识，同时也帮助改善手卫生设施的配置。许多医疗机构也根据自身特点做了许多改进，如更换洗手池、水龙头等设施、每床配置速干手消毒剂、采用电子监控器、使用品管圈、PDCA、失效模式等管理方法不断完善手卫生设施，提高手卫生的正确性和依从性。

二、手卫生定义及监测

（一）基本定义及方法

1. 手卫生的定义　手卫生为医务人员洗手、卫生手消毒和外科手消毒的总称。
2. 手卫生的方法　洗手、卫生手消毒和外科手消毒的具体步骤可参考《医务人员手卫生规范》（WS/T 313）执行。

（二）手卫生效果的监测

1. 采样时间：在接触患者、进行诊疗活动前采样。
2. 采样方法：被检者五指并拢，用浸有含相应中和剂的无菌洗脱液浸湿的棉拭子在双手指曲面从指尖到指端往返涂擦 2 次，一只手涂擦面积约 30 cm²，涂擦过程中同时转动棉拭子，将棉拭子接触操作者的部分剪去，投入 10 ml 含相应中和剂的无菌洗脱液试管内，及时送检。
3. 检测方法　将采样管在混匀器上振荡 20s 或用力振打 80 次，用无菌吸管吸取 1.0ml 待检样品接种于灭菌平皿，每样本接种 2 个平皿，平皿内加入已溶化的 45℃ ~ 48℃ 的营养琼脂 15ml ~ 18ml，边倾注边摇匀，待琼脂凝固，置 36±1℃ 温箱培养 48h，计数菌落数。
4. 细菌菌落总数计算方法　细菌菌落总数（CFU/cm²）＝平板上菌落数 × 稀释倍数 / 采样面积（cm²）

（三）手卫生依从性观察

1. 观察目的　依从性观察的主要目的是评估医务人员手卫生的依从程度，帮助在手卫生的宣传、教育和培训中选择恰当的干预措施，以及评价干预措施的效果。通过监测，可以比较和评估不同科室、不同人群、不同医疗机构之间手卫生的执行情况。另外，可以将手卫生依从性与医院感染发生率的趋势联系起来，作为推广手卫生成果的评价指标。

2. 观察方法　由于我国未明确规定手卫生依从性观察的方法，以下内容主要参考WHO《手卫生技术参考手册》，并使用该手册提供的观察表格。除此之外，还有一些手卫生依从性观察方法，如基于电子探测器的自动化观察、摄像头等监测设备在后台观察。下面主要介绍 WHO 直接观察法。

（1）WHO 直接观察法简介：WHO 推荐的手卫生依从性观察方法为直接观察法，也被认为是获取手卫生依从性的金标准。该方法是在日常诊疗活动中，直接观察医务人员和其他相关人员的手卫生情况。虽然直接观察的结果不完全等同于实际情况，但这一方法能得到医务人员手卫生依从性最准确的数据。该方法具有两个优点：①可同时得到观察结果与观察的时间、地点、环境等信息。②对于观察者与被观察者来说，可以保持整个过程中对手卫生认识的一致性。但同时，该方法也具有两个主要的缺点：①观察者可能对医务人员的行为产生潜在影响，医务人员知道自己被观察，可能会影响其手卫生行为，这称为霍桑效应；②不同的观察者对定义的理解可能不同，这会影响数据的可靠程度，需要提前培训和统一认识。

（2）观察规则：WHO 建议在匿名并保密的情况下收集数据，不应将观察到的结果用于员工的管理评价。但是，如果医疗机构有特殊规定，或是为了教育的目的也可以记录医务人员身份。另外，应尽可能及时地将观察结果反馈给被观察者，但当需要对依从性的整体基线进行评估时，应在整体基线估算完成后再进行反馈。

（3）观察者及其角色：观察者的主要角色是对基于 5 个指征的手卫生活动进行公开地、客观地观察，并收集相关数据。观察者先要熟悉并理解 WHO 5 个手卫生指征的概念，在观察中能够熟练应用、识别、区分并解释这 5 个手卫生指征。同时，观察者还需要有丰富的护理、临床经验，以便将这些概念应用到实践中。此外，作为观察者，必须客观地履行自己的职责。

观察者不能妨碍正常的诊疗活动，并注意保护患者的隐私。在某些极端情形下，如抢救时，被观察医务人员处于不可自控的压力状态，此时不应该进行手卫生依从性的观察，因为此时不能反映标准诊疗环境下的情况。

观察时，观察者通常站在医疗操作点附近，使用铅笔与橡皮擦记录，以方便修改；作为观察者应时刻保持客观记录的态度，尽量不要更改记录内容。观察者不能佩戴珠宝首饰，不能留长指甲、使用指甲油或佩戴假指甲。

（4）观察原则：观察前需要明确定义观察的范围，如科室、职业、指征等。观察点必须是正在或即将实施手卫生策略的一个或多个床单位或病房，一个或多个病区或者整个医疗机构。一般只把直接与患者接触的医务人员视为观察对象。

根据 WHO 的指南，医务人员可分为以下四类人群：①护士 / 助产士；②辅助人员；③医生；④其他医护人员。每类人群还可以根据不同的观察目的进行细分。观察时应尽可能注意观察对象数量和类别的代表性，如某科室护士占50%，那么观察对象中护士应尽可能占到50%。不过在实际观察中，其实很难控制观察对象的职业类别。

确定观察期和每次的观察时间。观察期是指监测某个医疗环境中医务人员手卫生依从性所需要的时间。这个时间长短取决于样本量的大小。当比较两个不同时期的手卫生依从性时，如某项手卫生干预措施前后，观察的样本量应该足够大以排除抽样误差。目前尚无明确的规定说样本量必须达到多少才具有代表性，但是样本估计方法提示每个观察期或每个观察单位（如病房、病区、不同类别的医务人员等）至少有200个时机，以确保结果的可靠性。为了获得更全面的监测数据，分为不同的观察时间来完成。观察时间是指完成一次指定环境中（如一个病房）的手卫生依从性观察所需要的时间。一次观察时间一般为20±10min，可因操作不同而不同。

总之，在观察依从性时，WHO推荐以下基本原则：

1）明确定义观察范围；

2）在观察期内至少收集200个时机；

3）观察对象应锁定在直接接触患者的医务人员上；

4）不同人群或病区的数据应分开记录与分析，每次观察时间确保20±10min；

5）不要同时观察3个人以上。

（5）现场观察：观察者应将观察到的手卫生行为与时机、指征相关联。该行为可以是阴性行为（未执行），也可以是阳性行为（已执行）。观察员只能记录看见的行为，不能假设或猜想手卫生是否发生。当观察员认为应该有一次手卫生行为时，就应该记录手卫生时机和指征。当某次手卫生与手卫生指征无关时，不能将其纳入统计。

手卫生指征可早于或晚于手卫生行为，一次手卫生时机可以有多个指征。举个例子，一个医务人员来到患者床边，做一次手卫生，接着连接患者的静脉输液管和三通阀（未接触患者）（对应的是手卫生指征2：进行清洁/无菌操作前），接着他又去触摸患者输液侧的静脉以感受脉搏流量（对应的是手卫生指征1：接触患者前）。上述例子中执行的一次手卫生行为对随后连续发生的两个手卫生指征同时有效。

观察时，应重点是对手卫生指征的识别，即识别在末次接触前后是否应该执行手卫生。如果观察员识别到了一个或多个手卫生指征，并认为构成了一次手卫生时机（即此时应该执行一次手卫生）时，记录实际是否执行手卫生即可。如果观察员未识别到手卫生指征，不构成一个手卫生时机，也就不用做任何记录。手卫生指征、时机与手卫生行为之间的关系可见图11-1。

从图中可以看到，在该观察时间内，观察员：

—识别了9个手卫生指征；

—记录了6个手卫生时机，其中1、4和6是分别通过两个手卫生指征来确定的（a和b，e和f，以及h和i）；

—在所观察到的4个阳性手卫生行为中，其中3个（1、4和6）与手卫生时机相关；另一个则没有。

—所观察到的3个阴性行为（未执行手卫生）则对应为手卫生时机2、3和5。

此外，如果不是打断了无菌操作，观察时不应将医务人员自身的习惯性动作或无意识行为纳入手卫生指征，如调整眼镜或撩头发。

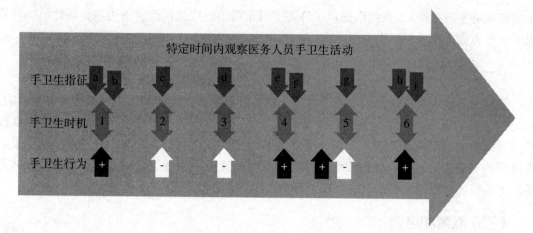

图11-1 手卫生指征、手卫生时机与手卫生行为之间的联系（图片来源：WHO《手卫生技术参考手册》）

（6）依从性计算方法：手卫生依从性是手卫生实际执行次数与手卫生时机总数的比值，公式如下：

手卫生依从性（%）= 手卫生实际执行次数 / 手卫生时机数 × 100%

可以整体计算手卫生依从性，也可以分专业、分科室、分人群、分指征来计算。医务人员收到自己的手卫生依从性数据时，可从专业类别和不同诊疗环境进行区别定位与评价。另外，由于指征不能构成一个完全可靠的分母，因此通过指征计算的依从性并不精确，但是可以提示手卫生执行过程中的一些信息，还可以反映出手消毒或洗手与手卫生指征之间的联系。

（7）注意事项

1）要确定一个手卫生时机，必须至少得观察到一次手卫生指征；
2）每个手卫生时机需要有一个手卫生行为（不管是阴性还是阳性）；
3）一个手卫生行为可以有不止一个手卫生指征；
4）只要有相对应的手卫生时机，记录下的行为可以是阳性的也可以是阴性的；
5）观察到阳性的行为并不总是意味着存在手卫生的时机。

（四）手卫生用品的监测

手卫生用品的监测包括对速干手消毒剂、洗手液、干手纸或手套等产品消耗量的测量，这是间接评估手卫生依从性的方法之一，具有省时、省力的特点，并且容易实现电子化监测，也可以降低霍桑效应。但是该方法也有很多缺点，比如对手卫生的有效性不好评估，因为仅测量了产品的消耗量，并不知道医务人员是否在正确的指征时执行了手卫生。另外，临床实际过程中，可能存在产品浪费或滥用的情况，特别是放在床旁的速干手消毒液，患者及其家属也会使用，因此用这个指标来评估手卫生的执行情况并不十分准确。

三、手卫生推进方案及举措

为更好地推动本院或本地区的手卫生工作，医疗机构可以遵循WHO的《多模式手卫生改善策略实施指南》，该指南提供了许多工具来帮助医疗机构改善手卫生，医疗机构可从以下 5 个方面来推动手卫生工作。

（一）系统改变

系统改变是所有医疗机构中推动手卫生的关键部分，主要指医疗卫生机构要有必要的、充足的手卫生设施，以便医务人员能随时做好手卫生。在进行改变之前，可使用 WHO 提供的《病房基础设施调查表》、《速干手消毒液计划和成本计算工具》、《洗手液 / 速干手消毒液消费调查表》、《正在使用或计划推行的含醇的速干手消毒液的耐受性和接受度评估方案》等表格进行评估，相关表格可在 WHO 的官方网站上下载。

（二）教育和培训

教育和培训是改善手卫生行动成败的基础和关键，如果没有适当的教育和培训，即使做了系统改变，也不太可能引起手卫生大的改变。医疗机构需要对所有医务工作者进行手卫生的重要性、手卫生的指征以及正确洗手和卫生手消毒等方面知识的培训和教育。为保障培训和教育的频度和质量，可以设置培训师，先对培训师进行培训。教育和培训的方式可以多种多样，包括开展手卫生活动周、讲座、游戏、知识竞赛、张贴宣传海报等，也可利用晨交班、公休会等时间进行小培训，有条件的医院可以建立感控工作坊，对全院的职工进行轮训。教育和培训后，可采取现场抽问、考试、现场演示操作等方式对培训的效果进行检验。为帮助医院做好教育和培训工作，WHO 提供了多种工具，并对工具的使用作出了详细的说明，包括"手卫生协调员准备幻灯"、"为培训者、观察员、医务人员进行教育培训的幻灯片"、"配合培训短片使用的幻灯片"、"执行手卫生的原因，方法和时间手册"、"手卫生常见问题"等，这些工具可以在 WHO 的官方网站上获得。

（三）评估和反馈

评估和反馈可以包括能够反映手卫生操作情况、基础设施状况、医务人员对医院感染的理解和认知程度以及手卫生在医疗机构中的重要作用等一系列的指标，进行评估与反复监测是改善手卫生依从性策略中的一项关键内容。在手卫生推动过程中的不同时段进行评估和反馈非常重要，特别是刚开始推动手卫生的医疗机构。对于已经持续开展手卫生工作的医疗机构，可以每年进行一次评估。另外，评估得到的数据应该进行反馈，以便最大效能地发挥数据的作用。可以根据数据的不同类型反馈给不同的人员，包括一线医务人员、科室管理者和医疗机构的管理者。

在持续推动手卫生的过程中，建议评估和反馈以下内容：

- 直接观察的手卫生依从性。
- 病房手卫生的基础设施。
- 医务人员掌握的有关医院感染和手卫生的知识。
- 医务人员对医院感染和手卫生的认知。
- 洗手液和速干手消毒液的消耗量。

同样，WHO 也设计了一系列的工具，帮助医疗机构开展手卫生的评估和反馈工作，主要包括：手卫生观察工具、医务工作者的认知调查表、医务工作者手卫生知识问卷、管理者的认知调查表等，并对这些工具的使用方法、时机和注意事项等做了详细的说明。

（四）工作场所提醒

采用适当的方式在工作场所提醒工作人员做手卫生，是非常有效的一种方式。提醒的内容主要是手卫生的指征以及如何正确地洗手或卫生手消毒，可采取的方式包括海报、可随身携带的折页、张贴在病房内的手卫生宣传画、手卫生的小徽章、电脑屏保、桌面背景、鼠标垫等，也可以制作一些手卫生相关的小件物品，如扇子、U盘、口杯等。虽然WHO提供了一些提醒的标准素材，如"手卫生5时刻"海报、如何手消毒和洗手的海报、手卫生：清洁的时间与方法宣传册、《挽救生命：清洁你的手》屏幕保护程序等，但是在使用过程中最好能结合本地的实际，对这些工具的语言或图像进行修改后使用，以达到最佳的效果。

（五）建立本机构安全的文化

安全的文化是指创造一种有利于提升患者安全意识的环境，同时保证将手卫生改善计划视为整个医疗机构内优先考虑的工作，主要包括：

- 医疗机构及其员工都积极参与。
- 医疗机构及其员工具有革新和改善能力的意识。
- 与患者和患者组织开展合作。

为了帮助改进，WHO也提供了一些工具，包括：向管理者倡导手卫生的模版信函、与管理者沟通手卫生倡议行动的模版信函、鼓励患者和患者组织参与手卫生倡议行动的指导手册、持续地改善-医疗卫生机构可考虑开展的更多活动等内容，相关资料可从WHO的网站上获得。

四、手卫生监测实例

ICU是医院感染的高风险科室，患者基础疾病多、病情重，且抵抗力低下，一旦发生医院感染，将严重影响住院患者的治疗及预后。医务人员的手是ICU医院感染的重要环节。中国医院协会"医院感染预防与控制能力建设项目"对参与项目医院ICU医务人员的手卫生进行了调查，并进行干预，以评价干预措施对提升医务人员手卫生依从率的效果。

（一）监测方法

1. 调查对象　选择全国二级甲等以上，医院感染管理工作基础良好并具有地域代表性的医院ICU进行调查，各所医院至少调查一个ICU，被观察人群包括ICU医生、护士、护理员和保洁员。

2. 调查方法　按照《医务人员手卫生规范》的要求，根据WHO2009年发布的手卫生指南中提供的手卫生调查方法，统一培训调查员，使用统一的手卫生调查表格（附表11-1），观察医务人员在相应的手卫生指征时是否自觉进行洗手或手消毒，并进行记录。医生、护士、护理员和保洁员每个月至少分别观察10个、10个、5个和5个时机。干预前期为2013年10月—2014年3月，干预后期为2014年4月—2014年9月。

3. 手卫生指征　WHO规定医务人员在以下五个指征时应进行手卫生，包括：直接接触患者前，进行清洁或无菌操作前，直接接触患者后，体液暴露风险后，接触患者周围环境后。

4．手卫生依从率　为 ICU 医务人员实际手卫生次数与应手卫生次数的比例。手卫生依从率＝实际手卫生人次数 / 应手卫生人次数 ×100%。

5．手卫生正确率　为 ICU 医务人员正确手卫生次数与实际手卫生次数的比例。手卫生正确率＝正确手卫生人次数 / 实际手卫生人次数 ×100%。

6．综合干预措施　主要包括以下几点：

(1) 完善手卫生设施，包括洗手池、皂液、干手纸巾、卫生洗手图。

(2) 配备足够的速干手消毒剂。

(3) 对科室进行手卫生知识培训。

(4) 明确手卫生负责人及其职责。

(5) 加强督导检查，针对发现的问题采取反馈机制，做到持续质量改进。

(二) 项目结果

1．基本情况　2013 年 10 月—2014 年 9 月共收集 12 个省及直辖市共 47 所医院 65 个 ICU 的手卫生依从率。实际共观察了 42528 个手卫生时机，实际手卫生 33067 人次，手卫生依从性为 77.75%，手卫生正确 27604 人次，正确率为 83.48%。

其中观察了 38267 不同医务人员手卫生人次数，其中护士的手卫生依从性最高，为 81.87%，保洁员最低为 59.00%。不同指征中，接触患者血液、体液后手卫生依从性最高，为 84.43%；接触患者环境后手卫生依从性最低，为 69.39%，详见表 11-1、表 11-2。干预前后手卫生依从率分别为 73.70%（11155/15135）和 78.70%（18206/23132），干预后手卫生依从率高于干预前，（$\chi^2 = 128.16$，$P < 0.01$）。干预后提升了 6.35%。

表11-1　不同专业医务人员手卫生依从性分析

医务人员类别	观察人次数	依从人次数	依从率 %
医师	11586	8627	74.46
护士	20081	16441	81.87
护理员	3012	2176	72.24
保洁人员	3588	2117	59.00
合计	38267	29361	76.73

表11-2　不同指征手卫生依从性分析

不同指征	观察人次数	依从人次数	依从率 %
接触患者前	10605	7614	71.80
清洁 / 无菌操作前	7116	5485	77.08
接触患者血液体液后	5644	4765	84.43
接触患者后	13402	10754	80.24
接触患者周围环境后	8579	5953	69.39

2．干预效果

（1）不同地区手卫生依从率干预效果：干预后，除了东北地区外，华北、华东、华中、西南、华南、军队的手卫生依从率均显著提升（$P < 0.05$）。干预后，东北地区手卫生依从率最高，达到 92.80%，军队医院较干预前提升最多，手卫生依从率从 61.60% 上升至 69.20%，上升了 12.34%，见表 11-3。

表11-3 不同地区干预前后手卫生依从率分析

地区	医院数量	ICU数量	干预前			干预后			卡方	P值
			观察人次数	依从人次数	依从率（%）	观察人次数	依从人次数	依从率（%）		
华北	15	21	4664	3322	71.23	5352	4199	78.46	69.65	< 0.01
华东	12	17	5439	4191	77.05	8259	6648	80.49	23.49	< 0.01
华中	5	7	2177	1525	70.10	3678	2718	73.90	10.16	0.01
军队	5	6	1043	642	61.60	1889	1308	69.20	17.84	< 0.01
西南	5	5	733	594	81.04	1132	869	76.77	4.80	0.03
华南	4	8	1033	840	81.30	1964	1668	84.90	6.47	0.01
东北	1	1	46	41	89.10	858	796	92.80	0.40	0.53
合计	47	65	15135	11155	73.70	23132	18206	78.70	128.16	< 0.01

（2）不同 ICU 类型手卫生依从率干预效果：干预后，综合、呼吸、急诊、外科 ICU 的手卫生依从率明显提高（$P < 0.01$），以神经外科 ICU 手卫生依从率最高，达到 91.80%，见表 11-4。

表11-4 不同ICU类型干预前后手卫生依从率分析

ICU类型	ICU数量	干预前			干预后			卡方	P值
		观察人次数	依从人次数	依从率（%）	观察人次数	依从人次数	依从率（%）		
综合	39	11351	8391	73.92	17910	14095	78.70	89.07	< 0.01
呼吸科	5	747	507	67.87	1025	806	78.63	26.08	< 0.01
急诊科	4	525	357	68.00	992	740	74.60	7.46	0.01
内科	4	750	551	73.47	1122	866	77.18	3.38	0.07
外科	4	680	439	64.56	947	711	75.08	21.14	< 0.01
神经外科	2	161	131	81.37	61	56	91.80	3.63	0.06
其他科室	7	921	779	84.58	1075	932	86.70	1.81	0.18

注：其他包括儿科、心内科、心外科、新生儿、神经内科、感染科、其他 ICU 各 1 个。

（3）不同专业医务人员手卫生依从率干预效果：干预后，不同专业医务人员手卫生依从率均高于干预前，差异均有统计学意义（均 $P < 0.01$）；其中保洁员依从率提升最多，

由 52.27% 上升至 63.59%，上升了 21.66%，以护士手卫生依从率最高，达到 83.20%，见表 11-5。

表11-5　不同专业医务人员干预前后手卫生依从率分析

专业	干预前			干预后			卡方	*P* 值
	观察人次数	依从人次数	依从率（%）	观察人次数	依从人次数	依从率（%）		
医师	4626	3290	71.12	6960	5337	76.68	45.20	< 0.01
护士	7928	6330	79.84	12153	10111	83.20	36.37	< 0.01
护理员	1127	775	68.77	1885	1401	74.32	10.86	0.01
保洁员	1454	760	52.27	2134	1357	63.59	45.81	< 0.01

（4）不同手卫生指征手卫生依从率干预效果：在手卫生的 5 个指征中，除体液暴露风险后，其他 4 个指征的手卫生依从率明显提高，与干预前存在差异（*P* < 0.01），以接触患者周围环境后的手卫生依从率提高最为明显，由 62.92% 上升至 73.35%，上升了 16.58%，见表 11-6。

表11-6　不同指征干预前后手卫生依从率分析

手卫生指征	干预前			干预后			卡方	*P* 值
	观察人次数	依从人次数	依从率（%）	观察人次数	依从人次数	依从率（%）		
直接接触患者前	3968	2582	65.07	6637	5032	75.82	141.64	< 0.01
进行清洁或无菌操作前	2849	2141	75.15	4267	3344	78.37	10.02	< 0.01
体液暴露风险后	2237	1886	84.31	3407	2879	84.50	0.04	0.85
直接接触患者后	5072	3881	76.52	8330	6873	82.51	71.37	< 0.01
接触患者周围环境后	3258	2050	62.92	5321	3903	73.35	103.47	< 0.01

（5）手卫生正确率干预效果：不同季度手卫生正确率存在差异，项目刚开始即 2013 年第四季度手卫生正确率较低，为 52.83%，2014 年手卫生正确率提升较多且较稳定，详见表 11-7。

表11-7　不同季度医院ICU医务人员手卫生正确率

季度	医院数量	ICU数量	手卫生人次数	手卫生正确人次数	正确率	卡方	*P* 值
2013 年第四季度	38	47	5239	2768	52.83		
2014 年第一季度	46	62	8808	7917	89.88	4246.86	< 0.01
2014 年第二季度	47	59	9556	8448	88.41		
2014 年第三季度	46	59	9464	8471	89.51		

附表 11-1

医务人员手卫生依从性调查表

病房： 调查时期： 阶段编号： 观察时间： 分钟

人员类型			人员类型			人员类型			人员类型		
数量			数量			数量			数量		
时机	指征	手卫生行为	时机	指征	手卫生行为	时机	指征	手卫生行为	时机	指征	手卫生行为
1	□患者前 □操作前 □体液后 □患者后 □环境后	□手消 □肥皂和水 ○无 ○戴手套 ○正确	1	□患者前 □操作前 □体液后 □患者后 □环境后	□手消 □肥皂和水 ○无 ○戴手套 ○正确	1	□患者前 □操作前 □体液后 □患者后 □环境后	□手消 □肥皂和水 ○无 ○戴手套 ○正确	1	□患者前 □操作前 □体液后 □患者后 □环境后	□手消 □肥皂和水 ○无 ○戴手套 ○正确
2	□患者前 □操作前 □体液后 □患者后 □环境后	□手消 □肥皂和水 ○无 ○戴手套 ○正确	2	□患者前 □操作前 □体液后 □患者后 □环境后	□手消 □肥皂和水 ○无 ○戴手套 ○正确	2	□患者前 □操作前 □体液后 □患者后 □环境后	□手消 □肥皂和水 ○无 ○戴手套 ○正确	2	□患者前 □操作前 □体液后 □患者后 □环境后	□手消 □肥皂和水 ○无 ○戴手套 ○正确
3	□患者前 □操作前 □体液后 □患者后 □环境后	□手消 □肥皂和水 ○无 ○戴手套 ○正确	3	□患者前 □操作前 □体液后 □患者后 □环境后	□手消 □肥皂和水 ○无 ○戴手套 ○正确	3	□患者前 □操作前 □体液后 □患者后 □环境后	□手消 □肥皂和水 ○无 ○戴手套 ○正确	3	□患者前 □操作前 □体液后 □患者后 □环境后	□手消 □肥皂和水 ○无 ○戴手套 ○正确
4	□患者前 □操作前 □体液后 □患者后 □环境后	□手消 □肥皂和水 ○无 ○戴手套 ○正确	4	□患者前 □操作前 □体液后 □患者后 □环境后	□手消 □肥皂和水 ○无 ○戴手套 ○正确	4	□患者前 □操作前 □体液后 □患者后 □环境后	□手消 □肥皂和水 ○无 ○戴手套 ○正确	4	□患者前 □操作前 □体液后 □患者后 □环境后	□手消 □肥皂和水 ○无 ○戴手套 ○正确
5	□患者前 □操作前 □体液后 □患者后 □环境后	□手消 □肥皂和水 ○无 ○戴手套 ○正确	5	□患者前 □操作前 □体液后 □患者后 □环境后	□手消 □肥皂和水 ○无 ○戴手套 ○正确	5	□患者前 □操作前 □体液后 □患者后 □环境后	□手消 □肥皂和水 ○无 ○戴手套 ○正确	5	□患者前 □操作前 □体液后 □患者后 □环境后	□手消 □肥皂和水 ○无 ○戴手套 ○正确
6	□患者前 □操作前 □体液后 □患者后 □环境后	□手消 □肥皂和水 ○无 ○戴手套 ○正确	6	□患者前 □操作前 □体液后 □患者后 □环境后	□手消 □肥皂和水 ○无 ○戴手套 ○正确	6	□患者前 □操作前 □体液后 □患者后 □环境后	□手消 □肥皂和水 ○无 ○戴手套 ○正确	6	□患者前 □操作前 □体液后 □患者后 □环境后	□手消 □肥皂和水 ○无 ○戴手套 ○正确
7	□患者前 □操作前 □体液后 □患者后 □环境后	□手消 □肥皂和水 ○无 ○戴手套 ○正确	7	□患者前 □操作前 □体液后 □患者后 □环境后	□手消 □肥皂和水 ○无 ○戴手套 ○正确	7	□患者前 □操作前 □体液后 □患者后 □环境后	□手消 □肥皂和水 ○无 ○戴手套 ○正确	7	□患者前 □操作前 □体液后 □患者后 □环境后	□手消 □肥皂和水 ○无 ○戴手套 ○正确

注：手消—速干手消毒剂

《手卫生依从性调查表》填表说明

1. 定义

(1) 时机：至少有一项指征发生的洗手时刻，一个时机可以对应一个或多个指征。

(2) 指征：需要进行洗手的原因，多个指征可以同时出现。

手卫生指征包括：两前三后

● 直接接触患者前

● 清洁或无菌操作前

● 直接接触患者后

● 接触患者血液、体液、分泌物后

● 接触患者周围环境后

(3) 数量：是指本次调查观察此类人员的人数。

2. 填写方法

(1) 指征选择：在时机对应的指征选项中选择对应指征，在每个选中的指征前面的"□"中画"√"，即"☑"。

(2) 手卫生行为选择：在"手消"、"肥皂和水"、"无"三项中选择一项，在前面的"□"中画"√"，即"√"；当观察对象未进行手卫生但是更换手套时，在选择"无"的同时在"戴手套"前面的"○"中画"√"，即"⊘"；当观察对象选择"手消"或"肥皂和水"的方法进行手卫生时，应接着判断其正确性，正确时画"√"即"⊘"；错误时画"×"即"⊗"。

3. 注意事项

(1) 选择指征中"患者后"和"环境后"不同时选择，即如果既接触了患者又接触了患者环境，仅勾选"接触患者后"。

(2) 直接接触患者后，需观察至操作人员彻底离开该患者诊疗单元，才记录"接触患者后"，如果接触患者后进行了手卫生，又继续直接接触患者，那该次手卫生是无效的，无需记录。

(3) 对于同一个患者，直接接触患者后，再进行无菌操作前需进行手卫生；接触患者血液、体液后再进行其他操作前也需进行手卫生。

(4) 判断手卫生正确与否需要考虑：揉搓方法、揉搓时间、干手方法三个方面，三者之中有一项错误，则判断为错误。

揉搓方法：六步揉搓法。

揉搓时间：至少 15s。

干手方法：使用纸巾或烘干机，首选干手纸巾。

4. 常见情景举例

　　例 1：一名护士为 2 位患者依次静脉穿刺，在接触第 1 个患者前、两患者间和接触第 2 个患者后均正确使用速干手消毒剂进行卫生手消毒，方法正确，填写结果如图 1 情景举例。

　　例 2：一名护士为患者更换尿袋，更换前未洗手，仅佩戴了清洁手套，操作后未洗手更换了清洁手套后为下一位患者护理尿管。填写结果如图 2 情景举例。

图1

人员类型	护士		人员类型		
数量	1		数量		
时机	指征	手卫生行为	时机	指征	手卫生行为
1	☑患者前 ☑操作前 □体液后 □患者后 □环境后	☑手消 □肥皂和水 ○无 ○戴手套 ☑正确	1	□患者前 □操作前 □体液后 □患者后 □环境后	□手消 □肥皂和水 ○无 ○戴手套 ○正确
2	☑患者前 ☑操作前 ☑体液后 ☑患者后 □环境后	☑手消 □肥皂和水 ○无 ○戴手套 ☑正确	2	□患者前 □操作前 □体液后 □患者后 □环境后	□手消 □肥皂和水 ○无 ○戴手套 ○正确
3	□患者前 □操作前 ☑体液后 ☑患者后 □环境后	☑手消 □肥皂和水 ○无 ○戴手套 ☑正确	3	□患者前 □操作前 □体液后 □患者后 □环境后	□手消 □肥皂和水 ○无 ○戴手套 ○正确

图1　情景举例

图2

人员类型	护士		人员类型		
数量	1		数量		
时机	指征	手卫生行为	时机	指征	手卫生行为
1	□患者前 ☑操作前 □体液后 □患者后 □环境后	□手消 □肥皂和水 ∅无 ∅戴手套 ○正确	1	□患者前 □操作前 □体液后 □患者后 □环境后	□手消 □肥皂和水 ○无 ○戴手套 ○正确
2	□患者前 ☑操作前 ☑体液后 □患者后 □环境后	□手消 □肥皂和水 ∅无 ∅戴手套 ○正确	2	□患者前 □操作前 □体液后 □患者后 □环境后	□手消 □肥皂和水 ○无 ○戴手套 ○正确
3	□患者前 □操作前 □体液后 □患者后 □环境后	□手消 □肥皂和水 ○无 ○戴手套 ○正确	3	□患者前 □操作前 □体液后 □患者后 □环境后	□手消 □肥皂和水 ○无 ○戴手套 ○正确

图2　情景举例

手消：速干手消毒剂

延伸阅读

1．Kampf G，Kramer A. Epidemiologic background of hand hygiene and evaluation of the most important agents for scrubs and rubs. Clin Microbiol Rev，2004，17（4）：863-893.

2．Tacconelli E，Cataldo MA，Dancer SJ，et al. ESCMID guidelines for the management of the infection control measures to reduce transmission of multidrug-resistant Gram-negative bacteria in hospitalized patients. Clin Microbiol Infect，2014，20 Suppl 1：1-55.

3．Pittet D，Hugonnet S，Harbarth S，et al. Effectiveness of a hospital-wide programme to improve compliance with hand hygiene. Infection Control Programme. Lancet，2000，356（9238）：1307-1312.

4．Erasmus V，Daha TJ，Brug H，et al. Systematic review of studies on compliance with hand hygiene guidelines in hospital care. Infect Control Hosp Epidemiol，2010，31（3）：283-294.

5．Jarrin TC，Bearman G. Hand hygiene compliance monitoring：the state of the art. Curr Infect Dis Rep，2015，17（4）：470.

6．Uneke CJ，Ndukwe CD，Oyibo PG，et al. Promotion of hand hygiene strengthening initiative in a Nigerian teaching hospital：implication for improved patient safety in low-income health facilities. Braz J Infect Dis，2014，18（1）：21-27.

7．徐文红，高玲，任怡，等．品管圈在降低手卫生设施缺陷率及完善布点中的应用．中华医院感染学杂志，2014（21）：5441-5443.

8．王艳红，刘素珍，钟慧仪，等．护士手卫生认知的现状调查．中国循证医学杂志，2006（09）：641-645.

9．袁华渐，陈龙，庞鸿瑞，等．新疆建设兵团某三甲医院医护人员手卫生认知度调查．环境卫生学杂志，2014（01）：39-41.

10．张小芳，陈敏珍，陈兰瑛．医护人员手卫生认知及影响手卫生执行的因素调查．中华医院感染学杂志，2014（02）：501-503.

11．韩黎，朱士俊，郭燕红，等．中国医务人员执行手卫生的现状调查．中华医院感染学杂志，2006（02）：140-142.

12．李六亿，袁建峰，赵艳春，等．医疗综合目标评估对医务人员手卫生依从率的影响．中国感染控制杂志，2015（01）：16-19.

13．高晓东，胡必杰，林蕾蕾，等．不同消毒液提高医务人员手卫生依从性效果研究．中华医院感染学杂志，2015（11）：2613-2614.

14．陈文森，李松琴，刘波，等．WHO多模式持续促进策略提高手卫生依从性的效果研究．中国消毒学杂志，2013（12）：1151-1152.

15．贾会学，贾建侠，赵艳春，等．医务人员手卫生依从率及手卫生方法调查分析．中华医院感染学杂志，2010（21）：3341-3343.

16．乔甫，尹维佳，谢轶，等．大学教学医院举办医院感染控制宣传周的探讨．中华医院感染学杂志，2011（22）：4781-4782.

17．李六亿．我院开展感染控制宣传周活动的实践．中国护理管理，2007（12）：71-72.

18．WHO. Hand Hygiene Technical Reference Manual. 2009.

19．WHO. 世界卫生组织多模式手卫生改善策略实施指南. 2009.

（乔　甫　宗志勇　李六亿　贾会学）

致 谢

本书中的案例来源于"医院感染预防与控制能力建设"合作项目，该项目在国家卫生和计划生育委员会医政医管局的指导和中国医院协会的领导下，医院感染管理专业委员会组织项目专家和项目医院、BD中国支持共同完成。在项目实施过程中，有关领导、专家和参与项目医院的同志们为项目的顺利完成付出了辛勤的工作，在此一并表示衷心的感谢！

项目领导小组：
组　　长：李洪山
副组长：郭燕红　李六亿　邓建民
成　　员：李洪山　郭燕红　李六亿　邓建民　孟　莉　姚　洪　胡必杰
　　　　　吴安华　徐英春
联络员：孟　莉　姚　洪

项目顾问委员会：
　　　　　赵玉沛　刘玉村　席修明　郭启勇　孙　虹　石应康　庄　建　王玉琦
　　　　　王建安　丁义涛　王静成　应争先　司徒永康　朱士俊　巩玉秀
　　　　　Kathy Warye

项目专家委员会：
组　　长：李六亿
副组长：胡必杰　吴安华　徐英春
成　　员：武迎宏　席修明　么　莉　宗志勇　侯铁英
联络员：贾会学　韦春艳

项目工作组成员：
组　　长：李六亿
副组长：胡必杰　吴安华　徐英春
成　　员：马小军　张秀月　陆　群　侯铁英　宗志勇　姜亦虹　姜　利
　　　　　谢金兰　何雪芬
联络员：贾会学　韦春艳

子项目负责人、数据质量控制人员
呼吸机相关肺炎的监测与防控　　　　　　　　胡必杰　高晓东
中心导管相关血流感染的监测与防控　　　　　吴安华　曾　翠

导尿管相关尿路感染的监测与防控　　　　张秀月　程莉莉
多重耐药菌感染的监测与防控　　　　　　李六亿　贾会学
手术部位感染的监测与防控　　　　　　　侯铁英　张　玉
新生儿医院感染的监测与防控　　　　　　李六亿　贾会学
血液透析中心（室）医院感染的监测与防控　宗志勇　张　慧

各地区项目负责人

北京市　贾会学；贵州省　杨　怀；广东省　侯铁英；河南省　文建国；
湖南省　吴安华；山东省　李卫光；山西省　杨　芸；浙江省　陆　群；
解放军　刘运喜

项目医院：

北京市：北京协和医院，北京大学第一医院，首都医科大学附属复兴医院，华信医院，垂杨柳医院

贵州省：贵州省人民医院，遵义医学院附属医院，贵州省黔南州人民医院，贵州省遵义市第一人民医院，贵州省贵阳市第二人民医院

广东省：广东省人民医院，中山大学附属第一医院，广州市妇女儿童中心医院，广州市第八人民医院，广州市红十字会医院

河南省：郑州大学第一附属医院，郑州大学第二附属医院，郑州大学第五附属医院，开封东京医院（河南大学第一附属医院），新乡市中心医院

湖南省：中南大学湘雅医院，湖南省马王堆医院，湖南省肿瘤医院，长沙市中心医院，湘潭市中心医院

江苏省：南京大学医学院附属鼓楼医院，苏北人民医院

辽宁省：中国医科大学附属盛京医院

山东省：山东省立医院，烟台毓璜顶医院，济宁市第一人民医院，聊城市人民医院，滨州医学院附属医院

山西省：山西医学科学院山西大医院，山西省人民医院，运城市中心医院，晋中市第一医院，长治市第二人民医院（长治市二院）

四川省：四川大学华西医院

浙江省：浙江大学医学院附属第二医院，浙江东阳市人民医院，杭州市第一医院，嘉兴市第二医院，宁波市第二医院

解放军医院：解放军总医院，空军总医院，第三军医大学大坪医院，广州军区广州总医院，沈阳军区第 202 医院